小儿推拿流派学术技能传承丛书

图解湘西刘氏小儿推拿

总　主　编　王金贵

副总主编　王立新　李华南

主　　编　邵湘宁　汤　伟

中国健康传媒集团

中国医药科技出版社

内 容 提 要

　　小儿推拿是中医儿科的常见外治法之一，对小儿常见病具有较好的预防和治疗作用。湘西刘氏小儿推拿，历经数代传承，是小儿推拿主要流派之一。本书系统整理刘氏小儿推拿流派的理论与临床实践经验，重点阐述了流派的特色和技法，并配以视频的形式展示技法，更加形象直观，书中还附有刘氏小儿推拿优势病种和有效病种的临床病例，方便读者领会刘氏小儿推拿的要领。本书适用于中医临床医生、中医药院校师生以及中医爱好者。

图书在版编目（CIP）数据

　　图解湘西刘氏小儿推拿 / 邵湘宁，汤伟主编 . — 北京：中国医药科技出版社，2022.3
　　（小儿推拿流派学术技能传承丛书）
　　ISBN 978-7-5214-2738-7

　　Ⅰ . ①图… Ⅱ . ①邵… ②汤… Ⅲ . ①小儿疾病—推拿—图解 Ⅳ . ① R244.15-64

　　中国版本图书馆 CIP 数据核字（2021）第 207743 号

本书视频音像电子出版物专用书号：

ISBN 978-7-88728-276-7

美术编辑　陈君杞
版式设计　也　在

出版　**中国健康传媒集团** | 中国医药科技出版社
地址　北京市海淀区文慧园北路甲 22 号
邮编　100082
电话　发行：010-62227427　邮购：010-62236938
网址　www.cmstp.com
规格　710 × 1000mm ¹/₁₆
印张　18
字数　319 千字
版次　2022 年 3 月第 1 版
印次　2022 年 3 月第 1 次印刷
印刷　三河市万龙印装有限公司
经销　全国各地新华书店
书号　ISBN 978-7-5214-2738-7
定价　**69.00 元**

获取新书信息、投稿、
为图书纠错，请扫码
联系我们。

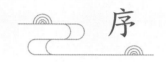

序

　　学术流派是中医学的突出特征之一，它的存在伴随着中医药数千年漫长的发展历史。在这期间涌现出了扁鹊、张仲景、孙思邈等一大批著名医家。他们在学术上各领风骚、独树一帜，形成了不同的学术流派。而中医学术流派的形成与发展、争鸣与渗透，促进了中医药学术传承发展、临床疗效稳步提高、理论体系不断完善，是中医药学术特色的重要体现形式。

　　小儿推拿作为中医药发展的重要分支，是在不断的医疗实践中发展起来的。其历史源远流长，在我国现存最早的医方著作《五十二病方》中便有用钱匕治疗小儿疾病的记载。至魏晋隋唐时期更出现了不少小儿推拿方面的记载，《备急千金要方》记载："小儿虽无病，早起常以膏摩囟上及手足心……治小儿腹热，除热……膏成，以摩心下。"《外台秘要》记载："小儿夜啼至明不安寐……亦以摩儿头及脊验。"明清时期，小儿推拿发展迅速，涌现出了一批小儿推拿名家。明代万全所著《幼科发挥》中记载："一小儿得真搐，予曰不治。彼家请一推拿法者掐之。"而同期出现的《小儿按摩经》更是标志着小儿推拿已趋成熟，开始独立发展。

　　中华人民共和国成立后，小儿推拿进入了一个全面发展的新时期，全国涌现了多个具有自身特色和风格的小儿推拿流派与学术团体，并据此形成了独特的理论、技艺和方法。近年来，在国家相关部门的重视下，儿童健康被纳入国家发展战略。

2019 年 10 月，全国中医药大会召开，《中共中央国务院关于促进中医药传承创新发展的意见》提出，要传承创新发展中医药，坚持中西医并重，打造中医药和西医药相互补充、协调发展的中国特色卫生健康发展模式。这为中医药的传承创新发展提供了遵循，小儿推拿流派的传承也必将迎来更大的发展。

在世界中医药学会联合会小儿推拿专业委员会、中国健康传媒集团中国医药科技出版社和天津中医药大学第一附属医院的大力支持下，我们组织国内知名小儿推拿流派编写了本套丛书，系统梳理了全国小儿推拿发展进程中的主链与脉络，理清了不同流派发展、演变、完善的轨迹。首批丛书甄选全国具有代表性的、传承三代以上的小儿推拿流派，包括孙重三小儿推拿、三字经派小儿推拿、湘西刘氏小儿推拿、天津津沽小儿推拿。未来，还会根据小儿推拿发展需要，继续拓展本套丛书的广度，纳入更多的流派。

本套丛书理论性、实用性、指导性都很强，语言通俗，图文并茂，并配有操作视频，适合基层医务人员和小儿推拿爱好者学习使用。希望这套丛书能够进一步推动小儿推拿百花齐放、百家争鸣的大好局面，为小儿推拿的繁荣发展作出贡献。同时，希望小儿推拿这一中医瑰宝"飞入寻常百姓家"，更好地为少年儿童的健康保驾护航，为健康中国建设做出贡献。

总主编　王金贵

2021 年 7 月

前言

　　小儿推拿是中医儿科的常见外治法之一，对小儿常见病具有较好的预防和治疗作用。小儿推拿历史悠久，起于先秦，兴于明清，在现代得到较好的传承和发展。湘西刘氏小儿推拿，历经数代传承，已发展成为我国小儿推拿主要流派之一。湘西刘氏小儿推拿作为传统医药的一种诊疗方法，其理论体系完善，技法体系丰富，在儿科疾病的临床应用中表现出巨大的应用价值，并作为"湖湘五经配伍针推学术流派"的核心理论和重要分支成功入选国家中医药管理局首批64家中医学术流派传承工作室资助项目。

　　湘西刘氏小儿推拿发源于湖南湘西地区，根植于湖湘大地，具有显著的地域特色和民族特点。其在较好地保留了我国明清时期小儿推拿原貌特征的基础上，融入湘西苗族医药文化元素，经过数百年的发展和沉淀，逐渐形成独具风格的小儿推拿流派。刘氏小儿推拿以中医的阴阳、五行、脏腑、经络学说为基础，结合苗医五经助制理论，形成了具有浓郁的民族性、地域性的理论体系——五经归类的疾病分类法、五经推经治脏和五经配伍推治的理论、以中医整体观为基础形成阴阳调衡、反佐平衡、开关闭窍的儿推理论。在几代传承人的努力下，湘西刘氏小儿推拿逐渐发展壮大，从20世纪60年代流派第四代代表性传承人刘开运教授，以交流学习的形式将湘西刘氏小儿推拿传播到上海，到当今第五代代表性传承人邵湘宁教授等以刘氏小儿推拿二级工作站形式使湘西刘氏小儿推拿落户于国内各个医疗机构。刘氏小儿推拿从湖南湘西发源地，到以长沙为发展中心辐射湖南全省乃至全国各地，其人才培养亦从家传和师承的单一形式，发展为学院制、师承制及家传制多种方式，并培养了一批湘西刘氏小儿推拿方向的硕、博士专门人才，推动了流派的学术研究及传承发展。

在中医药发展的大好形势下，全国各地小儿推拿得到较快发展，小儿推拿流派众多，学术观点及技法呈百花齐放之态势，为了更好地呈现湘西刘氏小儿推拿流派之特色，在总主编王金贵教授的指导下，特编写《图解湘西刘氏小儿推拿》分册。通过本书，读者可以领略湘西刘氏小儿推拿流派的全貌，了解流派的形成及发展历史。书中重点阐述了流派的特色和技法，并配以视频的形式展示技法，更加形象直观，其临床治疗篇主要以刘氏小儿推拿优势病种和有效病种为主，附有真实医案，并在按语中阐述了刘氏小儿推拿临床应用的心得体会。鲜明的学术主张和独具特色的技法，最终回归于临床疗效，并在流派数代传承人的努力下，不断积累经验，勤于临床，勇于探索，使流派的理论不断完善，技法日益规范，在小儿常见病的防治方面，临床优势更加突出。

由于我们水平有限，错误纰漏之处，在所难免，恳请广大读者提出宝贵意见。最后，感谢出版社的大力支持，感谢总主编王金贵教授及其团队的指导和帮助！

编　者

2021 年 5 月

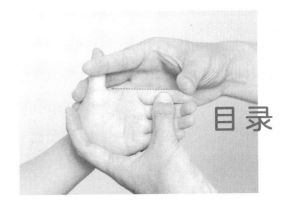

目录

●—◆—● 基础理论篇 ●—◆—●

24 | 第三章
小儿推拿辨证论治特点

特色技法篇

41 | 第四章
湘西刘氏小儿推拿流派技法特色

● 临床应用篇 ●

112 　第七章
小儿常见病症推拿

基础理论篇

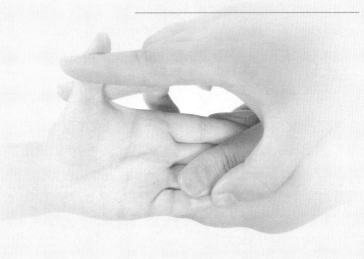

第一章　流派概述

湘西刘氏小儿推拿是传统中医小儿推拿与湘西苗族推掐术结合的一种诊疗法，由清代咸丰年间京城名医刘杰勋及其后代所创。历经数代传承，已发展为我国小儿推拿重要的流派之一。作为传统医药的一种诊疗方法，其理论体系相对完善，技法体系丰富，在儿科疾病的临床应用中表现出巨大的应用价值。

第一节　流派传承

湘西刘氏小儿推拿相传起源清代咸丰年间，京城名医刘杰勋为躲避战乱，举家搬迁至湖南湘西落户花垣县境内。湘西，山中套山，山上有山，山山相扣，山山相连，相依相靠，相互关联的垂直封闭性的地形地貌，山高路险，交通不便，这样的地理环境形成了对外界现代文明的严重阻隔，但同时有利于对古老文化风习的完整保存与原真传递。而湘西地区民风彪悍，在相对封闭的地理环境中逐渐形成了智慧劲勇、坚韧不拔、自强不息的精神。刘家后代，长期生活在苗族居住区，苗族居住区独特的地理环境及人文历史环境使其祖上从京城保留下来的小儿推拿术在技法上融合了苗医推掐术，在理论上以中医理论为基础，同时结合苗医五经助制等理论，逐渐形成了具有浓郁的民族性、地域性的理论和技法体系，是中医小儿推拿与地方推拿相结合的产物。近现代，在国内主要中医学术流派受到西医学冲击和稀释的同时，湘西小儿推拿用其最原始的"口口相授、代代相传"的方式保留下来，并一直护佑湘西地区的儿童健康。

一、流派的起源

清代京城名医刘杰勋（具体生卒年月不详），因精通儿科，擅长运用推拿治疗小儿疾病而负盛名，使民间流传的小儿推拿登堂入室。后因躲避战乱（太平天国运动）而搬迁至湘西永绥（现湖南省湘西土家族苗族自治州花垣县）。

刘宝三（1830—1891），刘杰勋之子，承继父业，研习小儿推拿术；并将小儿推拿术与湘西当地的苗医推掐术充分融合，创建了独具特色的"湘西刘氏小儿推拿"，应诊临床，屡获奇效。

刘家成（1874—1943）自幼跟随叔父刘宝三学习中医，尽得其真传，继承了刘氏小儿推拿术，成为当地擅长用推拿治疗小儿疾病的名医。刘家成因儿时家中条件不太宽裕，没有念过私塾，全靠以学徒的身份跟随叔父，揣摩手法，牢记口诀，熟悉苗药，将祖上流传的知识默记于心。刘家成非常重视对儿子的培养，其子刘开运 5 岁开始随私塾先生在家中学习识字，刘家成亲自带儿子上山采药、认药并练习推拿基本功法。

二、流派的创立

刘开运，又名德清（1919~2003），苗族，男，湖南湘西花垣县太平乡人。自幼随父亲在家学习中医、苗药等知识；1938 年开始独立应诊乡里；1958 年 9 月，被推荐到花垣县人民医院中医科工作。1960 年，参加了原卫生部在上海举办的"全国高级推拿按摩医师进修班"，在进修期间，其以"小儿腹泻"为病例，向全国各地同仁演示了刘氏小儿推拿独特的治疗手法，倍受同行赞许；此次进修扩大了刘氏小儿推拿的影响，是刘氏小儿推拿流派发展的重要里程碑。1960 年10 月~1968 年期间，刘开运调入湖南中医学院函授部任教，承担《中医学》《小儿推拿学》等课程教学，并在湖南中医学院附属第一医院推拿科出诊，用推拿治疗小儿疾病，临床效果显著。1969 年 1 月，响应原国家卫生部"6·26"号召，到湘西古丈县坪坝公社卫生所工作。1971 年，调入吉首大学医学院前身湘西吉首卫生学校，编写了《小儿推拿讲义》，并开设了小儿推拿学。从此，开启了刘氏小儿推拿课堂教学的新篇章，刘氏小儿推拿流派得以广泛传播。1983 年刘开运参加了"美国按摩访华团技术表演大会"，其刘氏小儿推拿术深受外宾赞扬。

刘开运在其弟子的帮助下，对刘氏小儿推拿进行了系统整理。一是技法的整理与创新方面，在总结了前人的理论技法体系的基础上，正式提出刘氏小儿推拿十法和刘氏小儿推拿复式操作法；二是学术理论的总结与创新方面，首次提出了刘氏小儿推拿五经归类的疾病分类法和五经推经治脏、五经配伍推治法。

此外，流派的发展离不开人才的培养。刘开运为了进一步发展刘氏小儿推拿流派，在校任教期间，积极寻求接班人，指导培养了石维坤、符明进、邵湘宁、钟飞、郭寿椿、黎祖琼、刘景元（刘开运之子）等多名中青年教师。至此，流派形成和发展的关键因素——鲜明的学术思想和稳定的传承队伍初步形成，且初具规模。

三、流派的传承与发展

1. 邵湘宁－理论梳理

邵湘宁，男，汉族，1956年生人，教授，博士生导师，刘开运亲传弟子之一，刘氏小儿推拿第五代主要代表性传承人。湖南省小儿推拿领军人物，湖南中医药大学第一附属医院小儿推拿学科带头人。邵湘宁教授在湘西刘氏小儿推拿流派的传承与发展上贡献卓著。首次对湘西刘氏小儿推拿进行了系统总结，在理论层面梳理了流派"理法方术"的特点；开创引领了流派的现代科学研究和高层次人才培养，从现代科学的角度证实了湘西刘氏小儿推拿的特殊疗效，揭示了其部分作用机制，形成了"博士后－博士－硕士－本科－专科"完整的人才培养模式；积极组织推进了刘氏小儿推拿标准化建设，首次将湘西刘氏小儿推拿应用于疑难杂症的治疗和儿童保健，并建立了湘西刘氏小儿推拿标准化临床示范中心，大大提升了临床应用价值。

2. 钟飞、黎祖琼等流派传承

钟飞教授、黎祖琼教授、郭寿椿教授、石维坤教授、刘景元医师等均为刘氏小儿推拿第五代主要代表性传承人。其在刘氏小儿推拿流派脉络的梳理、各种文字和影像资料的收集、人才的培养、学术的传承等方面做出了重要的贡献，确保了刘氏小儿推拿的完整性，确保了刘氏小儿推拿得到较好的传承。

3. 符明进－临床倡导

符明进（1952~2015），男，土家族，教授，继刘开运之后，被确立为吉首大学医学院针灸推拿专业学科带头人，刘氏小儿推拿第五代主要代表性传承人。创立了湖南省首个小儿推拿专科门诊。重视小儿推拿临床，将"推五经学说"灵活运用于小儿常见病的治疗。从临床实践操作的角度，重新规范了"指推法"的操作细节。如，小儿手指固定以三指为主，并认为五经推法发力关节为指间关节。主张1岁以内小儿推五经操作时，肝经、心经同用，心经、肺经同用，节约推拿治疗时间。

第二节　流派学术特色

从京城到湘西，刘氏小儿推拿以中医的阴阳、五行、脏腑、经络学说为基础，结合苗医五经助制理论，形成了具有浓郁的民族特色、地域特色的理论体系——五经归类的疾病分类法、五经推经治脏和五经配伍推治的理论和方法；以中医整体观为基础形成阴阳调衡、反佐平衡、开关闭窍的理论。

一、五经为纲

五经是指与五脏相应的五个小儿推拿特定穴，是本流派最重要的核心穴位，主要用于治疗小儿五脏病证（包括相应腑病证）。其定位在小儿手指的螺纹面，从拇指至小指分别称脾经、肝经、心经、肺经、肾经。五经与五脏相通，从五经推治虽施之体表，但意在调整患儿体内阴阳及脏腑功能，即内病外治。本流派在治疗上首选五经，意在通过推五经，调五脏达到治疗疾病的目的；并运用五行生克制化理论，结合小儿病理生理特点、苗医相助相制理论，创立了独特的五经相助与相制的治则，并由此形成五经配伍推治法。

（一）五经归类的疾病分类

将患儿临床上一系列疾病的症状分别归属到脾、肝、心、肺、肾经，形成了五经归类的疾病分类法。其各类症状分归经脉如下。

咳嗽、流涕、气喘、痰鸣、发热等，归属肺经。

呕吐、腹泻、腹痛、食谷不化、痢疾、便秘等，属于脾经。

心悸、怔忡、贫血、弄舌、高热昏迷、直视等，属于心经。

抽搐、烦躁、气逆、胁痛、口苦等，属于肝经。

腰痛、下肢痿软、小便赤涩、遗尿、盗汗等，属于肾经。

根据脏腑表里关系，肺与大肠、脾与胃、心与小肠、肝与胆、肾与膀胱互为表里，所以治疗亦用表里兼治或论经施治。

（二）五经推经治脏

五经与五脏相通，刘氏小儿推拿将小儿临床常见各类症状大致分归于五脏之经：脾经、肝经、心经、肺经、肾经，形成了五经归类的疾病分类法，并从推五经来施治，调理五脏之功能，治疗脏腑之病症。五经对应于五脏，确立归经施治的内涵，是临床实施"推经治脏"的基础，使得临床各类疾病"有经可调"，即五经穴可治疗本经脏腑及相表里脏腑的病症。因此，归经施治是推经施治之根本，是刘氏小儿推拿疗法的治疗基础。

临床具体推治先要辨其寒热虚实，然后采取清、补手法及配合适当穴位进行治疗，即形成归经后的施治。小儿五脏有其特殊的生理特性，简称为"三不足，两有余"，具体概括如下。肺脏尤娇，脾常不足，肾常虚，心、肝有余。小儿肺脏娇嫩，故肺经可补可清；小儿脾常不足，且脾乃后天之本，气血生化之源，小儿以脾为之根本，故脾经宜补不宜清；若见脾系实证、热证时，需清后加补。小儿肾常虚，且肾为先天之本，藏先天之精气，故肾经宜补不宜清；若现肾系实证、热证时，可清后溪代之。心、肝有余，且心为阳中之阳脏，肝为阴中之阳脏，故心经、肝经宜用清法，不宜用补法，且补肝宜动风，补心宜动火；若见心、肝系虚证时，需补后加清（具体内容见五经配伍推治法）。

（三）五经配伍推治

五脏在生理上相互关联，在病理上必然相互影响，刘氏小儿推拿将中医脏腑学说和五行生克制化学说与湘西苗医五经助制理论相结合，同时充分考虑小儿生理病理特点，创立了独特的五经相助与相制的治则，并由此形成五经配伍推治法。如脾病虚证：主补脾，兼补心、补后要加清，更补肺，稍清肝，这样的取穴治法叫"补三抑一法"；心病实证：主清心，次清肝，再清肺，稍清脾，略补肾，这样的取穴治法叫"清四补一法"。五经配伍推治法是中医整体观在小儿推拿治疗中的具体体现。

五脏中脾、肺二经的虚证，可用"补三抑一法"，心、肝二经不一定要用，因为此二脏是阳脏，故要灵活掌握。此外，脾乃是后天之根本，故脾经宜补不宜清，清后需加补，使其不伤及脾胃；肝经宜用清法，需要注意的是肝经不宜用补法以防肝风妄动，若用补法，后需加清法调和。五行应五脏，五脏联五经，利用五行相助与相制的关系，指导五脏（脾病、肝病、心病、肺病、肾病）病症的治疗，并以此为依据确定五经穴的补泻主次用于五脏病虚证和实证，在治疗上做到兼顾标本，主次分明（具体内容见后五经配伍推治法）。

二、整体调治

（一）阴阳调衡

阴平阳秘，精神乃至。刘氏小儿推拿非常重视中医理论基础，外治之法，即内治之理，故小儿推拿手法治疗中，始终强调阴阳调衡的手法，对疾病的治愈具有重要意义。其喜用分推法，调节身体各部阴阳平衡，故有"头部分阴阳、手部分阴阳、胸部分阴阳、腹部分阴阳、背部分阴阳"的手法；并认为各部阴阳平衡，人体整体即能实现"阴平阳秘"。

（二）反佐平衡

刘氏小儿推拿取穴上善用反佐，即在特定的情况下取用穴位功效作用相反的两个穴位同时使用，以在确保疗效同时，减少不良反应的产生。如三关与六腑配伍：推三关与推六腑为大热、大寒之法，一表一里，一寒一热，各持一端，而为避免大寒大热，伤其正气，三关与六腑往往配伍推之。脾经清后加补：脾为后天之本，小儿五脏特点之一"脾常不足"，故脾经宜补不宜清，若用清法需清后加补，以防损伤脾胃。反佐取穴的用法，能在临床推治中获得令人惊喜的效果，在治疗中起到相辅相成的作用。

（三）开关闭窍

开即开窍，关即关窍。刘氏小儿推拿常用的开关窍穴及操作法如下。

开窍头部手法——直推天门、分推坎宫、直推太阳；

开窍手部手法——揉按总筋、分推阴阳；

关窍即拿按肩井。刘氏小儿推拿推治诸穴之始，应强调首先打开气门、开通关窍、疏通经络，寓意打开疾病治疗之门；推治诸穴之终，则应注意关闭气门即关窍，防止真精外泄，寓意关闭疾病治疗之门。这一开一关体现了小儿推拿治疗的特殊性和取穴的完整性，并将开窍、关窍列为常规穴。

小儿推拿基本知识

　　小儿的生理与病理特点都与成人有所不同。其生理特点可总结为：生机蓬勃，发育迅速；脏腑娇嫩，形气未充。按照阴阳学说来概括，即阳既未盛，阴又未充。生理是其常，病理是其变，其病理特点主要表现为"易虚易实，易寒易热"。然而虽然发病容易，传变迅速，但因脏气清灵，易趋康复。掌握这些特点，对小儿的健康保健和疾病的诊断、防治都有极其重要的意义。

第一节　小儿生理及病理特点

　　小儿生长发育的整个过程即是形态和功能的不断成熟、完善，反映了小儿的生理特点。

一、生理特点

（一）生机蓬勃、发育迅速

　　生机蓬勃、发育迅速是小儿生理特点之一，用来比喻小儿时期生长发育非常迅速。以形体发育为例，从出生到 1 周岁，小儿体重增长 3 倍，身长增长 5 倍，头围增长 1/2 倍。动作能力、智力发育及脏腑功能活动也是快速增长，不断向完善、成熟的方向发展，年龄越小，生长速度越快。

（二）脏腑娇嫩、形气未充

　　脏腑娇嫩、形气未充是小儿生理的另一特点，脏腑是指五脏六腑，形气是指形体结构、气血津液、气化功能。小儿出生后，五脏六腑都是娇嫩柔弱的，其形体结构、四肢百骸、筋骨肌肉、气血津液、气化功能都是不够成熟和相对不足的。

二、病因特点

　　小儿病因主要有外感六淫、疠气，内伤饮食，胎产损伤，禀赋因素四个方面。小儿疾病的发生，一是机体正气不足，二是对某些病邪的易感性所致。总的来说，小儿易患外感疾病及脾胃疾病。

（一）外感六淫、疠气

（1）**风为百病之长**：风邪在小儿发病原因中颇为突出，占小儿外感致病因素中第一位。小儿肺常不足，腠理不密，肌肤疏松，风邪易从口鼻、皮毛而入，引起伤风、感冒、咳嗽、哮喘、肺炎喘嗽等肺系疾病。风邪致病，在小儿往往有两种特点。

传变迅速：风为阳邪，善行数变，风邪外袭，发病急、传变快，故小儿起病往往急，如不及时疏解，易向内传，由表及里、化热化火，引动肝风，出现抽风等症。

兼他邪致病：小儿外感风邪易于其他病邪兼夹致病。常见有夹寒、夹热、夹湿等，如感冒时的风寒证、风热证，以及风、寒、湿三邪合致的痹证等。小儿脾常不足，感受风邪还常兼夹食滞，临床见既有发热恶风、鼻塞流涕、喷嚏，同时又有恶心呕吐、腹胀腹泻的表里同病。

（2）**寒为阴邪，易伤阳气**：寒邪致病，临床除见冷哮、寒湿泻外，早产儿、双胎儿由于阳气不足，感受寒邪后，阳气不能温煦肌肤，可发生新生儿硬肿症，症见体温低，哭声无力，皮肤僵硬，发冷，甚至水肿等症。

（3）**暑为阳邪，其性炎热，具有严格的季节性**：小儿感受暑邪，可发生高热、昏迷、抽痉等暑风、暑痉的危重证候，在病情发展过程中，往往反映了热、痰、惊、风的病理变化。热盛生风、风盛生痰、痰盛生惊，互为因果，互相联系，为暑邪的特点。暑为夏令的主气，一般不致病，但部分小儿禀赋不足，体质虚弱，不能适应夏季酷热气候，易感暑气，发生小儿夏季热，症见高热、无汗、口渴、多尿等症。暑夹湿邪侵袭，小儿还可发生注夏，见身倦、头重、食欲不振等症。

（4）**湿性重浊黏滞**：小儿脾常不足，如湿邪内留，则脾先受困，脾运无权，不能运化水湿，湿盛则濡泄，故小儿腹泻最为多见。感受湿邪还可引起其他疾病，如湿与热合，可发生痿证。

（5）**燥邪易伤津液**：燥邪疫毒侵犯肺胃，循经上炎，可发生疫喉，秋燥伤肺，可见干咳、少痰、口咽干燥、舌红苔少等肺燥伤阴之证。

（6）**火为阳邪，易生风动血**：小儿除感受温热病邪外，其他风、寒、暑、湿、燥等病因均可化热化火，小儿因体质因素，容易化火动风、动血，发生晕厥、抽风、发斑、出血等证。另外，火与心相通，火易扰乱心神，小儿易烦躁、睡眠不安。

除感受六淫之外，小儿还常易感受疫疬之气，而引起时行疾病如麻痹、丹痧、痄腮等，往往病情较重，相互传染。

（二）饮食内伤

小儿具有脾常不足的生理特点，运化力弱，易发生脾胃疾病，导致脾胃疾病的原因不外饮食不当、饮食不洁、饮食偏嗜三个方面。

（1）饮食不当、饥饱失常：小儿往往饮食不能自节，乳食过饱、停聚中焦，可发生食积、呕吐、腹胀、腹痛、泄泻等；喂养不足，如母乳过少、断奶太早、摄入不足，小儿气血生化乏源，可致营养不良等。

（2）饮食不洁：小儿脾胃薄弱，如食物不洁，损伤脾胃，可致呕吐、腹泻、痢疾、虫证等，严重者可致食物中毒，甚至危及生命。

（3）饮食偏嗜：有些小儿常见偏食、挑食不良习惯，长期如此可致营养缺乏，脾胃薄弱，气血生化乏源，临床可见形体消瘦、面色萎黄等，甚至影响生长发育。

（三）胎产损伤

小儿病因除以上外感六淫、疬气及内伤乳食外，还与胎禀因素及产时损伤有关。常见有以下几种。

（1）产时损伤：产程过长，可致新生儿窒息；胎吸、产钳使用不当，可致新生儿头颅血肿、斜颈等。产程过短，急产婴儿可因突然离开母体，导致短时间反应消失、不会啼哭，年长后可致多动、五迟、五软、痴呆等。

（2）断脐结扎不善：因断脐结扎不善引起的疾病也不鲜见。如脐带结扎过松或过紧，都可引起脐血，断脐时感染风湿秽毒可致脐风，结扎后感染湿热邪毒可致赤游丹、脐湿、脐疮等疾患。

（3）孕母营养不良：孕妇严重营养不良可致胎儿发育不足，易发生流产、早产及低出生体重。

（4）孕母疾病：孕母疾病亦可对胎儿产生影响，如妊娠早期感染风疹病毒，可致死胎、畸胎，出生后可致先天性风疹综合征。孕妇感染水痘，可经胎盘传给胎儿。

（5）孕母吸烟、酗酒：妊娠期间，若孕母吸烟可致胎儿生长发育迟缓，出生时体重低下，酗酒可致胎儿畸形。

（6）其他：孕母在妊娠期间用某些致畸不良反应的药物或接触某些放射线，

亦可使胎儿畸形。

（四）禀赋因素

小儿某些疾病与遗传因素有关，如哮喘、癫痫等疾病往往有家族史。另外，溶血性黄疸又与母子血型不合有直接的关系。

（五）其他病因

如情志因素及意外情况等。

三、病理特点

由于小儿生机蓬勃、发育迅速，脏腑娇嫩、形气未充的生理特性，其病理变化亦具有特色，归纳起来，小儿病理特点主要有易于发病、传变迅速；脏气清灵、易趋康复两方面。

（一）易于发病，传变迅速

1. 易于发病

小儿易于发病，且发病之后易于传变。从小儿常见疾病来看，时行疾病及脾、肺疾病多见。这与小儿肺常虚，脾常不足的生理特点有关。

肺为娇脏，小儿肺常不足，卫外功能不固，对外界适应能力较差，外邪不论从口鼻而入，或由皮毛侵袭，均能影响肺的功能，而损及肺脏。小儿易患呼吸道疾患，如感冒、咳嗽、哮喘、肺炎喘嗽等，其发病率占儿科疾病的首位。

脾为后天之本，小儿脾常不足，消化吸收功能较差，易为饮食所伤。脾气伤则清不升，胃不和则浊不降，所以小儿脾胃疾病为多，如积滞、呕吐、腹泻、疳证常可相互影响，症状交替出现。

肾为后天之本，小儿容易发生先天元精不足而引起疾患，如解颅、胎怯、胎弱、五迟五软等。

小儿脏腑经络嫩小，内脏精气不足，感邪之后，邪气易于鸷张，从阳化热，由温化火，邪热内蕴易引动肝风，见手足抽搐、颈项强直、角弓反张。

小儿心神怯弱，心气不足，在发病过程中，易发生烦躁惊乱、神志昏迷、啼哭无常，或痰蒙心包，出现昏迷。

按照小儿五脏的病理特点结合五行生克规律，表现为五脏均可发病，肺脾可虚可实，肾脏只虚不实，心肝易实少虚。

除此之外，小儿时行疾病亦较多见，如麻疹、奶麻、丹痧、暑温、小儿麻痹症等，发病率远较成人为高。

2. 传变迅速

小儿患病以后，又有变化迅速的特点，这主要体现在疾病的寒热虚实相互转化上。寒热者，判断疾病性质。虚实者，判断正气的强弱、邪气盛衰。小儿疾病"易虚易实，易寒易热"转变远较成人迅速。

易虚易实是指小儿一旦患病，邪气易实，正气易虚。实证可以迅速转为虚证，或者虚实并见；虚证亦可以见实象，出现错综复杂的证候。这是因为小儿生理发育未成熟、脏腑功能活动不稳定的缘故。

例如：小儿外感风邪，肺卫不和致感冒发生，如果失治误治，或正气虚弱，外邪易化火化热，灼伤肺经，炼液成痰，闭阻肺络，转为肺炎喘嗽，出现发热、咳嗽、气急鼻煽、涕泪俱无等实证。肺气闭阻，心血运行不畅，可见唇青紫绀等瘀血实证。正不敌邪，心失所养，造成心气不足，可导致心阳虚衰之变，甚至阳气暴脱，出现咳喘痰盛，颜面苍白，四肢厥冷，大汗淋漓，脉微欲绝的虚象。又如婴儿泄泻，原为外感时邪，或内伤乳食的实证，在病变发展的过程中，若因暴吐暴泻，津伤液脱，病情可急剧转变，出现目眶凹陷、小便短少、口渴舌燥、舌绛无津的伤阴虚证。阴阳本为互根，由阴伤及阳，又见肢冷面白、表情淡漠、冷汗出的阳伤证候，最后导致阴阳两伤。尤其暑温病中，由实转虚、由闭转脱的变化势如奔马、急如掣电。

易寒易热是指小儿疾病过程中，疾病性质转变之快。如小儿患风寒外束之表寒证，初起邪在卫气，未及时疏解，风寒之邪可迅速化热传里，转为里热证。又如急惊风在出现高热抽搐等风火相煽之实热证时，又可因正不敌邪，转瞬出现面色苍白、汗出肢冷、脉微欲绝的阳气外脱之虚证。

小儿由于"稚阴稚阳"的生理特点，所以不仅发病容易，而且发病以后，其寒热虚实的变化，也较成人更为迅速、更错综复杂。年龄越小，表现越明显。

（二）脏气轻灵，易趋康复

儿科疾病在病情发展传变的过程中，由于小儿体禀纯阳、生机蓬勃，发育迅速、活力充沛，组织器官修复能力强。而且病因比较单纯，情志因素干扰和影响相对较少，所以疾病容易治愈。小儿疾病虽然多见，但大都病程较短、恢复亦快。正如《景岳全书·小儿则》指出："其脏气清灵，随拨随应。但能确得其本而撮取之，则一药可愈，非若男妇损伤积痼痴顽可比。"这是有利的一面。

四、小儿五脏特点

明代儿科名医万全根据钱乙"脏腑虚实辨证"理论，提出小儿"五脏之中肝有余，脾常不足，肾常虚，心热为火同肝论，娇肺遭伤不易愈"。这一论述明确提出小儿五脏特性是：肺脏娇嫩，脾常不足，肾常虚，肝常有余，心常有余，即所谓小儿五脏"三不足两有余"的理论，所以万全在《万氏育婴秘诀·五脏证治总论》中谈到"有余为实，不足为虚"。

（一）心的生理功能与特性

1. 主血脉

指心气推动和调控血液在脉管中运行，流注全身，发挥其营养和滋润作用。心主血的内涵，是心气推动血液运行，以输送营养物质达于全身脏腑形体官窍，维持其生理功能和生命活动。

2. 藏神

又称主神明或主神志，指心有统率全身脏腑、经络、形体、官窍的生理活动和主司精神、意识、思维和情志等心理活动的功能。人体之神有广义和狭义之分。心所藏之神，既是主宰生命活动的广义之神，又包括精神、意识、思维、情志等狭义之神。

心主血脉与藏神功能密切相关。血液是神志活动的物质基础之一，心血充足则能化神、养神而使心神灵敏不惑。而心神清明，则能驭气并调控心血的运行，以濡养全身及心脉自身。

3. 心的生理特性

小儿阴常不足，木火同气，心肝之火易亢。肾阴之水不足，水不制火，心少克制，心火易炎，因此小儿心气旺盛有余，故有"心常有余"的生理特点。然心之有余又是相对的，稚弱的，并非强实的，成熟的，完善的，小儿气血尚未成熟，故心血不足，心主血脉，心藏神功能稚弱。

4. 心的病理特性

小儿患病心火易炎，邪易内陷心包，上扰神明，临床表现出现烦躁不安，甚至蒙蔽心包，发生神志昏迷。

（二）肺的生理功能与特性

1. 主气司呼吸

包括主呼吸之气和主一身之气两方面。肺主呼吸之气，亦称"肺司呼吸"。肺是体内外气体交换的场所，通过肺的呼吸，吸入自然界的清气，呼出体内的浊气，以实现体内外气体的交换。肺不断地进行体内外气体交换，吐故纳新，促进了宗气的生成，并调节着气机，从而保证了人体新陈代谢的正常进行。肺要保持其司呼吸功能的正常，除肺阴起着滋润作用外，主要依赖于肺气的宣发和肃降作用。首先，体现于宗气的生成方面。宗气是人体气的一部分，它是依靠脾运化的水谷之精气与肺吸入的自然界清气相结合而生成，通过心脉而布散到全身。其次，体现于气机的调节方面。人身之气是运动不息的，气的运动叫作气机。气机的调畅与否，除与肝的疏泄功能密切相关外，肺气的调节作用亦十分重要。含有水谷精微的血液，从心通过经脉而汇聚于肺，经过肺的呼吸功能进行气体变换，然后再通过经脉仍回到心，最后输布到全身。

2. 主行水

肺主行水，是指肺气的宣发、肃降作用能够推动和调节全身水液的输布和排泄。一是通过肺气的宣发作用，将脾气转输至肺的水液和水谷精气中的轻清部分，向上向外布散，上至头面诸窍，外达皮毛肌腠，以濡养之，并在卫气的作用下化为汗液排出体外。二是通过肺气的肃降作用，将水液及水谷精微中的较稠厚部分，向内向下输送至各脏腑以濡润之，并将脏腑代谢所产生的浊液（废水），下输至肾和膀胱，成为尿液生成之源。故说"肺为水之上源"。

3. 朝百脉，主治节

朝，即聚会之意。肺朝百脉，是指全身的血液，都要通过经脉而聚会于肺，通过肺的呼吸，进行体内外清浊气体交换，然后通过肺气的宣降作用，将富含清气的血液通过百脉而输布于全身。

4. 肺的生理特性

肺本为娇脏，难调而易伤。小儿肺常不足，包括肺的解剖结构尚未完善，生理功能活动尚未健全，加之小儿寒暖不知自调，家长护养常有失宜。故易形成易患肺系疾患的内因外因。肺为华盖，主一身之表。六淫外邪入侵，不管从口鼻而入还是皮毛而入，均先犯于肺，故有"肺常不足"的生理特点。脾与肺为母子关系，肺气的充足需脾气的充养，小儿"脾常不足"，抗病功能较弱，难以充养肺气，故肺气亦不足，卫外不固，此即生理之肺脏娇嫩。

5. 肺的病理特性

生理上肺的卫外功能相对不足，加之小儿寒暖不知自调，稍有护养失宜，则每易为外邪、时疫之邪所侵，不论从口鼻而入，还是从皮毛而受，均易先犯于肺，而发感冒、咳嗽、肺炎喘嗽、哮喘等肺系疾病。

（三）脾的生理功能与特性

1. 主运化

脾主运化，是指脾有对饮食物进行消化，吸收其中的精微（即谷精）和津液（即水精），并转输至心肺，布达于全身的功能。

2. 主统血

脾主统血，是指脾有统摄血液在脉管之中流行，防止其逸出于脉外的功能。

3. 脾的生理特性

脾为后天之本，气血生化之源。小儿脾常不足，包括脾胃之体成而未全，脾胃之用全而未壮，乳食的受纳、腐熟、传导，与水谷精微的吸收、传输功能均显得和小儿的迅速生长发育所不相适应。加之小儿饮食不知自调，家长喂养常有不当，就形成了易患脾系疾病的内因外因。加之小儿肝常有余，脾受克制，故有"脾常不足"的生理特点。

4. 脾的病理特性

在小儿脾胃运化能力相对较弱的基础上，加之小儿乳食不知自节，稍有喂养失当，则易为乳食所伤而患伤食、食积、呕吐、腹痛、泄泻、疳证等脾胃病症。

（四）肝的生理功能与特性

1. 主疏泄

肝主疏泄，是指肝气具有疏通气机，使之畅达的功能。

（1）促进血液运行和津液代谢：血液的运行和津液的代谢，均有赖于气的推动作用和气机的调畅。

（2）促进脾胃运化和胆汁分泌排泄：脾胃是具有消化功能的主要脏器，而肝的疏泄功能，对脾胃的消化起着协助作用。

（3）调畅情志活动：情志活动属于心所主管，但与肝的疏泄功能密切相关。这是因为正常的情志活动依赖于气机的调畅，而肝能疏通气机，所以肝具有调畅情志活动的功能。

2. 主藏血

肝藏血，是指肝具有贮藏血液、调节血流量和防止出血的生理功能。其藏血的生理意义，体现在涵养肝气、调节血量、濡养肝及筋目、为经血之源及防止出血等五方面。

3. 肝的生理特性

肝主人体生发之气，肝气生发则五脏俱荣。小儿生机蓬勃，精气未充，肝阳易旺，肝风易动，故有"肝常有余"的生理特点。但此有余为生长之气自然之有余，不是指小儿肝阳亢盛；此有余又是相对有余，是稚弱之有余，是相对于其他脏腑而言的，并非强实成熟之说。

4. 肝的病理特性

"肝常有余"的生理特点预示着小儿病理上容易出现肝火上炎，肝阳上亢，肝气横逆，肝风内动的实证与虚证。

（五）肾的生理功能与特性

1. 藏精，主生长发育生殖与脏腑气化

（1）**藏精**：指肾具有贮存，封藏精气的生理功能。

（2）**主生长发育和生殖**：指肾精及其所化精气的生理作用。

（3）**推动和调节脏腑气化**：脏腑气化，是指脏腑之气的升降出入推动和调控着脏腑形体器官的功能，进而推动和调控着机体精气血津液各自的新陈代谢及其与能量相互转化的功能活动。

2. 主水

肾主水，是指肾气具有主司和调节全身水液代谢的功能。主要体现在两方面。

（1）**肾气对参与水液代谢的脏腑的促进作用**：机体水液的吸收、输布与排泄，是在肺、脾、肾、胃、小肠、大肠、三焦、膀胱等脏腑的共同参与下完成的，而肾气及肾阳、肾阴对水液代谢过程中各脏腑的气化功能，尤其是脾肺之气的运化和输布，具有重要的促进和调节作用。

（2）**肾气的生尿和排尿作用**：尿的生成和排泄，是人体水液代谢的重要环节。

3. 主纳气

肾主纳气，是指肾气有摄纳肺所吸入的自然界清气，保持吸气的深度，防止呼吸表浅的作用。

4. 肾的生理特性

肾为先天之本，元阴元阳之腑。小儿肾常不足，即小儿脏腑虚弱，气血未充，肾中精气尚未旺盛，骨气未成。并且小儿生长发育，以及骨骼、髓、发、耳等外观与功能均与肾有密切关系，而小儿先天之肾精又须赖于后天脾胃生化之气的充养，才能逐步充盛，小儿未充之肾气又常与其迅速生长发育的需求显得不相适应，故有"肾常不足"的生理特点。

5. 肾的病理特性

由于先天肾精未充，故小儿常见与先天肾气不足有关的疾病，如五迟、五软、遗尿、解颅等。后天患病之后，日久则较成人更易发生肾气虚衰之症。

总之，按照五行相生规律，小儿的五脏生理特点表现为稚嫩五脏的相互滋生，如心生脾，脾生肺，肺生肾，肾生肝，肝生火，相对来说，心肝的功能略显有余，肺、脾、肾三脏特别是脾肾两脏功能不足。按照五行的相克规律，心克肺，肺克肝，肝克脾，脾克肾，肾克心，共同维持着小儿五脏的相对平衡。

第二节　小儿生长发育特点

生长和发育是小儿时期特有的生理现象，也是不同于成人的基本特点。生长指小儿形体的增长，发育表示各种功能的演进。生长发育的整个过程，形态和功能的不断成熟、完善，反映了小儿的生理特点。

小儿生长发育，不论在总的速度上，或是各系统、器官的先后顺序上，都具有全人类共同的规律性，同时也表现有种族、地区、民族或个体差异，认识其总的规律性，有助于正确地判断和评价小儿发育情况。现将其发育标准分述如下。

1. 体重

体重是作为衡量小儿生长发育和营养状况的指标，也是临床给药、输液用量的依据。

足月新生儿出生时体重平均为3kg，体重在婴儿期增长迅速，1岁后逐渐减慢，2岁至青春期稳步增长。

各年龄大约体重可用下列公式计算：

1~6个月体重（kg）=出生时体重 +0.7× 月龄

7~12个月体重（kg）=6个月时体重 +0.5×（月龄 –6）

1~10岁体重（kg）=8+2× 年龄

正常情况下，同一年龄小儿体重具有个体差异，其波动范围不应超过 ±10%。如体重增长过速，应注意有无疾病存在，如肥胖症、巨人症等。如体重低于标准15%以上，应考虑营养不良、慢性消耗性疾病及内分泌疾病等。

2. 身高

身高是反映骨骼发育的重要指标之一。

出生时平均身长为50cm，生后前半年每月平均长2.5cm，后半年每月长1.5cm，第一年平均增长25cm，第二年平均增长10cm，2岁后身高每年增长5cm，可按以下公式计算2岁后至12岁儿童的身高：

身高（cm）＝ 80 ＋ 5 × 年龄

在衡量小儿身高时应考虑到遗传、种族、营养、疾病等因素。身高低于正常30%以上者，应考虑侏儒症、克汀病、营养不良等。

3. 头围

头围是反映小儿脑和颅骨发育程度的指标。

新生儿头围平均34cm，出生后半年增加8cm，后半年增加4cm，第2年内又增加2cm，约为48cm，5岁时已接近于成人。

头围过小多为小头畸形；过大则可能由脑积水等引起。

4. 胸围

胸围主要反映胸廓、胸背肌肉、皮下脂肪及肺的发育程度。

出生时胸围比头围小1~2cm，平均为32cm，1周岁时头围与胸围基本相等，平均为46cm。1周岁后胸围大于头围。

胸围异常也是疾病的反映，如胸围过小可见于营养不良，胸廓畸形见于佝偻病、肺气肿及心脏病等。

5. 囟门

囟门有前囟、后囟。后囟关闭时间在出生后2~4个月（部分出生时已关闭），前囟为额骨和顶骨形成的三角形间隙，出生时大小1.5~2cm（对边中点连线），6个月时逐渐缩小，12~18个月时关闭。

囟门早闭见于小头畸形，晚闭多见于佝偻病、呆小病或脑积水。前囟饱满见于颅内压增高者，是婴儿脑膜炎、脑炎的重要体征。囟门凹陷常见于脱水及极度消瘦小儿。

6. 牙齿

小儿出生后5~10个月开始出乳牙，于20~30个月出齐20颗乳牙，6岁后开始换为恒牙，并长出第1恒磨牙，12岁左右长出第2恒磨牙，18岁以后开始出现第 3 恒磨牙（智齿）。恒牙共 32 个，一般于 20~30 岁时出齐，也有终生不出者。6~24 个月正常小儿牙齿数，可用下列公式计算。

牙齿数＝月龄 −4 或 6

7. 呼吸、脉搏、血压

（1）**呼吸、脉搏**：年龄越小，呼吸、脉搏越快（表 1-2-1）。

表 1-2-1　不同年龄段脉搏、呼吸的正常频次范围

年龄	脉搏（次 / 分）	呼吸（次 / 分）
新生儿 ~1 岁	120~160	30~45
1~5 岁	90~120	25~30
6~9 岁	80~100	20~25
10~12 岁	70~90	18~20

（2）**血压**：小儿年龄越小，血压越低。1 岁以上小儿血压可按下列公式计算：收缩压（kPa）＝ 11.7+ 年龄 ×2；舒张压为收缩压的 1/2~2/3。

8. 动作发育

动作的发育直接与肌肉的发育，尤其是中枢神经系统的发育有密切关系。发育顺序是由上到下，由不协调到协调，由粗到细地进行（表 1-2-2）。

表 1-2-2　不同年龄段对应的动作发育程度

月 / 年龄	动作
1 个月	无规律不协调动作
2 个月	直立位及俯卧时能抬起头
3 个月	俯卧时抬胸用手摸东西
4 个月	向前抓物，试翻身
6 个月	试独坐，用手摇玩具
8 个月	会爬，独坐，扶之能站
10 个月	扶物能站稳，拇食指对指取物
12 个月	自己站立，能独走
15 个月	会蹲着玩，能叠二块积木
18 个月	自由行走，拉一手能上台阶，从瓶里倒出小珠子
2 岁	能双脚跳，手的动作更准确
3~4 岁	两脚交替上下楼梯，会一只脚跳
5 岁	会双脚并跳，能跑，会系鞋带

9. 语言发育

小儿语言的发育，除了与神经发育有密切关系外，还需有正常的听觉和发音器官，并与后天教养有关。语言发育的顺序是发音阶段、咿呀作语阶段、单语单句阶段、成语阶段（表 1-2-3）。

表 1-2-3　不同年龄段对应的语言发育程度

月/年龄	语言发育程度
1 个月	会哭
2 个月	会发出和谐的喉音
3 个月	咿呀发音
4 个月	笑出声
6 个月	能发出单音节词
8 个月	发出"爸爸""妈妈"等复音词
10 个月	模仿大人的语言，开始用单词
12 个月	能用简单的词表达自己的意思
15 个月	能说出若干词和自己的名字
18 个月	能认识指出身体各部分
2 岁	能说简单的语言，如"我吃饭"
3~4 岁	能交谈、唱歌，数几个数
5 岁	开始识字

第三节　湘西刘氏小儿推拿适应证和禁忌证

一、适应证

小儿推拿治疗疾病范围广泛，涉及小儿各系统病症，同时又具有预防保健、强身健体的作用。

常见病症：小儿发热、咳嗽、肺炎喘嗽、呕吐、厌食、便秘、疳积、泄泻、营养不良、惊风、夜啼、遗尿、脱肛、鹅口疮等常见病症，推拿有较好的治疗效果。

疑难病症：小儿脑瘫、小儿肌性斜颈、小儿麻痹症等可用推拿治疗，但需结合其他疗法和康复训练。

预防保健：小儿体质虚弱者，常进行推拿能起到保健防病作用。如经常摩腹、按揉足三里、捏脊，能促进消化，增强食欲，强壮体质，达到防病保健作用。

二、禁忌证

小儿推拿虽适应范围广，安全度高，但有些病症使用推拿不仅无效，反而会加重病情，故此类病症要禁用推拿治疗；有些病症可使用推拿治疗，但操作不当，会给患儿带来不必要的痛苦或造成不应有的医疗事故，此类病症要慎用推拿治疗。因此，临床上要严格掌握推拿的禁忌证。一般认为，以下病症禁用或慎用推拿治疗。

（1）各种急性传染病，如急性肝炎、白喉、肺结核、流行性乙型脑炎等。

（2）各种感染性疾病，如骨髓炎、化脓性关节炎、脑脓肿等。

（3）诊断不明者，如骨折、骨裂、关节脱位等，在明确诊断之前，不要轻易施以推拿。

（4）某些严重疾病，如器质性心脏病、小儿白血病、恶性肿瘤、脓毒血症等。

（5）某些急腹症，如胃、十二指肠急性穿孔等。

（6）各种出血症，如外伤出血、便血、尿血等。

（7）烧伤、烫伤及溃疡性皮炎等皮肤疾患。

（8）久病体虚、过饥过饱，暂不宜推拿。

第四节　小儿推拿注意事项

（1）室温应恒定，不可过凉过热；空气宜流通；在严寒季节，医生双手不可过凉，以免使小儿体验感不良，造成操作的困难。

（2）医者的指甲要修剪，每次操作前要洗手。

（3）患儿姿势要坐卧舒适，力求自然。

（4）在推拿时，患儿左右手皆可使用，但在习惯上无论男女，多采用患儿左手。

（5）医者操作时态度应和蔼镇静，特别是在患儿啼哭时，不能有急躁或厌烦情绪。

（6）手法操作时要按程序进行，不能操之过急，草草了事。刘氏小儿推拿一般操作顺序是头面部－上肢部－胸腹部－下肢部－肩背腰骶部，也可根据具体情况灵活运用。

（7）手法宜轻柔，不能过分用力，尤其是使用掐法时，应以不掐破皮肤为度。

（8）操作时需要一定量的介质，通常用姜汁、乙醇、肥皂水，或用其他药物煎成的汤液。这样，操作时不但能润泽皮肤，防止皮肤破损，而且有一定药理作用，可增强疗效。但是，汤液作为介质要辨证论治、就地取材，一般春季或寒证取姜汁等温热性药物，夏秋季或热证宜用乙醇、凉水或薄荷汁之类，但不拘泥于季节，要根据治疗需求酌情选用。

（9）推拿以每日1次为度，必要时也可以每日推2~3次。

（10）推拿后注意避风，以免感受外邪侵袭，加重病情。特别在推拿后欲使患儿发汗者，更应注意避风保暖。

（11）小儿推拿，一般适用于10岁以下的儿童，尤以5岁以下的小孩疗效更佳。

第五节　小儿推拿常用介质

推拿时，为了减少对皮肤的摩擦损伤，或者为了借助某些药物的辅助作用，可在施术部位的皮肤上涂抹液体、膏剂或粉末，这些液体、膏剂或粉末统称为推拿介质，亦称推拿递质。推拿时应用介质，在我国有悠久的历史。如《圣济总录》说："若疗伤寒以白膏摩体，手当千遍，则摩之用药，又不可不知也。"《景岳全书》说："治发热便见腰痛者，以热麻油按痛处可止。"目前，小儿推拿临床中运用的介质种类颇多，如滑石粉、乙醇、姜汁等。

一、介质的种类与作用

（1）**滑石粉：**即医用滑石粉，有润滑皮肤的作用，适用于各种病症，是临床上最常用的介质，在小儿推拿中应用最多。

（2）**爽身粉：**即市售爽身粉，有润滑皮肤吸水的作用，质量较好的爽身粉可代替滑石粉应用。

（3）**乙醇：**30%~40%的乙醇，有清热消暑、润滑皮肤的作用，一般在夏季常用，对小儿外感发热能起到辅助退热疗效。

（4）**姜汁**：将生姜捣碎取汁，或将生姜片用75%的乙醇浸泡而成，有散寒止痛、温中止呕、温润皮肤作用，常用于冬春季及小儿虚寒证。

（5）**白酒**：即食用白酒，有活血祛风、散寒除湿、通经活络的作用，对发热病人尚有降温作用，一般用于急性扭挫伤。

（6）**冬青膏**：由水杨酸甲酯、薄荷脑、凡士林和少许麝香配制而成，具有温经散寒和润滑作用，常用于治疗软组织损伤及小儿虚寒性腹泻。

（7）**薄荷水**：取5%薄荷脑5克，浸入75%乙醇100ml内配制而成，具有温经散寒、清凉解表、清利头目和润滑作用，常用于治疗小儿虚寒性腹泻及软组织损伤，用按揉法、擦法可加强透热效果。

（8）**凉水**：即食用洁净凉水，有清凉肌肤和退热作用，一般用于热证。

（9）**麻油**：即食用麻油，运用擦法时涂上少许麻油，可增强手法透热作用，提高效果，常用于刮痧疗法。

（10）**蛋清**：将鸡蛋穿一小孔，取蛋清使用，有润滑皮肤、清凉退热、祛积消食作用，适用于小儿外感发热、消化不良等病症。

二、介质的选择

（1）**辨证选择**：根据证型的不同选择不同的介质，可分为两大类，即辨寒热和辨虚实。寒证，使用温热散寒作用的介质，如姜汁、冬青膏等；热证，使用清凉退热作用的介质，如凉水、乙醇等。虚证，使用滋补作用的介质，如麻油、冬青膏等；实证，使用清、泻作用的介质，如蛋清、薄荷水等。其他证型可用一些中性介质，如滑石粉、爽身粉等，取其润滑皮肤的作用。

（2）**辨病选择**：根据病情的不同选择不同的介质。软组织损伤，如关节扭伤可选用活血化瘀、消肿止痛、透热性强的介质，如白酒、冬青膏等；小儿肌性斜颈选用润滑性较强的滑石粉、爽身粉等；小儿发热选用清热性能较强的凉水、乙醇等；小儿风寒感冒可选用具有温中散寒作用的姜汁。

（3）**辨季节选择**：一般是冬、春取用姜汁等温热之类；夏、秋取用乙醇、凉水等清凉之类。

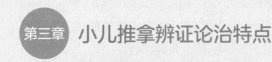

第三章 小儿推拿辨证论治特点

第一节　四诊

　　望、问、闻、切统称"四诊"，是中医诊断疾病的主要方法，在临床上，这四个方面不可偏废，不可孤立地看待某一方面，应该四诊合参，相互配合。推拿治疗小儿疾病，如同治疗成人疾病或应用其他疗法一样，也必须运用四诊这个中医诊断疾病的主要方法。但由于小儿有其生理、病理的特点，生长发育和病情反应均与成人有别，且乳婴儿不会言语，年龄较大的小儿亦往往不能正确诉说病情，就诊时常啼哭叫扰，影响脉象气息，给诊断造成困难。所以历代儿科医家都很重视望诊，在这一方面也积累了较丰富的经验，使临床辨证手段更加丰富和全面。

一、望诊

　　望诊是通过医生的视觉来观察患者神色、形态、指纹、舌象等外部的异常变化，经过分析判断出疾病的所在属性的一种方法。望诊在诊断小儿疾病的过程中极为重要，历代医家将其列为四诊之首，固不可忽视。望诊时医者应态度和蔼，以防婴儿惊恐哭啼，使其尽量保持自然状态，这样有利于观察病情，提高所获得病情资料的准确性。

（一）望神色

　　望神色是指观察小儿的精神状态和面部及诸穴位的色泽。

　　①望神：精神的好坏，反映正气的盛衰。若目光有神，反应灵敏，精力充沛，神态活泼，是正气足无病之象，虽病亦轻，易治；反之，若目光暗淡无神，反应迟钝，瘦乏易睡，精神萎靡，呼吸不均等是有病之象，表示正气已伤，病情较重，不可麻痹大意。

　　②察面色与诸穴部位：观察患儿的面色与面部诸穴位的颜色是察色的主要方面，观察面色的润泽和枯槁以及面部诸穴位的颜色变化，可以推测疾病所在，病情的轻重和变化。具体如下。

1. 面部病色主病

（1）**面白**：主寒、主虚。多为肺病，若面白浮肿为阳虚水泛，常见于阴水；面色惨白，四肢厥冷，多为阳气暴脱，可见于脱证；面白无华，唇色淡白，多为血虚，见于贫血；外感初起，风寒束表，也可见面色苍白。

（2）**面红**：主热、主火。多为心病，面红耳赤，为风热外感；午后颧红，多为阴虚内热；若见两颧艳红，面光肢厥，冷汗淋漓，为虚阳上越，是阳气欲绝的危重症。新生儿面色嫩红，为正常肤色，不属病态。

（3）**面黄**：主湿、主虚。多为脾病，腹膨大者为脾胃功能失调，见于疳证；面黄无华，并伴有白斑，常为肠寄生虫病；面目色黄而鲜，为湿热内蕴之阳黄；面目黄而晦暗者，为寒湿阻滞的阴黄。

（4）**面青**：主惊、主痛、主瘀、主寒。多为肝病，面色青白并见愁苦皱眉，为里寒腹痛；面赤而晦暗，神昏抽搐，每见于惊风和癫痫发作之时；面赤而唇紫，呼吸急促，为肺气闭塞，气血瘀阻。

（5）**面黑**：主寒、主痛。或内有水湿停饮，多为肾病；面色青黑，手足逆冷，多为阴寒证候；面色晦暗不华，兼有腹痛呕吐，可为药物或食物中毒；面色青黑惨暗，则为肾气衰竭，不论新病久病，皆属危重。如果小儿肤色红黑润泽，体强无病，是先天肾气充足之象。

2. 诸穴部病色主病

《石室秘录》记载："看病必须察色，察色必须观面，面各有部位，不可不知。"所以，除了上述观察面部色泽变化外，还应根据面部色诊定位，来判断疾病所在。

小儿面部五脏定位：左颊部属肝，右颊部属肺，额上属心，鼻准属脾，颏下部属肾。

（1）**额部**：额间赤色者，主心经有热，多有烦躁惊惕时哭叫不安。

（2）**印堂**：印堂色见淡白者，多为脾气虚弱；色见青黑者，多有腹痛夜啼。

（3）**上眼睑**：青而浮肿为寒兼湿；若见红纹显现，即是风热滞留于肠胃。

（4）**两颊部**：左颊红色者为肝热；右颊红色者为肺热。

（5）**山根**：青为惊、为痛；蓝为喘、为咳；蓝中现红纹患内热泄泻，若见赤乌之色一团，多为正患赤白痢疾；色青而暗滞不华，并向两侧蔓延扩大到眼眶周围而呈蝶形青暗色者，多因食郁日久，为疳证虚弱之状，或有虫证，兼有生冷杂物所伤而成诸疳者。

（6）**年寿**：现红纹乃属热郁久留于肠胃。

（7）**鼻准**：若见黄色，定是久患大便秘结；青色者，多为脾土虚寒。

（8）**唇环**：口唇色赤而干燥者，乃多有脾经热遏，多伴有口干喜冷饮，烦躁不安，大便不通等症；唇口周围均现青色者，多为血虚脾寒，常伴有面白无华；唇周现黄色，多属脾有热，常伴有口臭不舒，环口见黑色，即色黑而晦暗不荣，为真脏色现，为肾绝之证，属危笃之证。

（9）**颏部**：颏部赤色者，主肾与膀胱有气滞热结，而小便不通。

（10）**太阳**：如见青筋暴露，是为消化不良已成疳积之征。

（二）望形态

这是指观察病儿的形体和动态，即从小儿的形体强弱，肥瘦和活动的状态来推测疾病的变化。

小儿形体的望诊包括头囟、躯体、四肢、肌肤、毛发、指（趾）甲，检查时应按顺序观察。凡发育正常，筋骨坚强，肌毛肤润，姿态活泼，毛发润泽，活动自如为健康的表现；若形体消瘦，头发萎黄，筋骨软弱，皮肤干燥，神情呆滞，颅囟逾期不合者，多属先天不足，或后天喂养失调而形成的病态。凡形体强壮者，不易感受病邪，即使有病也较易治疗而迅速康复，反之形体瘦弱的小儿容易感染病邪，治疗亦较难迅速见效。

小儿在不同疾病中有不同姿态。如小儿俯卧者，为乳食内积；喜蜷卧者，多为腹痛；喜侧卧者，多为胸肋疼痛；仰卧少动，两目无神，多为久病、重病，体质已虚；颈项强直，手指开合，四肢拘急抽搐，角弓反张，乃属惊风；若翻滚不安，呼叫哭吵，两手捧腹，多为腹痛所致；端坐喘促，痰鸣哮吼，多为哮喘；咳逆鼻煽，胁肋凹陷，呼吸急促，常见于肺炎喘嗽。

（三）审苗窍

苗窍是指舌为心之苗，肝开窍于目，脾开窍于口，肺开窍于鼻，肾开窍于耳及前后二阴。苗窍和脏腑的关系密切，脏腑一旦有病，每能反应于苗窍，故审查苗窍也是诊断中的重要环节。

（1）**目睛**："目为肝之窍"，实乃五脏精华之所在，一身神气荟萃之处。故察目除可候肝脏病变外，亦可候其他脏腑之病变，若见目赤，多为热、为火；目睛发黄，多为湿阻；若见青色，多主肝风；多泪为风热；目瞪少转或白膜遮多是疳积重症；昏不识人，瞳孔散大或缩小已无反应者，是元阳离绝之征象；目倦神疲，睡时露睛为气虚液脱之重症；目瞪呆视、直视、窜视或斜视为惊风之症。

（2）**望鼻窍**："鼻为肺之窍"，是肺之门户。临床若见鼻流清涕，为肺经感受风寒之邪，伤风感冒尚轻；涕浊而黄为风热入肺，若干枯无涕为肺闭邪毒较重；壮热喘息而鼻翼煽动则为肺热炽盛之征。

（3）**望耳**："耳为肾之窍"。耳红多为风热；耳青多主惊风；色白乃为血虚甚；色黑干枯为危重证候；耳内疼痛流脓，为肝胆火盛，如聤耳；耳背络脉隐现红色，耳尖发凉，兼身壮热、多泪，常为麻疹之先兆；若以耳垂为中心的弥漫肿胀，则为痄腮的表现。

（4）**望舌**：舌为心之苗，又为脾之外候。由于舌通过经络直接或间接地联系许多脏腑，所以脏腑的精气可上营于舌，脏腑的病变亦可从舌质与舌苔的变化反映出来，从而可推断出疾病的性质、部位及正邪的消长情况。现就小儿疾病中常见的病态舌质与舌苔列述如下：

（5）**舌质（舌体）**：正常的舌色为淡红。若舌质淡白为气虚；舌质鲜红为热邪由表入里；舌尖红为心火上炎；鲜红并起芒刺，多为心火亢盛；舌边红为肝胆火旺；若见绛红，多为热邪入营血；舌红少苔，甚则无苔而干者，则为阴虚火旺；舌质紫暗或紫红，为气血瘀滞；舌起粗大红刺，状如杨梅者，常为烂喉痧的舌象；舌体干燥是津液枯涸之象；臃肿肥厚为水湿内蕴之征。

（6）**舌苔**：正常的舌苔应有一层薄薄白苔，干湿适中，不燥不滑。若见白苔为外感表证；薄黄苔多见热邪由表入里；黄苔为热甚；黄腻为湿热；黄燥带黑为热极。舌面无苔称光舌，多属阴虚；舌苔花，经久不愈，状如"地图"，多数为胃之气阴不足或兼湿热之证；若见舌苔厚腻垢浊，伴便秘腹胀者，为宿食内滞，中焦气机阻塞，这种舌亦称"霉酱苔"。

（四）看指纹

小儿指纹是指小儿虎口直到示（食）指内侧的桡侧浅表静脉，可分为风、气、命三关，第一节为风关，第二节为气关，第三节为命关，诊察时可用手指轻轻从小儿示（食）指的命关推向风关，使指纹显露，观察指纹时应将小儿抱向光亮之处，以便于观察指纹的变化。

看指纹是古代医家对3岁以内的小儿用以代替脉诊的一种辅助诊断方法，用来辨别乳幼儿疾病的病因、性质及估计疾病的预后等。正常小儿的指纹多数应该是淡紫隐隐而不显于风关以上。若发生疾病，那么指纹的浮沉、色泽、部位等都能随之而发生变化。

（1）**指纹的浮沉**：浮主表，沉主里。

（2）**指纹的色泽**：红主寒，紫主热，青主惊，黑主瘀。如纹色鲜红为外感风寒；暗紫为邪热郁滞；紫黑为热邪深重或气滞血瘀；青色为惊风或属疼痛。指色淡，不论何种颜色，新病还是久病，都是虚证的表现。

（3）**指纹的部位**：指纹现于风关，病多轻浅而易治；现于气关，病情较重，邪已进一步深入；现于命关，病情危重。如果直透指甲，称"透关射甲"，病多危殆。

此外，指纹郁滞，推之不畅，亦属实证。

看指纹是古代流传下来的一种辅助诊断方法，但临床实践说明它与疾病的符合率不及舌诊和脉诊。脉症不符时，可以"舍脉从症"或"舍证从脉"，当指纹与症不符时，同样可以"舍纹从症"，以确保疾病诊断的正确性。

二、闻诊

闻诊是医者用听觉和嗅觉诊察患儿声息和气味等，以帮助诊断疾病的一种方法。小儿哭声响亮，语声和谐，咳声均匀，无特殊气味等为正常。哭声尖锐而高多有疼痛；哭声嘶哑，呼吸不利，多为喉痛或喉头水肿；哭而无泪多属病重。语声低微，多属虚证、寒证；语声噪扰，狂言谵语，多属实证、热证。

口臭为胃热，吐酸为饮食停滞；大便臭秽为肠中积热；小便短赤，气味臊臭多为膀胱湿热；大便酸臭而稀，多为伤食；下利清谷，无明显臭味，为脾肾两虚。小便清长少臭，常为脾肾虚寒。

三、问诊

问诊主要是通过询问家属或其他陪诊者，以了解病情的一种诊察方法。

（一）问寒热

凡小儿蜷缩就睡，喜投怀抱多属虚寒。哺乳时觉其口舌热，多为发热。发热恶寒、恶风，多见外感之表证；高热不恶寒，多属内热。夏季久热不退，汗闭、口渴、尿多且清，多为暑热所致（小儿夏季热）。

（二）问汗

表证无汗，多属外感寒邪；表证有汗，多属外感风邪。经常汗出不止，活动后更甚者是自汗，多因气虚卫阳不固所致；入睡汗出，醒后汗止，谓之盗汗，多为阴虚所致；汗出如珠，四肢厥冷，属危重病症。

（三）问饮食

包括纳食和饮水两个方面。在纳食方面，小儿能按时乳食，食量正常而不吐泻，是正常现象；若不思饮食，所食不多，为脾胃虚弱的表现；腹胀满不思饮食，为伤食积滞；腹泻而不思饮食，为脾不健运；食谷不化，形体消瘦，多见于疳证。在饮水方面，若渴喜饮冷，则为热证；渴喜饮热，或口不渴则为寒证；频频引饮，口唇干燥，为胃阴不足，津液亏耗；渴不欲饮，则为中焦有湿。

（四）问头身

小儿哭闹摇头或用手摸头，多为头痛。小儿肢体伸屈不宁而呻吟者，多为肢体疼痛。头仰不能俯，颈项强直，多为惊风等。

（五）问二便

大便干燥难解，多属胃肠实热；大便时哭叫，多为腹痛；便溏完谷不化，多属脾胃虚寒。下痢赤白，里急后重，为痢疾；水泻带黄色或蛋花样，多为热证；水泻带绿色，多属寒症。小便色清而长为寒；量少而黄为热；小便浑浊，多为膀胱湿热或疳证。

（六）问胸腹

年龄较大的儿童，询问其胸腹的疼痛与胀满等，在诊断时有一定意义。胸胀满而频咳，为风邪束肺，肺气失宣；胸部闷塞，哮喘痰鸣，为痰阻肺络，如哮喘；胸痛发热，咳嗽而气促，可为肺炎喘嗽；胸闷心悸，面青气促，为心阳不振，心血瘀滞；心悸胸闷，头晕乏力，常为心之气阴不足；脘腹饱胀多为伤食积滞；腹痛隐隐，以脐周为主，多见于蛔虫证；上腹或右肋胀痛，面目黄染，为湿热黄疸等。此外，小儿急性腹痛，痛势剧烈，须注意外科疾患。

（七）问睡眠

正常小儿睡眠总以安静为佳，年龄越小，睡眠时间越长。烦躁少睡，盗汗、发稀，可见于维生素 D 缺乏症（佝偻病）；睡中磨齿，多为蛔虫证；夜间睡眠不宁，肛门瘙痒，多为蛲虫证。嗜睡和昏睡，在温热病多为邪入心包或痰蒙心窍所致。

四、切诊

切诊包括脉诊和按诊两个方面，也是诊断儿科疾病的辅助手法。

（一）脉诊

由于小儿啼哭吵闹，不易合作，致使呼吸加快，影响脉象，因而小儿脉搏的迟、数、浮、沉变化较大，故 3 岁以下的小儿之脉搏难以为凭。小儿寸口脉位短，可采用一指定三关。小儿脉象较成人为快，年龄越小，脉搏越快，切脉时应注意。

小儿诊脉重点以浮、沉、迟、数辨别其表、里、寒、热；以有力无力辨别虚、实。浮脉为表证，沉脉为里证，迟脉为寒证，数脉为热证；脉有力为实证，脉无力为虚证。

（二）按诊

包括按压和触摸头囟、颈腋、四肢、皮肤、胸腹等。

（1）**头囟：** 正常小儿前囟在 18 个月内关闭，若逾期不闭，则为肾气不足，发育欠佳的表现；囟门凹陷，名"囟陷"，可见于泻甚失水；囟门凸起，名"囟填"，伴壮热，呕吐，为肝风内动之征；囟门不能应期闭合，囟门宽大，头缝开解，则为解颅。

（2）**颈腋：** 颈项、腋下等处有许多小结节，质软不粘连，是正常现象。若结节肿大，伴发热压痛，则为痰毒；若病程迁延，结节大小不等，连珠成串，质地较硬，推之不易活动，则为瘰疬。

（3）**四肢：** 四肢厥冷，多属阳虚；四肢挛急抽动，为惊风之征；一侧或双侧肢体细弱，不能活动，可见于小儿麻痹症的后遗症。

（4）**皮肤：** 主要了解寒、热、汗的情况。肤冷汗多，为阳气不足；肤热无汗，为实热所致；手足心灼热为阴虚内热；皮肤按之凹陷，为水肿之征；皮肤干燥而松弛，常为吐泻失水之征。

（5）**胸腹：** 胸骨高突为"鸡胸"；脊柱高突，按之不痛为"龟背"。心尖搏动处，古书称为"虚里"，是宗气会聚之处，若搏动太强，或节律不均，是宗气外泄，病情严重；若动之虚弱，触之不甚明显，此为宗气内虚；若搏动过速，伴有喘急，此为宗气不济，病情危重；胸肋触及串珠，两肋外翻，可见于佝偻病。若左胁肋下按之有痞块，属脾之肿大，右胁肋下按之有痞块，明显增大，则属肝之肿大。

小儿腹部柔软温和，按之不胀不痛为正常。腹痛喜按，按之痛减为虚痛、寒痛；腹痛拒按，按之胀痛加剧为里实腹痛；脐周腹痛，按之有条索状包块，按之痛减者，多属蛔虫证；腹胀形瘦，腹部青筋显露，多为疳证；腹部胀满，叩之鼓声，多为气滞腹胀；腹部胀满，叩之有液体波动之感，多为腹内积水。腹部有压痛时，检查从无痛处开始，最后才能触及痛处，以免小儿腹部肌肉突然收缩，影响检查，在检查时医生还须注意小儿表情，以推测痛处。

第二节　辨证方法

小儿推拿的辨证方法，主要有八纲辨证和脏腑辨证，现分述如下。

一、八纲辨证

八纲，即指阴、阳、表、里、寒、热、虚、实八类证候。八纲辨证，就是通过对四诊所取得的资料进行综合分析，进而用以上八类证候归纳说明病变的部位、性质及疾病过程中邪正盛衰等情况的一种辨证方法。八纲辨证可作为一切辨证的总纲。

1. 阴阳辨证

阴阳是概括疾病证候类别和性质的总纲，可以统括其余六个方面，即表、实、热属阳，里、虚、寒属阴。

2. 表里辨证

表里辨证是辨别病变部位和病势轻重的一种方法。病邪侵犯人体，病证首先反映在肌表、经络者属表证；病邪入里或从内而生，使脏腑、气血等受病所表现的病证属里证。小儿因抵抗能力比成人差，故小儿疾病很容易由表入里，而以里证多见。

（1）**表证特点：**恶寒、发热、头痛、项强、鼻塞、流涕、肢痛、有汗或无汗、舌苔薄白、指纹显现、脉浮等。

（2）**里证特点：**壮热或潮热、烦躁、口渴、腹痛便秘或大便泄泻、呕吐、胸闷、舌质红、舌苔黄厚、唇干赤、指纹色紫、脉沉等。

3. 寒热辨证

寒热辨证是辨别疾病属性的一种辨证方法。凡感受寒邪，或阳虚阴盛，功能衰退所产生的证候属寒症；凡感受热邪或阳盛阴虚，功能亢盛所产生的证候属热证。

（1）**寒证特点**：畏寒，口不渴或不多饮，喜食热食，手足发冷，面色苍白，小便清长，大便稀溏，舌淡苍白，指纹浅红带青色，脉沉迟等。

（2）**热证特点**：发热，口渴，喜冷饮，潮热烦躁，面红目赤，小便赤，大便干，舌质深红，舌苔干黄，指纹紫红色，脉数等。

4. 虚实辨证

虚实辨证是辨邪正盛衰的一种辨证方法。虚者是指正气虚，即体质虚弱，功能低下或衰退；实者是指邪气实，即外邪盛而病者体质强壮；正气足是指生理功能旺盛。

（1）**实证特点**：新病急起，高热，谵语，角弓反张，躁动不安，面红目赤，大便秘结，腹胀痛而拒按，小便赤短，舌红苔黄燥，指纹深紫，脉洪大有力等。

（2）**虚证特点**：久病不愈，潮热，盗汗，面色苍白无华，两颊带红，倦怠乏力，腹胀腹痛而喜按，大便稀溏，小便清长而频数，舌淡苔白或为光舌，津液干涸，指纹淡红或色青，脉沉迟或细数无力等。

在具体运用"八纲"辨证时，对疾病的归类，并不是截然分割的，而是互相有着密切的联系。例如：表有表寒、表热、表虚、表实；里有里寒、里热、里虚、里实；也有表寒里热，表热里寒，表虚里实，表实里虚，或表里俱虚，表里俱热等。这就说明表里与寒热虚实，寒热与表里虚实，虚实与表里寒热，都有着错综复杂的联系。至于阴阳也是如此，阴中有阳，阳中有阴，从阴转阳，由阳转阴等。小儿由于其特有的生理病理特点，临床上运用"八纲"辨证时常表现为易于由表证转化为里证，或者表里同病，易于由寒证转化为热证，易于由虚证、实证表现为虚实夹杂，易于由阴证转化为阳证。当然对于疾病的诊断，还需进一步结合脏腑辨证。

二、脏腑辨证

五脏六腑的生理活动及其病理变化都有着不可分割的联系。某一脏腑患病，往往影响其他脏腑；而其他脏腑有病，也可影响这一脏腑。由于脏腑之间存在着相互制约，相互依存的关系，所以在脏腑辨证中不仅要重视病症的寒热虚实，还应注意相关脏腑疾病的传变。只有这样才能做出正确的诊断和制定出有效的治疗措施。

所谓脏腑辨证，就是以脏腑患病后所显示出来的证候为依据，从而进行辨证的一种方法。临诊时采用脏腑辨证进行归经施治是小儿推拿治疗的特点。

1. 脾病辨证

脾与胃相表里，开窍于口唇。脾主运化水谷，具有消化吸收，输送营养及水分，主持肌肉生长，统摄血液等主要生理功能，故称"脾为后天之本"。小儿脾病的证候，主要体现在水谷代谢功能的紊乱和与胃的关系失调两方面，常见证候如下。

（1）**脾气虚**：气短无力，食后闷胀，肢体倦怠，大便稀薄，舌质淡，脉虚。

（2）**脾阳虚**：面黄肌瘦，倦怠嗜睡，食谷不化，肢冷，大便稀溏，或久泻不止，甚则浮肿，洞泄，舌质淡白，指纹浅红或隐而不显，脉沉迟无力。

（3）**脾胃实热**：高热气急，面红唇干赤，烦渴狂饮，舌质红、苔黄燥，脉数急。

（4）**乳食积滞**：食欲减少，或不思乳食，嗳嗝酸馊，腹胀痛而拒按，大便酸臭或夹有未消化之物，或有低热，舌苔厚腻，指纹紫滞，脉数。

（5）**湿热困脾**：胃脘痞满，食欲减退，身重体困，面目身黄，小便黄赤，大便溏薄，或有低热，唇红，舌苔厚腻，指纹红，脉滑数。

2. 肝病辨证

肝与胆相表里，开窍于目。肝主疏泄，藏血，主筋，其性刚强喜条达，并能调节人的精神情志。小儿肝病证候的出现，主要为以上生理功能的改变与胆的关系失调，常见证候如下。

（1）**肝火上炎**：面红灼热，头晕头痛，两胁肋痛，口干口苦，呕吐黄苦水，心烦善怒，啼哭不安，目赤肿痛，耳鸣耳聋，小便黄赤，大便秘结，舌边红，指纹青紫，脉弦数。

（2）**肝风内动**：眩晕欲仆，筋肉牵掣或麻木不仁，四肢痉挛抽搐，角弓反张，舌质红苔薄黄，指纹青色，脉弦细而数。

（3）**肝胆不宁**：虚烦不寐，或噩梦惊恐，易惊或善恐，短气乏力，目视不明，口舌苔白，指纹蓝或青色，脉弦细。

3. 心病辨证

心与小肠相表里，开窍于舌。心主血脉，主人的精神思维活动，故为人体生命活动的中心，小儿心病的证候，主要体现在以上生理功能的改变和与小肠关系失常等方面，常见证候如下。

（1）**心火上炎**：心悸不寐，烦热目赤，口舌糜烂疼痛，小便短赤，舌尖红，指纹深红，脉数急。

（2）**痰火内扰**：高热，昏迷不省人事，或如痴如醉，哭笑无常，癫狂，舌质红，少津，舌苔黄腻，指纹紫蓝，脉滑数。

（3）**心气虚**：心悸气短，乏力，嗜睡，自汗（若为阳虚还可见畏寒、肢冷），舌淡白，指纹淡红，脉虚细而弱。

（4）**心血虚**：面色苍白无华，体倦无力，舌质淡红无苔，脉细，若心阴虚兼有内热，还可见面色潮红，五心烦热，盗汗，舌质光红，指纹淡红，脉细而数。

4. 肺病辨证

肺与大肠相表里，开窍于鼻。肺主气，司呼吸，主宣发与肃降，肺主皮毛。五脏之中肺为娇脏，不耐寒热，所以外邪入侵首先犯肺。小儿的肺病证候，多体现在以上生理功能的改变和与大肠的关系失调等方面，常见证候如下。

（1）**风寒束肺**：恶寒发热，头痛身痛，鼻塞流涕，咳嗽痰白，舌苔薄白，指纹鲜红，脉浮紧。

（2）**风热闭肺**：发热咳嗽，气急痰鸣，鼻翼煽动，甚则胸高气促，颜面苍白，口唇发绀，神气闷乱，舌质红，苔黄燥，指纹深红，脉数急。

（3）**痰浊壅肺**：咳嗽气喘，甚则不能平卧，喉中痰鸣，痰液黏稠，舌苔黄腻，脉滑。

（4）**阴虚肺燥**：干咳少痰或无痰，时有痰中带血丝，午后潮热，两颧发红，口干鼻燥，盗汗，虚烦不眠，舌红少苔，指纹淡红，脉细数。

5. 肾病辨证

肾与膀胱相表里，开窍于耳及二阴，肾主骨生髓，肾藏精，为生殖发育之源，其功能极为重要，故称"肾为先天之本"，实为生命之根。小儿肾病证候，虽然也体现在其生理功能的改变和膀胱的关系失常等方面，但以虚证多见，故推拿治疗时，以补法为主，这是区别于其他脏腑的主要方面，常见证候如下。

（1）**肾阴虚**：头晕耳鸣，腰酸足软，形体虚弱，口渴咽干，健忘失眠，舌红少苔，脉细弱；若颧红唇红，骨蒸劳热，五心烦热，虚烦不寐，小便赤，大便秘，指纹淡红，脉细数，则为阴虚内热。

（2）**肾阳虚**：面色㿠白或黧黑，畏寒肢冷，腰酸腿软，尿频而清，甚则失禁，夜尿增多，遗尿，舌质胖淡，舌苔白，指纹淡红，脉沉弱（细）。

（3）**肾虚水泛**：周身浮肿，下肢尤甚，按之没指，腹胀满，尿少，水泛为痰则咳逆上气，痰多稀薄，气促，动则喘息，舌质胖嫩，舌淡苔白，脉沉细或沉滑。

（4）**肾不纳气**：气促喘逆，动则加重，咳逆汗出，面色浮白，舌苔淡白，脉虚弱。

小儿的五脏是一个统一的整体，一脏一腑有病往往影响到其他脏腑，脏腑辨证要整体考虑，按照五行相生规律，母病及子、子盗母气所致子母脏同病，如肺脾同病，按照五行相克的乘侮规律，如肝克脾、肝侮肺等。

第三节　湘西刘氏小儿推拿治则

"五经配伍推拿"是湘西刘氏小儿推拿的核心内容，湘西刘氏小儿推拿根据小儿的生理病理特点结合脏腑辨证形成"五经配伍推拿"，其治则包括以下几个方面。

一、归经施治的治则

根据各类疾病的症状不同，病因各异，因此在临床上将一系列疾病的症状归属到某一经脉上加以治疗，这叫作归经施治。使用脏腑的分症归经治疗，先要辨其寒热虚实，然后采取清、补手法及配合适当穴位进行治疗，现将各类症状分归经脉如下。

咳嗽、流涕、气喘、痰鸣、发热等，归属肺经。

呕吐、腹泻、腹痛、食谷不化、痢疾、便秘等，属于脾经。

心悸、怔忡、贫血、弄舌、高热昏迷、直视等，属于心经。

抽搐、烦躁、气逆、胁痛、口苦等，属于肝经。

腰痛、下肢痿软、小便赤涩、遗尿、盗汗等，属于肾经。

根据脏腑表里关系，肺与大肠、脾与胃、心与小肠、肝与胆、肾与膀胱互为表里，所以治疗亦用表里兼治或论经施治。

二、五经相助与相制的治则

刘氏小儿推拿治疗上首选五经（脾经、肝经、心经、肺经、肾经），意在通过推五经，调五脏达到治疗疾病的目的。五脏在生理上相互协调、相互促进，在病理上必然相互影响，因此在运用五经推治来调整脏腑功能时，同样不能只单纯考虑一个脏腑，而应注意调整脏腑之间的关系。因此，刘氏小儿推拿运用五行生克制化理论，结合小儿病理生理特点，创立了独特的五经相助与相制的治则，并由此形成五经配伍推治法。

（一）五经助制的关系

脾助肺，肺助肾，肾助肝，肝助心，心助脾。

脾制肾，肾制心，心制肺，肺制肝，肝制脾。

五经循环为相助，隔一为相制，但在相制中，心为阳中之阳脏，肝为阴中之阳脏，心易动火，肝易动风，在病理情况下，其对肺脾两经的制约为损伤性制约。故推治时，清脾必清肝，清肺补肺必清心。其他各经制约关系均属制约性的，无病理意义。

（二）五经相助与相制的原则

相助和相制，是治疗中主补、主泻，或兼补、兼泻的依据，医者根据这些规律在治疗上进行对标、对本的治疗。举例如下。

1. 脾病

虚证：主补脾，兼补心，补后要加清，更补肺，稍清肝，这样的取穴治法叫"补三抑一法"。

实证：主清脾，兼清肺，次清肝，稍清心。

2. 肝病

虚证：主补肝，兼补肾，更补心，稍清肺。

实证：主清肝，次清心，稍补脾。

3. 心病

虚证（血虚）：主补心，再补脾，略补肾。

实证（实热）：主清心，次清肝，再清肺，稍清脾，略补肾。这样的取穴治法叫"清四补一法"。

4. 肺病

虚证：主补肺，次补脾，再补肾，稍清心。

实证：主清肺，次清心，兼清肝。

5. 肾病

虚证：主补肾，次补肺，略补脾。

实证：主清肾，兼清肝。

（三）应注意的几个问题

（1）五脏中脾、肺二经的虚证，可用补三抑一法，心、肝二经不一定要用，因为此二脏是阳脏，故要灵活掌握。

（2）脾经是后天的根本，故宜补不宜清，用了清法后可加补法，使其不伤及脾胃。

（3）肝经宜用清法，用补法需要注意妄动肝风。

（4）心经宜用清法，不宜用补法，若用补法后，要加清法调和。

总之，运用推拿治疗不要固守陈规，最重要的是辨证施治，以治本为主，治标为辅。诊断正确，补泻适当，才能恰到好处，收到较好的疗效。切忌操之过急，大肆补泻，不但无益反而有损。因此治疗时应随时注意和慎重取穴，同时务必注意整体观念，全面兼顾，在辨症状、原因和得出正确诊断后，才能决定施治法。

（三）急救治则

（1）昏迷不醒应先开窍，取刺激性较强的穴位，如：十宣、合谷、老龙、肩井、仆参等。

（2）惊风、抽搐应先镇惊为要。取穴如：昆仑、仆参、中冲、曲池等。

（3）高热不退者先以退热手法为主，如海底捞明月、大清天河水、打马过天河、推脊等。

（4）腹痛不解者在排除禁忌证后先以解痉止痛的穴位为主，如：揉腹、摩脐、拿肚角等。

（5）呕吐频繁者先以降逆止呕的穴位为主，如：推板门、推上七节骨、揉端正、揉中脘等。

特色技法篇

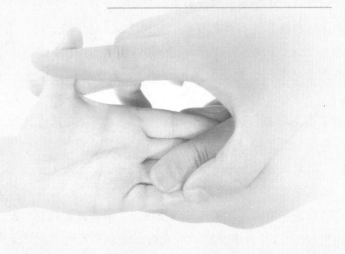

　　小儿推拿手法实际上大多数手法的名称与成人手法相同，只是在运用时，由于小儿的生理和病理特点不同，具体操作方法和要求不同。如推拿手法总的要求是"持久、有力、均匀、柔和、深透"，但在小儿推拿手法中，则更要注意"轻快柔和，平稳着实"。

　　湘西刘氏小儿推拿手法特色主要体现在两个方面：一是刘氏小儿推拿十法，二是刘氏独具特色的复式操作法。首先，刘氏小儿推拿根据临床需要在"古八法"基础上，逐渐形成以推、揉为主，拿、按为次，兼以摩、运、搓、摇、掐、捏的手法运用特点，其流派第五代代表性传承人邵湘宁教授，将其手法命名为"刘氏小儿推拿十法"。其次，刘氏独具特色的复式操作法，具有固定的操作程序、明确的主治功效，如推胸法、推背法、推腹法、水底捞月、大推天河水、打马过天河等。

　　湘西刘氏小儿推拿手法操作次数的多寡，具有类似药物剂量的关系，在手法操作次数或时间上也有明显的差异，一般而言，年龄大、病情重者，操作次数多、时间长；年龄小、病情轻者，则操作次数少、时间短；尤其是五经穴的操作，刘开运教授总结了幼儿不同年龄阶段的五经"清、补"手次表。此外，刘氏小儿推拿手法，比较重视补泻，补泻的手法基本上按照手法操作方向和手法的轻重缓急来定的，如推五经，直推为清，旋推为补；摩腹时缓摩为补，急摩为泻等。

　　刘氏小儿推拿手法看似简单易学，然而要做到熟练灵活，运用自如，得心应手，却非一日之功，需要认真地学习和刻苦地锻炼。只有这样才能达到像《医宗金鉴·正骨心法要旨》中说的那样，"一旦临证，机触于外，巧生于内，手随心转，法从手出"。手法选用的正确与否是推拿治病成败的关键之一，也是小儿推拿疗法的基本功之一，不可等闲视之，如若手法不到位，就不能达到在体表推拿、体内有感应，"外浮内应"的目的。流派第四代代表性传承人刘开运教授认为："小儿推拿没有巧，只有手法练得好。"

湘西刘氏小儿推拿流派技法特色

湘西刘氏流派小儿推拿技法特色主要体现在 6 个方面。

一、推拿十法

湘西刘氏小儿推拿基本手法在古八法"推、拿、按、摩、运、搓、摇、揉"的基础上增加"掐、捏"两法；并形成以推、揉为主，拿、按为次，兼以摩、运、搓、摇、掐、捏的手法特点，其嫡传弟子邵湘宁教授，将其总结为"刘氏小儿推拿十法"。从此，湘西刘开运儿科推拿首次简称为"刘氏小儿推拿"，这是刘氏小儿推拿中手法理论体系研究的新开端。其中，五经推法尤为特殊，可分直推和旋推。①旋推：为补法，即在患儿手指螺纹面作顺时针方向旋转推动，推动 1 圈为推 1 次；②直推：为泻法（或清法），在患儿手指螺纹面向指根方向作直线推动。推法频率为每分钟 150~200 次，推动的节律要均匀、力度适中，以顺利推动并保持规定的频率为宜。

二、复式操作法

湘西刘氏小儿推拿在吸取前人经验的基础上，以实用、有效为原则，形成了独具特色的复式操作手法，如：推胸法、推腹法、推背法等。

（一）推胸法

推胸法主要由按揉膻中、分推膻中、直推膻中、按压肋间四部分组成。具有宽胸理气、止咳化痰、降逆止呕的功效，可用于治疗各种原因引起的胸闷、气喘、咳嗽、呕逆等病症。

（二）推腹法

推腹法包括安中调中法、补中法和消导法三种。安中调中法具有调理脾胃、安抚中焦的功能，用于脾胃不和，中焦功能紊乱所致的各种病症治疗。补中法具有补脾益气、健胃助运的功能，常用于治疗脾胃虚弱，气血不足等病症。消导法具有消积导滞、降气通便的功效，用于治疗食滞不化、脘腹胀满、大便不通等胃肠里实证。

（三）推背法

推背法主要由揉肺俞、推"介"字、盐擦"八"字三部分组成。具有宣肺止咳、化痰退热的功效，主要用于治疗感冒、发热、咳嗽、气喘、多痰等，是临床治疗小儿呼吸系统疾病常用推拿手法。

三、阴阳调衡法

湘西刘氏小儿推拿喜用分推法，调节患儿身体各部阴阳平衡，故有"头部分阴阳、手部分阴阳、胸部分阴阳、腹部分阴阳、背部分阴阳"的手法；并认为身体各部阴阳平衡，人体整体即能实现"阴平阳秘"。

（一）头部分阴阳

医生两拇指并列指间朝上，置于小儿两眉间，再沿眉棱骨上缘同时向两边分推至眉梢处 20~30 次，称推坎宫，又称头部分阴阳。具有疏风解表、醒脑明目、止头痛的功效。临床用于治疗外感发热、惊风、头痛、目赤肿痛等病症，为湘西刘氏小儿推拿流派开窍手法之一。

（二）手部分阴阳

医生以两手握住患儿手掌，两拇指并列，指面按在总筋穴上，朝左、右两边分推 20~30 次，称分推阴阳，又称手部分阴阳。具有平衡阴阳，调和气血，行气导滞的功效。临床用于治疗寒热往来，腹胀，吐泻，食积，痢疾，烦躁不安等病症，为本流派开窍手法之一。

（三）胸部分阴阳

医生两手中指指腹，从膻中穴同时向左右分推至两乳头 30~50 次，称分推膻中，又称胸部分阴阳，其与按揉膻中、直推膻中、按压肋间共同组成"推胸法"。其功效是宽胸理气，止咳化痰，降逆止呕。临床用于治疗各种原因引起的咳嗽、气促、胸闷、呕吐等病症。推胸法为本流派独创的特色复式操作法，四部操作一气呵成，调气、理气、降气，宽胸而止咳化痰，专用于小儿肺系疾病的治疗。

（四）腹部分阴阳

从剑突沿肋弓呈"八"字形分推至浮肋或自剑突下到脐，用两拇指从中间向两边分推，100~200次，称分推腹阴阳。其功效是健脾和胃，消食理气，降逆止呕。临床常用于小儿腹泻、呕吐、恶心、便秘、腹胀、厌食等消化功能紊乱。

（五）背部分阴阳

用两拇指或中指从风门穴沿肩胛骨下缘，经肺俞向外下方斜推至两肩胛骨下角50~100次，称推"八"字，又称背部分阴阳，是"推背法"重要组成部分。推背法为本流派独创的特色复式手法之一，专用于小儿肺系疾病的治疗。

四、五经配伍推治法

本流派在治疗上首选推五经，意在通过推五经、调五脏达到治疗疾病的目的。并运用五行生克制化理论，结合小儿病理生理特点、苗医相助与相制理论，创立了独特的五经相助与相制的治则，并由此形成五经配伍推治法。具体如下。

（一）脾病证

1. 脾气（阳）虚证

①脾气虚：纳食欠佳，食后胀闷，身倦气短，大便稀薄，舌淡，指纹浅红，脉虚。

②脾阳虚：食谷难化，怠倦嗜卧，面黄肌瘦，大便稀溏或久泻不愈，甚则浮肿，舌淡白，指纹浅红或隐而不显，脉沉迟无力。

治法：补脾经为主，兼补心经（补后要用清法），补肺经，稍清肝经，补肾经。

补脾是指补脾经手法次数要多，在300~400次之间。心经补后加清法，指心经施用补法后要稍用清法（泻法），手法次数为补法的1/3，因心（火）脾（土）为母子关系，根据"虚则补其母"的治则，心经必补，但心为火脏，为防补之失度而致心火亢盛，故用补法后再用清法轻抑之，补泻手法次数之比为150∶50。肝经不用补法稍用清法（手法约150次），以防木（肝）乘（脾）土。再补肺（手法约200次），是为避免子盗母气而致脾气、脾阳更虚。

2. 脾胃实证

①脾胃实热：高热气急，面红唇赤，烦渴大饮，大便燥结，尿赤，舌红、苔黄燥，指纹紫，脉数急。

②湿热困脾：脘腹痞满，食欲不佳，身体困重，面目身黄，尿赤，便溏，或低热，唇红，苔腻而黄，指纹红，脉数。

③乳食积滞：腹胀痛拒按，食纳减少或不思饮食，嗳嗝酸馊，大便酸臭或夹有不消化食物，舌苔厚腻，指纹紫滞，脉数。

治法：清脾经（清后易补法）为主，兼清肺经，次清肝经，稍清心经，略补肾经。

脾胃之实证，按"实则泻之"，理当用清法，手法次数 300 次左右。清脾经是治疗脾病实证极为重要的手法，但清后要适当用补法（次数为清法 1/3），乃因小儿有脾常不足的生理特点，清（泻）后用补法，防清泻手法过多（手法次数是大致定数）或手法过重。若肆用清法或手法过重而不用补法抑之，恐有伤脾败胃之虞。

兼清肺、肝、心，均为辅助清脾泻实之用，手法次数较清脾经为少，150~200 次；略补肾（手法约 200 次），以防土（脾）乘水（肾）。

（二）肝病证

1. 肝火上炎

头晕胀痛，面红目赤，急躁易怒，口苦咽干，尿黄便秘，舌红、苔黄，指纹红，脉弦数。

2. 肝风内动（热极生风）

高热，大渴，躁动不安，抽搐，项强，目睛上吊，甚则角弓反张，神志昏迷，舌红、苔黄，脉弦数。

治法：清肝经为主，清心经为辅，佐补脾经。清肝经意在降火邪，息肝风，手法次数当多，不少于 300 次。母病及子，可致心胸烦乱，躁动不安，神志昏迷，故宜清心经，手法次数较清肝经为少（约 200 次）。稍补脾经（手法约 150 次），有扶脾（胃），防清泻肝经太过而伤脾败胃之意。（注：肝风内动证因证情危险，须配合其他治法）。

（三）心病证

1. 心病虚证

①心血虚：心悸，倦怠乏力，面白无华，目呆无神，眩晕，唇舌色淡，指纹色淡，脉细。

②心阴虚：心悸、心烦，颧红，五心烦热，盗汗，舌红、少津，指纹色淡，脉细数。

③心气虚：心悸，气短，活动时更甚，自汗，面白无华，体倦乏力，舌淡、

苔白，指纹淡，脉虚细。

④心阳虚：在心气虚基础上兼见肌肤不温，口唇发绀，舌淡胖或紫暗，指纹淡红不显，脉虚细。

治法：补心经为主，补肝经为辅，佐补脾经，略补肾经。

心之虚证，当补心经，但手法次数勿过多，应控制在 200~250 次，且补后要用清法，以防心火亢盛。次补肝经，有补母实子，调节心血、心气之意（肝有疏泄气机、调节血液之功），但不可妄补，手法应控制在 150 次左右，且补后要用清法，以防肝风内盛。稍补脾经（手法约 200 次），有调补心气、心血功效。略补肾经（手法约 200 次），借补先天以生精化血，或使心气、心阳渐旺，增肾水以降心之虚火。

2. 心火实证

①心火亢盛：心胸烦热，卧睡不安，面赤，口渴，舌生疮糜烂，舌尖红赤、苔黄，脉数。

②痰火扰心：心烦意乱，狂躁妄动，谵语，面赤，气粗，喉间痰鸣，口苦，舌红、苔黄腻，指纹紫，脉数。

治法：清心经为主，辅以清肝经，稍清脾经，略清肺经，补肾经。

心之实火证，当清心经，手法次数不少于 300 次，以祛邪热；次清肝经（手法约 250 次），以防肝火及心。稍清脾经（约 200 次，清后用补法，次数为清法 1/3），防脾气壅塞化火，致心火亢盛。略清肺经（手法约 150 次），以防肺气郁闭生火而致金侮火。补肾经（手法约 200 次），滋肾水而降心火。

（四）肺病证

1. 肺病虚证

①肺气虚：咳喘无力，动则气短，痰清稀，语声低微，倦怠乏力，面白少华，易感冒，舌淡，指纹色淡，脉虚细。

②肺阴虚：干咳无痰，或痰少而黏，或痰中带血、咽干、声嘶，形体消瘦，午后潮热，五心烦热，盗汗，颧红，舌红、少津，指纹紫红，脉细数。

治法：补肺经为主，次补脾经，再补肾经，稍清心经、兼清肝经。

补肺经，即补肺气滋肺阴，据虚证不同而作用有别，手法次数在 200~300 次之间；次补脾经（手法约 200 次），此为补母实子。再补肾经（手法约 200 次），以助正气；稍清心经（手法约 120 次），防火乘金；兼清肝经（约 150 次），防木侮金。

2. 肺病实证

①风寒束肺：咳嗽声重浊，喘息气粗，痰稀色白，鼻塞流清涕，恶寒无汗，苔薄白，指纹色鲜红，脉浮紧。

②风热犯肺：咳嗽，痰黄稠难咳出，咽痛，口渴，恶风发热，舌边尖红、苔薄黄，脉浮数。

③燥邪犯肺：干渴无痰，或痰少而黏难咯出，鼻、咽、舌、唇皆干燥，或发热恶寒，舌红、苔薄黄，脉浮数或细数。

④痰湿阻肺：咳嗽痰多，质稠易咯出，喉中痰鸣，气喘胸闷，舌淡、苔白腻，脉滑。

治法：清肺经为主，兼清肝、心经，稍补脾经。清肺经为主，以祛风、寒、痰、热，手法次数在250~300次之间；兼清肝经（手法约200次），以防肝火犯肺（木侮金）；清心经（手法约150次），以防火乘金；稍补脾经（手法约200次），以助肺祛痰除湿。

（五）肾病证

1. 肾阳虚

症见形寒肢冷，头晕，神疲乏力，尿少浮肿，面色苍白，舌淡胖嫩，指纹沉而不露，脉沉弱。

2. 肾气不固

小便频数清长或遗尿，或小便失禁，或夜尿多，舌淡、苔白，脉沉弱。

3. 肾不纳气

久病喘咳，呼多吸少，气不得续，动则喘甚，自汗神疲，声音低怯，舌淡，脉沉细无力。

4. 肾精不足

发育迟缓，身材矮小，智力和动作迟钝，囟门迟闭，肌骨痿软等。

5. 肾阴虚

潮热盗汗，五心烦热，形体消瘦，咽干燥，舌红、少苔，脉细数，指纹色红。

治法：补肾经为主，次补肺经，稍清肝经，略补脾经。

肾之虚证当补肾经为主，以调动肾之功能，根据不同证型分别予补肾填精，滋阴降火，手法次数在400次左右；次补肺（手法约250次），为补母实子；稍清肝经（手法约120次），以防子盗母气；略补脾经（手法约200次），乃补后天实先天之意。

五、反佐法

（一）运太阳

运太阳能补能泻，能发汗能止汗；临床常发汗与止汗配伍应用，以防太过，比例 3：1。

具体操作：用拇指或中指端正面，按压于太阳穴，向眼方向运转为补法，20~30 次；向耳的方向揉中加按为泻法，揉转 5 圈加按压 1 次，临床上称为一节，20~30 节。上述两法统称运太阳。

湘西刘氏小儿推拿认为运太阳其功效男女有别。男患儿：左太阳用泻法发汗，右太阳用补法止汗；女患儿：左太阳用补法止汗，右太阳用泻法发汗。

（二）清脾后补脾

脾乃后天之本，小儿脾常不足，湘西刘氏小儿推拿非常重视对小儿脾土的固护，故提出"脾经宜补不宜清，若用清法需清后加补"的理论。

清脾经是治疗脾病实证极为重要的手法，但清后要适当用补法（次数为清法 1/3），清（泻）后用补法，防清泻手法过数（手法次数是大致定数）和手法过重。若肆用清法或手法过重而不用补法抑之，恐有伤脾败胃之虞。

（三）三关六腑配伍应用

推三关与推六腑为大热、大寒之法，一表一里，一寒一热，各持一端，而为避免大寒大热，伤其正气，临床常两穴相伍为用，以平衡阴阳。如表证：以推三关为主，推六腑为辅；里证：以推六腑为主，推三关为辅。辅穴的操作次数为主穴的 1/3。

六、退热三法

刘氏小儿推拿退热手法很多，具有代表性有以下几种。

（一）刘氏退热手法一

刘氏退热手法一，又名水底捞明月，本法大凉，有清心、解热、泻火之功。用于治疗一切高热神昏、热入营血、烦躁不安、便秘等实热病症。

具体操作：医者用一手握捏住患儿四指，将掌面向上，用冷水滴入患儿掌心，用另一手拇指螺纹面着力，紧贴患儿掌心并做旋推法，边推边用口对其掌心吹气，以18口气为限。

（二）刘氏退热手法二

刘氏退热手法二，又名大推天河水，本法大凉，清热功效，用于治疗热病发热。

具体操作：医者用一手握住患儿四指，将掌心向上，另一手食、中指螺纹面并拢，蘸水自内劳宫穴经总筋沿天河水向上直推至曲泽穴处，每轻推一次结合吹气一口，以不超过十八口气为限。

（三）刘氏退热手法三

刘氏退热手法三（又名打马过天河），清热通络、行气活血，用于治疗高热烦躁、神昏谵语、上肢麻木抽搐等实热病症。

具体操作：医者用一手捏住患儿四指，将掌心向上，另一手的食、中指指面蘸水一起一落弹打天河水穴部的皮肤，弹打一遍，随着吹着吹气一口，亦以十八口气为限。

刘氏退热三法，其操作时均配合吹气，且吹气次数限于十八以内；吹气时，医者需调整呼吸、平心静气，使气徐徐导出，细小而悠长；同时吹气可加快局部皮肤散热，有利于退热。值得注意的是，十八是中医常用的约数，临床主要以局部皮肤凉透为判断标准。遇高热时，以上三法须联合运用，退热效果才显著。

第五章　湘西刘氏小儿推拿常用手法

第一节　基本手法

一、推法

此法衍变于成人推法，属螺纹推范畴。根据其操作形式不同有直
推、旋推和分推之别。

【动作要领】

1. 直推法：以拇指螺纹面或其桡侧缘着力，或食、中指伸直，以指面着力，作单方向的直线推动。频率约为每分钟 200 次。

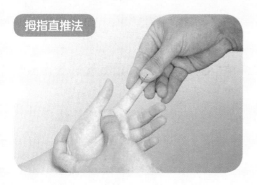

拇指直推法

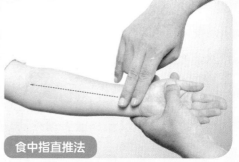

食中指直推法

2. 旋推法：以拇指螺纹面着力，作顺时针方向的旋转移动，频率约为每分钟 200 次。

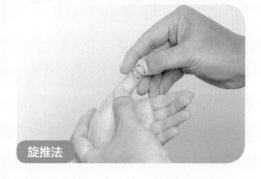

旋推法

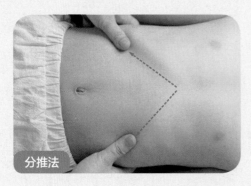

分推法

3. **分推法**：以双手拇指螺纹面或其桡侧缘着力，自穴位或部位的中间同时向两旁作"←　→"直线或"╱╲"弧线推动。一般可连续分推50~100次。

【临床运用】推法是小儿推拿的主要手法。其中直推法适用于小儿推拿特定穴中的线状穴位或五经穴；旋推法主要用于面状穴位；分推法运用于头面、胸腹、腕掌、背部特定穴位。本法的功能特点是推以通之，即开通关窍、疏通经络、祛除邪气、调节脏腑。临床适用于治疗各种小儿病症。其中，直推法重在祛邪，多为泻法；旋推法重在补虚，多用于虚证；分推法重在调和阴阳，用于阴阳穴（部）操作。

【注意事项】

1. **直推法**：拇指着力作直推时，主要通过腕部带动拇指作主动的内收和外展活动；食、中指着力作直推时，主要通过腕部带动肘部作适当的屈伸活动。操作时，动作要轻快连续，一拂而过，如寻拂尘状。操作时必须直线进行，不可歪斜。

2. **旋推法**：主要通过拇指作小幅度的旋转推动。动作要轻快连续，犹如用拇指作摩法，仅在皮肤表面推动，不带动皮下组织。要求动作协调、均匀柔和。

3. **分推法**：操作时主要通过肘关节的屈伸活动带动指、掌着力部作横向直线分推；或通过腕部和拇指掌指关节的内收、外展活动带动拇指着力部作弧线分推。双手用力均匀，动作要柔和而协调，节奏要轻快而平稳。

4.另外，操作时一般需辅以介质，小儿皮肤柔嫩，不可推破皮肤，注意掌握手法的方向、轻重、快慢，以求手法的补泻作用，达到预期的疗效。

二、揉法

小儿推拿揉法有别于成人，以指端揉运用最多。根据其操作形式不同，有旋转揉和往返揉。

【动作要领】

1. **旋转揉法**：医者以指端着力，吸定于患儿治疗部位或穴位上，指端不离开接触的皮肤，做轻柔和缓的小幅度、顺时针或逆时针方向的环旋揉动，带动该处的皮下组织一起揉动。

2. **往返揉法**：医者以指端着力，吸定于患儿治疗部位或穴位上，指端不离开接触的皮肤，做轻柔和缓的小

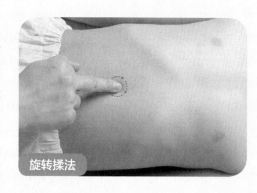

旋转揉法

幅度、左右或上下往返揉动，带动该处的皮下组织一起揉动。

【临床运用】揉法也是小儿推拿的主要手法。揉法临床多与按法、掐法等相结合。刘氏小儿推拿手法运用中，常"揉按相结合，揉五再按一"；或者掐后加揉，缓解掐法的强刺激。揉法的功能特点是揉以散之，即具有理气导滞、活血化瘀、消肿止痛等功能，临床适用于治疗各种小儿病症治疗。

【注意事项】

1. 揉法在操作时，着力部不能与患儿皮肤发生摩擦运动，也不能用力下压。

2. 旋转揉法的动作与摩法颇为相似，需注意区别。二者区别在于：揉法着力相对较重，操作时要吸定治疗部位或穴位，并带动该处的皮下组织一起揉动；而摩法着力相对较轻，操作时仅在体表做抚摩，不带动该处的皮下组织。

三、按法

医者用手指或手掌面着力于体表一部位或穴位上，逐渐用力下压，称为按法。常用按法有指按法、掌按法。

【动作要领】

1. **指按法**：医者以拇指或中指指端或螺纹面用力，吸定在患儿治疗穴位上，垂直用力，向下按压，持续一定的时间，按而留之，然后放松，再逐渐用力向下按压，如此一压一放反复操作。

2. **掌按法**：医者以腕关节背伸，五指放松伸直，用掌面或掌根着力，附着在患儿需要治疗的部位上，垂直

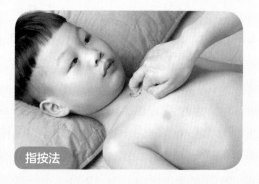

指按法

用力，向下按压，并持续一定时间，按而留之。操作与拇指按法相同。

【临床运用】指按法适用于全身各部的穴位；掌按法适用于面积大而又较为平坦的部位，如胸腹部、腰背部等。按法的功能特点是按以止之，即有止痛、止呕、止咳、止泻等功能。临床上，小儿推拿此法单独运用较少，往往与揉法结合使用。

【注意事项】

1. 操作时，按压的力量要由轻到重，切忌用迅猛的暴力，以免造成患儿组织损伤。

2. 按法操作结束时，不宜突然撤力，而应逐渐减轻按压的力量，称为"按以留之"。

四、摩法

医者用手部特定部位，着力于一定治疗部位，通过肩关节在前外方向的小幅度环转，使着力面在治疗部位做有节奏的环形平移摩擦的手法，称摩法。常用摩法有指摩法和掌摩法。

【动作要领】

1. **指摩法：**医者食、中、无名、小指四指并拢，掌指关节自然伸直，腕部稍悬屈，以指面着力，附着在患儿体表一定的部位或穴位上，前臂做主动运动，通过腕关节做顺时针或逆时针方向的环形摩动。

2. **掌摩法：**医者指掌自然伸直，腕关节微背伸，用掌面着力，附着在

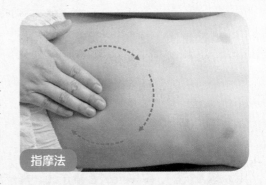

指摩法

患儿体表一定部位上，腕关节放松，前臂主动运动，通过腕关节连同着力部位做顺时针或逆时针的环形摩动。

【临床运用】摩法主要适用于胸腹部。临床多用于治疗气滞、食积、腹痛等消化系统病症。摩法的功能特点是摩以解之，即疏通气机、缓解疼痛、消食导滞。

【注意事项】

1. 指摩法力量较轻，腕关节自然屈曲成30°左右，形成摩动的力量主要源于前臂，且速度稍快；掌摩法腕关节微背伸，主要以掌心、掌根部接触施术部位皮肤，做环摩时肩、肘、腕关节动作要协调，且力量和速度宜稍重缓。

2. 摩法操作速度不宜太快，也不宜太慢；压力不宜过轻，也不宜过重。小儿

推拿摩法更强调轻巧、快捷，频率约每分钟 150 次。

3.摩法要根据病情的虚实来决定手法的摩动方向，传统以"顺摩为补，逆摩为泻"。

五、掐法

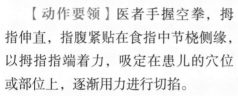

掐法是用指甲按压穴位，用力较重、刺激面积较小而不刺破皮肤的方法。

【动作要领】医者手握空拳，拇指伸直，指腹紧贴在食指中节桡侧缘，以拇指指端着力，吸定在患儿的穴位或部位上，逐渐用力进行切掐。

【临床运用】掐法适用于头面部和手足部的穴位，临床多与揉法结合使用。常用于治疗高热、昏迷、抽搐等病症。掐法的功能特点是掐以醒之，即强心醒神。

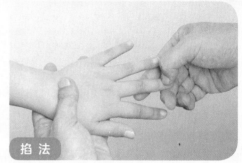

掐　法

【注意事项】掐法是强刺激手法之一，不宜反复长时间应用，更不能掐破皮肤。掐后常继用揉法，以缓和刺激，减轻局部的疼痛和不适感。

六、捏法

医者用拇指、食指和中指相对用力，捏身体某个部位的皮肤，即捏法。

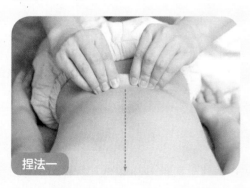

捏法一

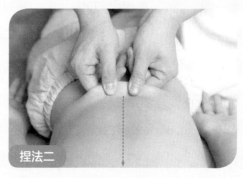

捏法二

【动作要领】

1.患儿俯卧位，暴露被捏部位，医者以双手呈半握拳状，拳心向下，拳眼相对，用拇指指面吸定并顶住患儿龟尾穴两旁的肌肤，食、中指的指面前按，拇指、食指、中指三指同时用力将该处的皮肤夹持住并稍提起，然后双手交替用力，自下而上，一紧一松地挤压，并同时向前移动至大椎穴处。

2.患儿俯卧位，暴露被捏部位，医者以双手呈半握拳状，拳心相对，拳眼相上，食指半屈曲，用其中指节的桡侧缘吸定并顶住患儿龟尾穴两旁的肌肤，拇指端前按，拇指、食指同时用力将该处的皮肤夹持住并稍提起，然后双手交替用力，自下而上，一紧一松地挤压，并同时向前移动至大椎穴处。

【临床运用】小儿捏法主要为捏脊，也称"翻皮"。临床主要用于治疗胃肠道各种病症。同时捏脊也是一种很好的保健手法。捏法的功能特点是捏以松之，即松络行气。

【注意事项】

1.捏时要用指面着力，不能以指端着力挤压，也不能拧转肌肤，更不能指甲内扣，掐破皮肤。

2.捏拿肌肤不可过紧过松。过紧则防动作呆滞，不易向前推进；过松则易滑脱。用力宜适中，用力过重也易导致疼痛，过轻又不易得气。

3.向前移动时，两手交替犹如波浪式呈直线推动，不可歪斜。

4.捏法靠慢功奏效，不可急于求成。

七、运法

医者以拇指螺纹面或食指、中指的螺纹面在患儿体表做环形或弧形移动，称为运法。

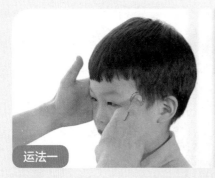

运法一

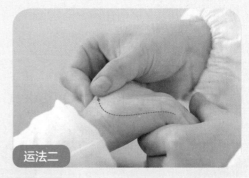

运法二

【动作要领】医者一手托握住患儿手臂，使被操作的部位或穴位平坦向上，另一手以拇指或食指、中指的螺纹面着力，轻附着治疗部位或穴位上，做由此穴向彼穴的弧形运动或在穴周做周而复始的环形运动。

【临床运用】运法多施于上肢部穴位，且往往与掐法相结合。临床常用于治疗小儿脾肾不和或脾虚所致的泄泻、呕吐、便秘、遗尿等病症。运法的功能特点是运以祛之，即运正祛邪。

【注意事项】

1.用力宜轻不宜重，作用力仅达表皮，只在皮肤表面运动，不带动皮下组织。运法的操作较推法轻而缓慢，幅度较旋推法为大。运法的方向常与补泻有关，操作时应视病情需要而选用。

2.操作频率宜缓而不宜急。

3.操作时一般可配合使用润滑剂作为介质，以保护患儿皮肤。

八、拿法

医者用拇指和食、中指，或用拇指和其余四指的指腹，相对用力紧捏一定的部位，称为拿法。

【动作要领】医者以拇指与食、中指的螺纹面相对用力，稍夹持住某一部位或穴位处的肌筋，并进行一紧一松、轻重交替、持续不断地提捏动作。

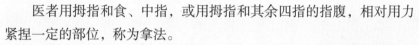

拿　法

【临床运用】拿法主要适用颈项、肩、四肢等部位。临床主要用于治疗小儿惊风、昏迷等危重病症的抢救，也可用于腹痛等症的治疗及推拿收尾。拿法的功能特点是拿以强之，即强心通络。

【注意事项】

1.操作时不能用指端与爪甲内扣。

2.操作时用力要由轻而重，不可突然用力或使用暴力，更不能拿捏过久。

3.由于拿法的刺激较强，拿后继以揉摩手法，以缓解拿后不适。同时应注意拿法一般不宜在小儿推拿最后施用。

九、搓法

医者两手平行挟住患儿肢体，动作如搓绳状，作上下往返移动称为搓法。

【动作要领】患儿取坐位，医者双手指掌面着力，附着在肢体的两侧，相对用力夹持住患儿肢体，做方向相反的快速搓揉，并做上下往返移动。

【临床运用】小儿搓法主要用于胁肋部。搓法的功能特点是搓以除之，可活筋脉、除麻木。

【注意事项】

1.操作时，用力要对称而均匀、柔和而适中。不可用粗暴蛮力，以免搓伤皮肤。

2.搓动要快，移动要慢，灵活而连续。

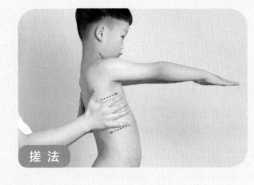

搓 法

十、摇法

使关节产生被动性的环形运动，称为摇法。

【动作要领】医者一手托握住患儿需摇动关节的近端肢体，用另一手握住患儿需摇动关节的远端肢体，做缓和的顺时针或逆时针方向的环形旋转运动。

【临床运用】适用于肩、肘、腕及膝关节等。摇法的功能特点是摇以活之，可活利关节。

【注意事项】

1.被摇关节要放松，运摇力量应直接作用于被摇关节。

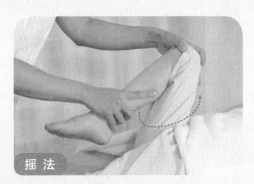

摇 法

2.摇转的幅度应控制在人体生理活动范围内进行，力量由轻到重，幅度由小到大，速度由慢到快，做到因势利导，适可而止，尤其强调不宜使用暴力。

第二节 复式操作法

复式操作法是小儿推拿中的特定操作方法，由一种或几种手法在一个或几个穴位上按一定程序进行特殊推拿操作。复式操作法古人又称"大手术""大手法"，最著名的为"十三大手法"。本流派根据临床需要，创立了独特的"推胸法""推背法""推腹法"等复式操作法；并继承了前人部分复式操作手法如

"揉脐及龟尾并擦七节骨""总收法"等，目前临床主要的复式操作手法有如下几种。

一、推胸法

推胸法分别由按揉膻中、分推膻中、直推膻中、按压肋间四部分组成。

【动作要领】患儿坐位或仰卧位，医者坐其身前。用拇指或中指指腹按在膻中穴上揉转 50~100 次，称按揉膻中；继用两手中指指腹，从膻中穴同时向左右分推至两乳头 30~50 次，称分推膻中；接着用食指、中指、无名指并拢，以三指指腹从小儿胸骨上窝向下直推经膻中至胸骨下角 30~50 次，称直推膻中；之后用食、中指分开，以两指腹按压小儿一至五肋间的前正中线与锁骨中线之间的部位 3~5 遍，称按压肋间。以上四部操作，称"推胸法"。

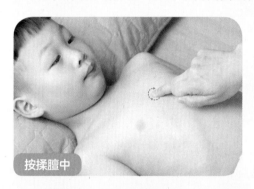

按揉膻中

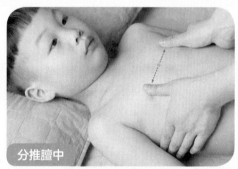

分推膻中

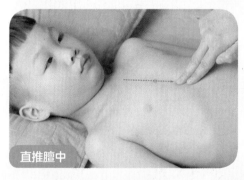

直推膻中

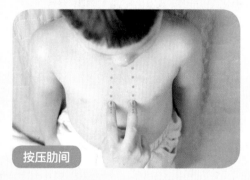

按压肋间

【临床运用】推胸法的功能特点是宽胸理气，止咳化痰，降逆止呕。膻中穴为气之会穴，居胸中，胸背属肺，对各种原因引起的胸闷、气喘、咳嗽、呕逆均有效。

【注意事项】操作时，要求四法一气呵成，动作连贯。

【流派特色】推胸法是本流派独创的特色复式手法之一，以膻中为载体，用不同的手法，最大限度的发挥"膻中"居胸中作为"气会"的作用，尤其是治疗肺主气生理功能失常所出现的症状和疾病。推胸法中"揉以散之，分推平之，直推降之，按以止之"四部操作，以期恢复肺主气之功能；其中，分推膻中，又名胸部分阴阳，体现本流派重视"阴阳平衡"的思想。

二、推腹法

推腹法有安中调中、补中、消导三种方法。

【动作要领】患儿取坐位或仰卧位，医者坐其身前。医者用中指指腹在中脘做顺时针方向揉转，称安中调中法。用中指指腹做逆时针方向揉转，称补中法。先做安中调中法，继用食、中两指从小儿剑突下，轻轻直推至脐，次数为揉转次数的1/2，称消导法。操作均为100~200次。以上三法总称"推腹法"。

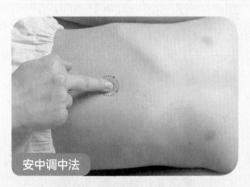

安中调中法

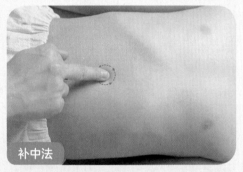

补中法

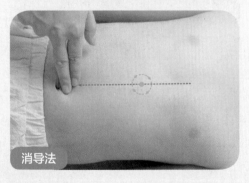

消导法

【临床运用】推腹法的功能特点是健脾和胃，消食导滞，补脾益气，降气通便。此穴三种操作方法作用有别，临床运用时应注意辨证，对证使用。安中调中法具有调理脾胃、安抚中焦的功能，用于脾胃不和、中焦功能紊乱所致的各种病症治疗。补中法具有补脾益气、健胃助运的功能，常用于脾胃虚弱、气血不足等病症治疗。消导法具有消积导滞、降气通便的功能，用于治疗食滞不化、脘腹胀满、大便不通等胃肠里实证。

【注意事项】推腹法主要用于脾系疾病的对症治疗，三部操作其主治功用各不相同，需具体辨证选用。

【流派特色】推腹法是流派独创的特色复式手法之一，以中脘穴为载体，中脘在心窝下，胃腑也，故能治疗脾胃疾病。同时，中脘为胃之募穴，八会穴之腑会；募穴乃脏腑之气结聚于胸腹部的腧穴，腑会可疗六腑之疾。推腹法主要以揉法为主，根据方向的不同，分为调中法和补中法；在调中法的基础上，佐以向下直推，为消导法。

三、推背法

推背法分别由揉肺俞、推"介"字、盐擦"八"字三部分组成。

【动作要领】患儿取坐位或仰卧位，医者坐其身前。用拇指或中指指腹分别置于两侧肺俞穴上，右顺时针，左逆时针揉按50~100次，称揉肺俞。医者用两拇指或中指从风门穴沿肩胛骨下缘，经肺俞向外下方斜推至两肩胛骨下角50~100次，推呈"八"字型；继而从肺俞直向下推至膈俞50~100次，推呈"‖"型，称推"介"字。用中指指腹蘸盐粉或姜汁，沿肩胛骨内缘从上向下斜擦过肺俞，以皮肤发红为度，称盐擦"八"字。以上诸法总称推背法。

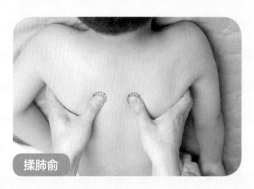

揉肺俞

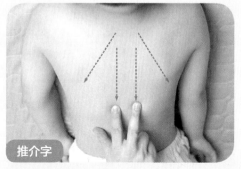

推介字

【临床运用】推背法的功能特点是宣肺止咳，化痰退热。推背法是临床治疗小儿呼吸系统疾病常用手法，用于治疗小儿感冒、发热、咳嗽、气喘、多痰等病。

【注意事项】1.肺俞穴是肺系病症在体表阳性反应点，临床患儿病情较重如小儿肺炎、小儿哮喘等，病程较

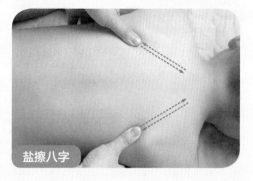

盐擦八字

长如小儿迁延性肺炎、小儿慢性支气管炎时，可在此处触摸到结节点，手法操作

时可视为操作重点。

2. 推背法中的介质选用，如果是寒证，一般选用姜汁；热证，一般选用30%左右的医用酒精；盐一般选用颗粒稍粗，有一定摩擦作用的盐粒。

【流派特色】推背法是流派独创的特色复式手法之一，以肺俞穴为载体，肺俞居背上，胸背属肺，故能治疗肺系相关疾病。同时，肺俞属背俞穴，乃肺脏之气输注于背部的腧穴，可治疗肺脏病变。推背法中"揉以散之，推以通之，擦以温之"三部操作，以期宣肺止咳，降气化痰；其中"推介字"的八字分推，名为背部分阴阳，再次体现本流派重视"阴阳平衡"的思想。

推胸法与推背法临床主要用于治疗小儿肺系疾病。推胸法注重肺主气功能失常，主治气促、气逆、气喘；推背法重点在于祛除肺的病理产物痰饮，主治痰迷、痰涎壅盛、痰郁发热等证。

四、揉脐及龟尾并擦七节骨

【动作要领】患儿仰卧位，医者用一手中指或食、中、无名指三指螺纹面着力揉脐；患儿俯卧位，医者再用中指或拇指螺纹面揉龟尾穴。最后再用拇指螺纹面自龟尾穴向上推至命门穴为补，或自命门向下推自龟尾穴为泻。操作100~300次。

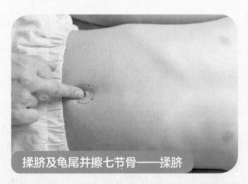

揉脐及龟尾并擦七节骨——揉脐

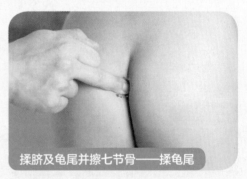

揉脐及龟尾并擦七节骨——揉龟尾

【临床运用】通调任督、调理肠腑、止泻导滞。用于治疗泄泻、痢疾、便秘等病症。

【注意事项】七节骨推上或推下，在临床需根据具体情况，辨证选用。

【流派特色】揉脐及龟尾并擦七节骨是本流派吸收前人的经验，一直沿

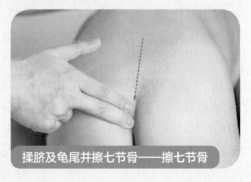

揉脐及龟尾并擦七节骨——擦七节骨

用至今的手法，目前主要用于治疗脾系疾病。

五、水底捞明月（退热手法一）

【动作要领】患儿取坐位或仰卧位，医者坐其身前。用一手握捏住患儿四指，将掌面向上，用冷水滴入患儿掌心，用另一手拇指螺纹面着力，紧贴患儿掌心并做旋推法，边推边用口对其掌心吹凉气（以不超过十八口气为限）。

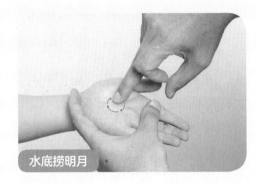

水底捞明月

【临床运用】本法大凉，有清心、解热、泻火之功。用于治疗一切高热神昏、热入营血、烦躁不安、便秘等实热病症。

【注意事项】操作时，旋推速度宜慢不宜快，与吹气的节律相配合。

【流派特色】水底捞明月又名刘氏退热手法一，该手法是在继承前人的基础上，再结合吹气动作。

六、大推天河水（退热手法二）

【动作要领】患儿坐位或仰卧位，医者坐其身前。用一手握住患儿四指，使患儿掌面与前臂掌侧向上，另一手食、中指螺纹面并拢，蘸水自内劳宫穴经总筋沿天河水向上直推至洪池止，呈单方向推100~200次，边推边用口吹凉气（以不超过十八口气为限）。

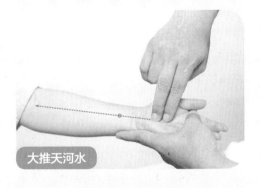

大推天河水

【临床运用】本法大凉，功效清热。用于治疗热病发热。

【注意事项】操作时，移动速度宜慢不宜快。

【流派特色】大推天河水又名刘氏退热手法二，该手法是在继承前人的基础上，结合吹气动作。

七、打马过天河（退热手法三）

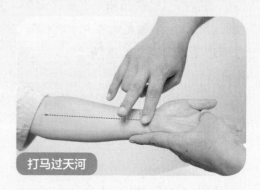

【动作要领】患儿坐位或仰卧位，医者坐其前。用一手捏住患儿四指，将掌心向上，另一手的中指指面运内劳宫后，再用食、中、无名指三指由总筋起沿天河水弹打至洪池穴，或用食、中指沿天河水弹击至肘弯处，弹击 20~30 遍。

【临床运用】清热通络、行气活血，用于治疗高热烦躁、神昏谵语、上肢麻木抽搐等实热病症。

【注意事项】操作时，移动速度宜慢不宜快，但拍（弹）打需要有节奏感。

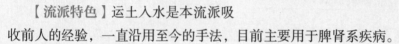

打马过天河

【流派特色】打马过天河又名刘氏退热手法三，该手法是在继承前人的基础上，结合吹气动作。

八、运土入水

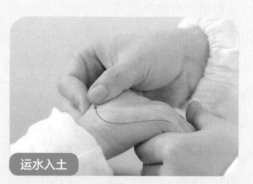

【动作要领】患儿坐位或仰卧位，医者坐其身前。用一手握住患儿食、中、无名、小指四指，使掌面向上，另一手拇指外侧缘着力，自患儿脾土穴推起，沿小天心、掌小横纹，推运至小指端肾水穴止，呈单方向反复推运 100~300 次。

【临床运用】滋补肾水、清脾胃湿热、利尿止泻。用于治疗小便赤涩、频数、小腹胀满、泄泻、痢疾等病症。

【注意事项】手法宜轻快着实，起于脾土止于肾水。

运水入土

【流派特色】运土入水是本流派吸收前人的经验，一直沿用至今的手法，目前主要用于脾肾系疾病。

九、运水入土

【动作要领】患儿取坐位或仰卧位，医者坐其身前。用一手握住患儿食指、中指、无名指、小指四指，使掌面向上，另一手拇指外侧缘着力，自患儿肾水穴推起沿手掌边缘，经掌横纹、小天心，推运至拇指端脾土穴止，呈单方向反复推运100~300次。

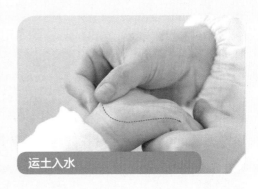

运土入水

【临床运用】健运脾胃，润燥通便。用于治疗脾胃虚弱的消化不良、食欲不振、便秘、腹胀、泻痢、疳积等病症。

【注意事项】手法宜轻快着实，起于肾水止于脾土。

【流派特色】运水入土是本流派吸收前人的经验，一直沿用至今的手法，目前主要用于脾系疾病。

十、总收法

【动作要领】患儿坐位，医者坐其身前。用一手食指或中指着力，先掐、后按揉患儿肩井穴；用另一手拇指、食指、中指三指拿捏住患儿食指和无名指，屈伸患儿上肢并摇动其上肢20~34次左右。

【临床运用】通行一身之气血、提神。用于治疗久病体虚，内伤外感诸证，推拿操作结束之前用本法收尾。

【注意事项】按肩井时，一般3~5次，手法点到为止，不宜用力过大。

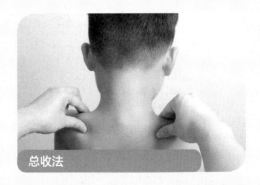

总收法

【流派特色】本流派吸收前人的经验，一直沿用至今的手法，目前针对该手法进行了简化，以按肩井，作为本流派关窍手法，寓意总收，结束治疗。

第六章

湘西刘氏小儿推拿常用穴部及手法操作

在小儿推拿穴位中，除了运用十四经及经外奇穴外，还有许多特定的穴位。这些特定穴，分布于全身各部，且以双手居多，正所谓"小儿百脉汇于两掌"。特定穴不仅有"点"状，而且还有"线"状和"面"状，故刘开运教授首次提出小儿推拿"穴部"这一概念，旨在突出强调小儿推拿穴位与我们熟悉的经络腧穴不同，不仅有"点"状，而且还有"线"状和"面"状。目前"穴部"这一名词也成为湘西刘氏小儿推拿流派标识之一。

本章主要介绍刘氏小儿推拿常用穴位（部）及手法操作。根据本流派临床分部操作推拿顺序，我们将常用穴位（部）分为5个部分，依次是头面部、上肢部、胸腹部、下肢部、肩背腰骶部；其中穴位（部）手法操作次数以治疗3岁左右的患儿为参考。临床具体应用时，还需根据患儿年龄大小、体质强弱和病情轻重进行增减。上肢穴位，一般不分男女，习惯于推拿左手，也可推拿右手，下肢亦同。

第一节　头面部

一、天门（头部手法一）

【定位】两眉之间至前发际成一直线。

【操作】用拇指末节桡侧从两眉间向上，两手交替直推至前额发际，称开天门，又称推攒竹。20~30次。

【功效】发汗解表，镇惊安神，开窍醒神。

【主治】发热，头痛，感冒，精神萎靡，惊惕不安，眼疾诸病症。

【配穴应用】风寒感冒、头痛、无汗、发热等，多与推坎宫，揉太阳等合用；若惊惕不安、烦躁不宁，多与

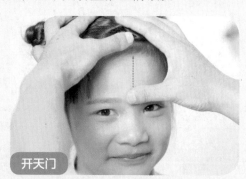

开天门

清心经、清肝经、揉按小天心、揉百会等合用；若目赤肿痛，多与掐揉小天心、清天河水、清肝经等合用。

【流派特色】湘西刘氏小儿推拿在治疗疾病时首先进行开窍手法操作，以开通关窍、疏通经络，强调首先打开气门，寓意打开疾病治疗之门。开天门为本流派头部开窍手法之一，治疗各种病证时首推此穴，左右两手交替向上推24次，24次与二十四节气相呼应，正如《幼科铁镜》记载："用葱姜煎汁浸染医人大指，先从眉心向额上，推至二十四数。""一年之气二十四，开额天门亦此义"，体现本流派崇尚"人与自然相统一"的观点。

【引文】《保赤推拿法》："开天门法：凡推，皆用葱姜水，浸医人大指，若儿病重，次以麝香末黏医人指上用之。先从眉心向额上推，推二十四数，谓之开天门。"

《厘正按摩要术》："推攒竹法，法治外感、内伤均宜。医用两大指，春夏蘸水，秋冬蘸葱姜，和真麻油，由儿眉心，交互往上直推。"

二、坎宫（头部手法二）

【定位】自眉心起至眉梢成一横线。

【操作】两拇指并列指间朝上，置于小儿两眉间，再沿眉棱骨上缘同时向两边分推至眉梢处，称推坎宫，又称头部分阴阳。操作20~30次。

【功效】疏风解表，醒脑明目，止头痛。

【主治】外感发热，惊风，头痛，目赤肿痛。

【配穴应用】外感发热，头痛，多与开天门、揉太阳等合用；若目赤肿痛，多与清肝经、揉按小天心、清天河水等合用。

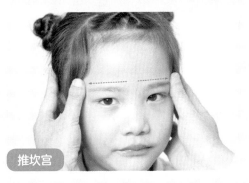

推坎宫

【流派特色】推坎宫为本流派头部开窍手法之一，仅列在开天门之后，手次为24次，与开天门等其他穴位共同作为打开疾病治疗之气门。

【引文】《小儿推拿广意》："推坎宫，医用两大指自小儿眉心分过两旁是也。"

《厘正按摩要术》："推坎宫法：法治外感内伤均宜。医用两大指，春夏蘸水，秋冬蘸葱姜和真麻油，由小儿眉心上，分推两旁。""推坎宫在眉心上。"

三、太阳（头部手法三）

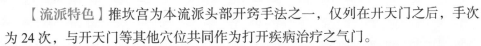

【定位】在头部，眉梢与目外眦中间，向后约一横指的凹陷中。

【操作】推太阳（头部手法三）：末节桡侧面从小儿眉梢处向后下

方经太阳穴直推至耳门穴，称推太阳。操作 20~30 次。

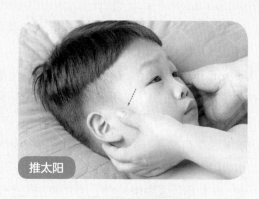

推太阳

运太阳：拇指或中指端正面，按压于太阳穴，向眼方向运转为补法，揉转 5 圈加按压 1 次，临床上称为一节，操作 20~30 节；向耳的方向揉中加按为泻法，操作 20~30 节。上述两法统称运太阳。

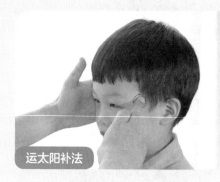

运太阳补法

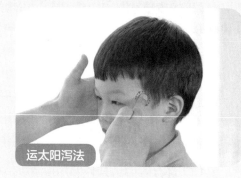

运太阳泻法

【功效】推太阳：祛风散寒，醒脑明目。运太阳：发汗解表，祛风止痛。

【主治】外感发热，头痛，目赤肿痛，汗证，热厥。

【应用】太阳穴能补能泻，能发汗能止汗，常用于治疗外感表证。若外感表实无汗，头痛，热厥，目赤肿痛，用泻法；若外感表虚有汗，或自汗等症用补法。

【流派特色】推太阳为本流派头部开窍手法之一，手次为 24 次。刘氏小儿推拿称开天门、推坎宫、推太阳为头部三法，用于外感内伤诸病症。运太阳为发汗手法，操作时男女有别。男：左太阳用泻法发汗，右太阳用补法止汗；女：左太阳用补法止汗，右太阳用泻法发汗。

【引文】《幼科推拿秘书》："额角：左为太阳，右为太阴。"

《保赤推拿法》："分推太阴穴、太阳穴法：于开天门后，从眉心分推至两眉外梢。""揉太阴法：治女，揉太阴穴发汗，若发汗太过，揉太阳穴数下以止之。治男，揉太阴穴反止汗。""揉太阳法：治男，揉太阳穴发汗，若发汗太过揉太阴穴数下以止之。治女，揉太阳穴反止汗。"

《小儿推拿广意》："运太阳，往耳后转为泻，往眼转为补。"

《推拿仙术》："拿两太阳穴，属阳明经能醒。"

四、耳后高骨

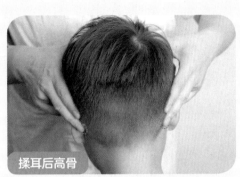

【定位】耳后入发际，乳突后缘高骨下凹陷中。

【操作】用拇指或中指指端揉运两耳后高骨。30~50 次。

【功效】祛风散寒，发汗解表，止咳化痰定惊，安神除烦。

【主治】咳痰，头痛，惊风，烦躁不安。

【配穴应用】治疗感冒头痛，多与开天门、坎宫、太阳等合用；若惊风，烦躁多与掐小天心，清心经，清肝经等合用；若咳嗽痰多，多与揉膻中、乳旁，推肺俞等合用。

揉耳后高骨

【流派特色】本流派在治疗风寒感冒时，该穴重点操作。正如《推拿仙术》中记载："拿耳后穴，属肾经能去风。"并常配伍开天门、推坎宫、运太阳头部三法，合称头面四大手法，共奏祛风散寒，解表止痛之功，手次 40~50 次，治疗风寒感冒效如桴鼓。

【引文】《推拿仙术》："拿耳后穴，属肾经能去风。"

《小儿推拿广意》："耳背穴原从肾管，惊风痰吐一齐行。""运耳背骨图：医用两手中指、无名指揉儿耳后高骨二十四下毕，掐三十下。"

五、风池

【定位】在颈后区，枕骨之下，胸锁乳突肌上端与斜方肌上端之间的凹陷中。

【操作】用两中指端按两风池穴，按后加揉，称按揉风池。按 3~5 次，揉 10~20 次。或用拇指与食指对拿风池，称拿风池。

【功效】发汗解表，祛风散寒，通窍明目。

【主治】外感发热，头痛，项强，鼻塞，眼病等。

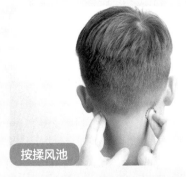

按揉风池

【应用】拿风池发汗效果较显著，若再配合开天门，掐揉二扇门等，发汗解表之力更强，多用于治疗感冒头痛，发热无汗或项背强痛，鼻塞等症。常按揉风池可预防感冒。

【引文】《幼科推拿秘书》："眼胀头痛，宜风池一截。"

六、天柱骨

【定位】颈后发际正中至大椎穴，沿颈椎棘突成一直线。

【操作】用拇指或食指、中两指自上而下直推，称推天柱骨。或用匙边蘸水自上向下刮，刮至皮下轻度瘀血即可。推 50~100 次。

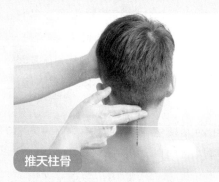
推天柱骨

【功效】降逆止呕，祛风散寒，定惊。

【主治】呕恶，项强，发热，惊风。

【配穴应用】天柱骨主要用于治疗恶心、呕吐、外感发热、项强等。治疗呕恶多与横纹推向板门（虎口）、揉中脘等合用；治疗外感发热、惊风、颈项强痛等，多与拿风池、掐揉二扇门等同用；单用刮法多用治疗暑热发痧症。

【流派特色】天柱骨为本流派止吐专用穴，可用于治疗各种小儿呕吐。操作时，本流派习惯用湘西当地的苗银手镯或瓷汤勺的边缘蘸水做刮法。

【引文】《幼科推拿秘书》："天柱，即颈骨也。"

七、百会

【定位】在头部，前发际正中直上 5 寸。或折耳，两耳尖向上连线的中点。

【操作】用拇指甲掐之，称掐百会；或用拇指端或中指端按揉之，称按揉百会；亦可用艾条灸之，称灸百会。掐 3~5 次，按揉 20~30 次，灸 1~2 分钟。

【功效】通关开窍，镇惊安神，升阳举陷。

【主治】头痛，惊痫，目眩，久

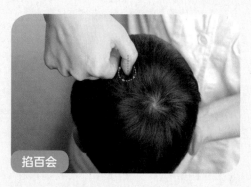
掐百会

泻，脱肛，遗尿等。

【配穴应用】百会为诸阳之会，按揉能安神镇惊，升阳举陷。治疗昏迷、惊风、抽搐多用掐百会；治疗烦躁、肝阳头痛按揉百会，且多与清肝经、清心经、掐运小天心等同用；治疗虚证之目眩、遗尿、脱肛、虚脱久泻可用按揉法，亦可用灸法救脱，常与补脾经、补肾经、推三关、揉丹田等合用。

【引文】《幼科铁镜》："百会由来在顶心，此中一穴管通身，仆前仰后歪斜痫……腹痛难禁还泻血，亦将灸法此中寻。"

《幼科推拿秘书》："百会穴在头顶毛发中，以线牵向发前后，左右重。"

八、印堂

【定位】在头部，两眉毛内侧端中间的凹陷中。

【操作】用拇指甲掐或按之，掐按后加揉。掐按3~5次，揉20~30次。

【功效】醒脑提神，祛风通窍。

【主治】感冒，头痛，抽搐，昏厥。

【配穴应用】治疗感冒，头痛多用按揉法，常与推太阳、开天门、推坎宫等穴合用；若抽搐，昏迷多用掐揉法，常与掐小天心，掐老龙，按揉百会，清心经，清肝经等法合用。

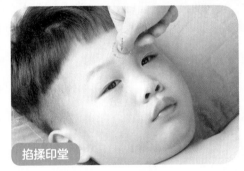

掐揉印堂

【流派特色】印堂又名大天心，《万育仙书》有云："大天心在眉中心。"自古以来，印堂部位的面诊在小儿疾病的诊治中就占有非常重要的地位，《小儿推拿广意》曰："印堂青色受人惊，红白皆由水火侵，若要安然无疾病，镇惊清热既安宁。"小儿脏腑娇嫩，形气未充，心神怯弱，易受惊吓，受到惊吓后，印堂处可见青色，本流派常用掐印堂治疗小儿惊吓。

【引文】《小儿推拿方脉活婴秘旨全书》："慢惊风……掐住眉心良久……香油调粉推之。"

《万育仙书》："大天心在眉中心。"

《小儿推拿广意》："印堂青色受人惊，红白皆由水火侵，若要安然无疾病，镇惊清热既安宁。"

《厘正按摩要术》："印堂青，主惊泻。"

九、人中

【定位】在面部，人中沟的上 1/3 与中 1/3 交点处。

【操作】用拇指甲掐之，掐后加揉。掐 3~5 次，或掐之醒即止。

【功效】通关开窍，定惊安神。

【主治】惊风，昏厥，抽搐，牙关紧闭。

【配穴应用】主要用于急救，对于昏迷不醒、窒息、惊厥、抽搐的情况，掐之有效，多与掐十宣、老龙等合用。

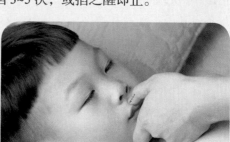

掐揉人中

【引文】《肘后备急方》："令爪其病人人中，取醒……"

《幼科推拿秘书》："水沟在准头下，人中是也。"

十、承浆

【定位】在面部，颏唇沟的正中凹陷处。

【操作】用拇指甲掐之，掐后加揉。掐 3~5 次，揉 20~30 次。

【功效】止呕止泻，收敛津液，开窍醒神。

【主治】实热吐泻，惊风昏迷，流涎等。

【配穴应用】主要用于治疗惊风、昏迷，常与掐老龙合用；若高热、吐泻者，多与推板门、揉涌泉、推大肠

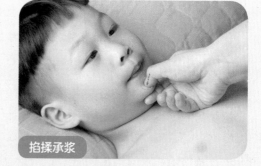

掐揉承浆

经、揉龟尾、推七节、揉足三里、中脘等合用。单用主要用于治疗流涎。

【引文】《小儿按摩经》："承浆属肾居下唇。"

《幼科指南》："承浆青主惊，黄主呕吐，黑主抽搐，其病缠绵。"

第二节　上肢部

一、总筋

【定位】手臂内侧，腕掌横纹的中点。

【操作】以左手轻握小儿的手掌，右手拇指按在总筋处，与在腕背抵住的食指相对用力按揉约 100~300 次，称按揉总筋。或用拇指甲掐 3~5 次，掐后加揉 20 次，称掐揉总筋。

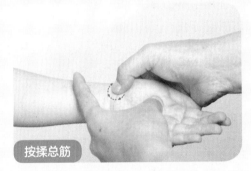
按揉总筋

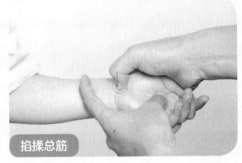
掐揉总筋

【功效】清热息风止痉，通调全身气机。

【主治】惊风，抽搐，夜啼，口舌生疮，潮热，牙痛等。

【配穴应用】掐法用于治疗口舌生疮、夜啼、潮热、惊风、抽搐等病症。若治疗口舌生疮、夜啼等实热证，多与大清天河水、清心经等合用；与中冲、老龙配合治疗惊风、抽搐时，其掐法操作宜快并稍用力以增加刺激强度。

【流派特色】揉按总筋为本流派开窍手法之一，手次 24 次。但凡在上肢部操作时，需掐总筋、分推阴阳，总筋为推上肢的首推穴。寓意为推开治疗大门和疏通经络之意。

【引文】《小儿按摩经》："掐总筋，过天河水，能清心经，口内生疮，遍身潮热，夜间啼哭，四肢常掣，去三焦六腑五心潮热病……诸惊风，总筋可治。"

《幼科推拿秘书》："总筋穴，在大横纹下，指之脉络各皆总于此，中四指脉皆总于此。"

二、阴阳

【定位】总筋穴两旁，小指侧为阴，又称阴池；拇指侧为阳，又

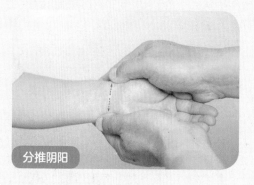

分推阴阳

称阳池。

【操作】两手握住小儿手掌，两拇指并列，指面按在总筋穴上，自总筋向左、右两旁分推20~30次，称分推阴阳，又名手部分阴阳。

【功效】平衡阴阳，调和气血，行气导滞。

【主治】寒热往来，腹胀，吐泻，食积，痢疾，烦躁不安等。

【配穴应用】多用于治疗阴阳不调、气血不和而致的寒热往来、烦躁不安、食滞腹胀、呕吐、腹泻等症，若治疗食滞腹胀、呕吐、腹泻，多与推脾经、逆运八卦、揉板门等合用；若治疗往来寒热，烦躁不安，多与清天河水、清肝经等合用。分推阴阳也列为手部常规手法。

【流派特色】手部分阴阳为本流派开窍手法之一，手次24次。凡小儿推拿在头面部操作时须先开天门、推坎宫、推太阳；在上肢部操作时，须先掐总筋、分推阴阳，此五者为常例，手次各24次，寓意为推开治疗大门和疏通经络之意。

【引文】《小儿推拿方脉活婴秘旨全书》："横纹两旁，乃阴阳二穴。就横纹上，以两大指中分，往两旁抹，分为阴阳。肚胀、腹膨胀、泄泻，二便不通，脏腑虚，并治。"

《保赤推拿法》："就横纹上两指中分向两边抹，为分阴阳。治寒热往来，膨胀，泄泻，呕逆，脏腑结。"

《推拿仙术》："凡男女有恶，俱由于阴阳寒热之失调也，故医者当先为之分阴阳；次即为之推三关六腑热多则宜凉之，寒多则宜热之，多分阳边与推三关，热多则宜凉之，多分阴边与退六腑……"

《增图考释推拿法》："阴穴：太渊……阳穴：神门（兑中、中都、税中）……"

三、脾经（脾土）

【定位】拇指末节螺纹面。

【操作】以右手食、中指夹住小儿拇指，用拇指螺纹面贴在小儿拇指螺纹面上做顺时针旋转推动为补，称补脾经；由小儿拇指端直推向指根为清，称清脾经。补脾经和清脾经统称为推脾经。操作100~500次。

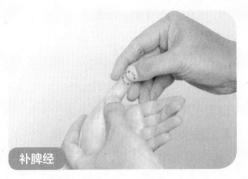

补脾经

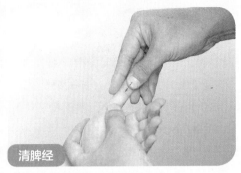

清脾经

【功效】补脾经：健脾胃，补气血。清脾经：清湿热，止吐泻。

【主治】腹泻，呕吐，疳积，食欲不振，便秘，痢疾等。

【配穴应用】补脾经主要用于脾胃虚弱、气血不足而引起的食欲不振、消化不良、形体消瘦等症，多与按揉足三里、捏脊等合用。清脾经主要用于湿热内蕴、肌肤发黄、恶心呕吐、腹泻痢疾及热结便秘等症，多与清肝经、清大肠等合用。

【流派特色】①定位：脾经为面状穴，位于拇指末节螺纹面。②操作特点：推脾经是国内典型旋推派的重要代表；以旋推为补，方向是顺时针方向；直推为清（泻），方向是从指尖向指根方向；频率为150~200次/分。③应用原则：因脾乃后天之本，小儿脾常不足，本流派非常重视脾土的固护，故提出"脾经宜补为主，若用清法需清后加补，补法操作次数为清法一半"。

【引文】《小儿按摩经》："掐脾土：曲指左转为补，直推之为泻，饮食不进，人瘦弱，肚起青筋，面黄四肢无力用之。"

《推拿仙术》："唇白气血虚，补脾土为主。""补脾土：饮食不消，食后作饱、胀满用之。"

四、肝经（肝木）

【定位】食指末节螺纹面。

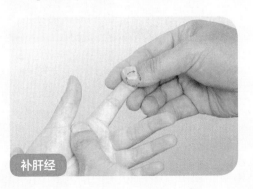

补肝经

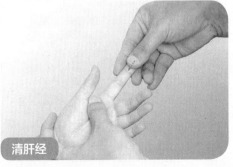

清肝经

【操作】以右手食、中指夹住小儿食指，用拇指螺纹面贴在小儿食指螺纹面上做顺时针旋转推动为补，称补肝经；由小儿食指端直推向指根为清，称清肝经。补肝经和清肝经统称推肝经。操作 100~500 次。

【功效】平肝泻火，息风镇惊，解郁除烦。

【主治】急慢惊风，烦躁不宁，目赤、口苦、咽干等。

【配穴应用】清肝经常用于治疗急惊风、抽搐、烦躁不安、五心烦热、目赤、口苦、咽干等症。若治疗惊风、抽搐，多与掐人中、掐老龙等合用；若治疗烦躁不安、五心烦热，多与清天河水、揉二马等合用；若治疗目赤、口苦、咽干等症，多与揉肾纹合用。

【流派特色】①定位：肝经为面状穴，位于食指末节螺纹面。②操作特点：同推脾经。③应用原则：因肝乃刚脏，小儿肝常有余，本流派提出"肝经宜清不宜补"，故补肝经很少用，以免引动肝风。若确属肝虚，需补肝经时以补肾经代之，为补母实子法。

【引文】《厘正按摩要术》："推肝木：肝木即食指端，蘸汤，侧推之直入虎口，能和气生血。"

《按摩疗法》："由根向指梢推之名平肝。"

五、心经（心火）

【定位】中指末节螺纹面。

【操作】以右手食、中指夹住小儿中指，用拇指螺纹面贴在小儿中指螺纹面上做顺时针旋转推动为补，称补心经；由小儿中指端直推向指根为清，称清心经。补心经和清心经统称推心经。操作 100~500 次。

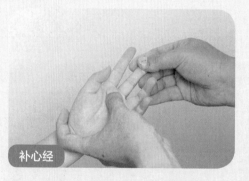

补心经

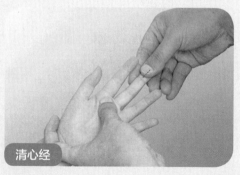

清心经

【功效】清心泻火，除烦安神，补益气血。

【主治】高热神昏，五心烦热，口舌生疮，小便赤涩，夜啼，惊惕不安等。

【配穴应用】清心经常用于治疗心火炽盛引起的高热神昏、面赤、口疮、小便短赤等，多与清天河水、清小肠、清后溪等合用。若治疗夜啼、惊惕不安等，多与掐五指节、平肝经等合用。

【流派特色】①定位：心经为面状穴，位于中指末节螺纹面。②操作特点：同推脾经。③应用原则：因心属火，小儿心常有余，本流派提出"心经宜清不宜补，补心易动火，补后需加清"。若气血不足致面色无华、心烦不安、睡卧露睛等症需用补法时，可补后加清，清法操作次数为补法一半或以补脾经代之。

【引文】《小儿按摩经》："一掐心经，二掐劳宫，推上三关，发热出汗用之。如汗不来，再将二扇门揉之，掐之，手心微汗出，乃止。"

《小儿推拿广意》："心火，推之退热发汗，掐之通利小便。"

《幼科推拿秘书》："中指独冷是疹痘，不推。""推心火，凡心火动，口疮弄舌，眼大小眦赤红，小便不通，皆宜推而清之。至于惊搐，又宜清此，心经为一节。掐之止吐。"

《推拿三字经》："心、膻中二穴在中指端，心血亏者，上节来回推之，清补乃宜，不可妄动，有火天河水代之，无虚不可补。"

六、肺经（肺金）

【定位】无名指末节螺纹面。

【操作】以右手食、中指夹住小儿无名指，用拇指螺纹面贴在小儿无名指螺纹面上做顺时针旋转推动为补，称补肺经；由小儿无名指端直推向指根为清，称清肺经。补肺经和清肺经统称推肺经。100~500 次。

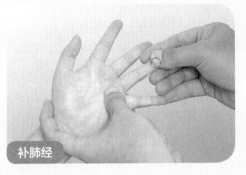

补肺经

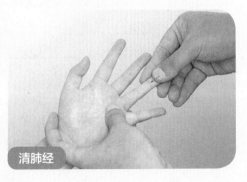

清肺经

【功效】补益肺气，宣肺清热，疏风解表，化痰止咳。

【主治】感冒，发热，咳嗽，胸闷，气喘，咽喉肿痛，肺虚等。

【配穴应用】补肺经主要用于治疗咳嗽、气喘、自汗怕冷、易感冒等肺气不足病证，多与补脾经、补肾经等合用。清肺经常用于感冒、发热、咳嗽、气喘痰鸣等肺经实证、热证，多与按揉肺俞、运内八卦合用。

【流派特色】①定位：肺经为面状穴，位于无名指末节螺纹面。②操作特点：同推脾经。③应用原则：因肺乃娇脏，不耐寒热，亦虚亦实，小儿肺常不足；本流派提出根据临床具体辨证"肺经可补可清"。

【引文】《推拿仙术》："鼻流清水推肺经为主……""到晚昏迷推肺经为主。"

《小儿推拿广意》："肺金，推之止咳化痰，性主温和。"

《幼科推拿秘书》："推肺经……凡小儿咳嗽痰喘，必推此，惊也必推此。"

七、肾经（肾水）

【定位】小指末节螺纹面。

【操作】以右手食、中指夹住小儿小指，用拇指螺纹面贴在小儿小指螺纹面上做顺时针旋转推动为补，称补肾经；由小儿小指端直推向指根为清，称清肾经。补肾经和清肾经统称推肾经。操作100~500次。

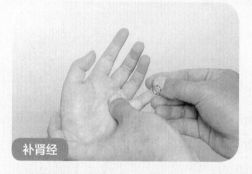

补肾经

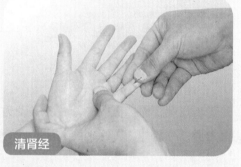

清肾经

【功效】滋补肾阴，温养下元，清利下焦湿热。

【主治】久病体虚，肾虚腹泻，遗尿，虚喘，小便赤涩不利，癃闭等。

【配穴应用】补肾经主要用于治疗先天不足、久病体虚、肾虚精亏所致的久泻，多尿，遗尿，虚喘等病证，多与揉肾俞、揉丹田等合用。清肾经主要用于治疗膀胱湿热、小便赤涩等，多与按揉三阴交等合用。

【流派特色】①定位：肾经为面状穴，位于小指末节螺纹面。②应用原则：因肾乃先天之本，小儿肾常虚；本流派提出"肾经宜补不宜清"。如实证见膀胱湿热、小便赤涩常以清后溪代之。

【引文】《推拿仙术》："眼不开，气血虚，推肾水为主。"

《小儿推拿广意》："肾水，推之推肺脏腑之热，清小便之赤，如小便短，又宜补之。""小便赤黄，可清之。治宜清肾水，自肾指尖推往根下为清也。"

《推拿捷径》："治肾虚汗多，应推补肾水，汗即止。"

八、后溪

【定位】在手内侧，第5掌指关节尺侧近端赤白肉际凹陷中。或半握拳，掌远侧横纹头（尺侧）赤白肉际处。

【操作】用拇指指面从小儿小指尺侧端沿赤白肉际朝掌根方向直推，称直推后溪，又名清后溪。100~300次。

【功效】清利下焦，泌别清浊。

【主治】膀胱湿热，小便短赤涩痛。

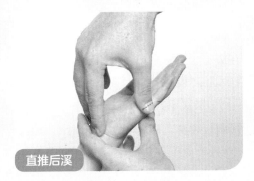

直推后溪

【配穴应用】推后溪常用于膀胱湿热下注所致的小便短涩赤痛、癃闭或水泻不止等病证，多与推箕门、按揉三阴交等合用。若肾有湿热，可用推后溪以清利湿热，以防直接清肾经而伤肾。

【流派特色】①定位：后溪以点状穴定位，但操作时按线状穴操作；且操作的位置为其他流派小肠穴所在位置，值得说明的是本流派中无小肠穴的位置。②操作特点：直推法，其方向为小指尺侧端推向掌根。③功效应用：直推后溪又名清后溪，其功效与其他流派的清小肠相同。此外，清后溪以可代替清肾经，以防直接清肾经而伤肾。

【引文】《幼科铁镜》："（后溪）推往上是清肾利小便，推往下补肾。"

《保赤推拿法》："推后溪法，此穴在手背小指尽处靠外边，用大指外侧向上推能清小便闭赤，向下推，能补肾虚。"

九、大肠

【定位】在食指桡侧缘，由食指尖斜向至虎口的一直线。

【操作】用右手食、中指两指抵住小儿拇指根部，以右手拇指末节桡侧面从小儿食指第一指节正面向上斜行直推至虎口，称清大肠。100~300次。

【功效】消积导滞，清利湿热。

【主治】腹泻，脱肛，痢疾，便秘。

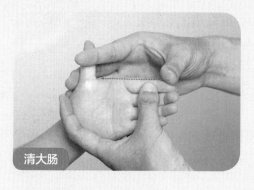

清大肠

【配穴应用】清大肠常用于湿热、积滞肠道所引起的腹痛、腹泻、泻痢、便秘等症，临床多与退六腑、推七节、揉龟尾等合用。

【流派特色】①定位：线状穴，且是斜线，起点为食指尖，沿食指桡侧缘，止点为拇指根部即虎口。②操作特点：侧推——从小儿食指第一指节正面向上斜行直推至虎口；故有"不从指面斜推入，任教骨碎与皮穿"之说。③功效应用：推大肠既清大肠，大肠为腑，以清为主，以通为用，故本流派没有补大肠之说。

【引文】《小儿按摩经》："掐大肠，倒推入虎口，止水泻痢疾，肚膨胀用之。红痢补肾水，白痢多推三关。"

《小儿推拿方脉活婴秘旨全书》："大肠侧推到虎口，止泻止痢断根源。"

十、小天心

【定位】内劳宫与总筋穴连线的中点。

【操作】用拇指指端或中指端揉按该穴，称按揉小天心；用拇指甲由小天心掐运至内劳宫，称掐运小天心。揉按 20~50 次，掐 3~5 次。

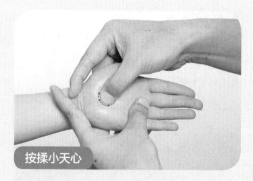

按揉小天心

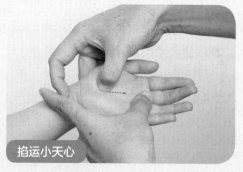

掐运小天心

【功效】镇惊息风，清心除烦，退虚热。

【主治】惊风，抽搐，烦躁不安，夜啼，阴虚内热，久热不退。

【配穴应用】按揉小天心主要用于治疗心火亢盛的烦躁不安或阴虚内热、久热不退等病证。掐运小天心主要用于治疗惊风、抽搐、夜啼、惊惕不安等。若见小儿惊风眼翻、斜视等，可与掐老龙、掐人中、清肝经等合用；若握拳眼向上翻者，则由小天心掐运至内劳宫 3~5 次，能眼平手直；若眼向下翻者，则由内劳宫掐运至小天心 3~5 次。

【引文】《小儿按摩经》："掐小天心，天吊惊风，眼翻白偏左右，及肾水不通用之。"

《保赤推拿法》："儿眼翻上者，将大拇甲在小天心向掌心下掐即平，儿眼翻下者，将大指甲在小天心向总筋上掐即平。"

十一、内劳宫

【定位】手掌心，握拳屈指时中指指尖处。

【操作】用拇指或中指指腹揉之，称揉内劳；或用拇指甲掐后加揉之，称掐内劳，揉 200~300 次，掐 20~30 次。另于内劳宫滴 1~2 滴凉水，并用中指在其周围旋运，同时结合以对其掌心吹凉气（以不超过十八口气为限），称水底捞明月。

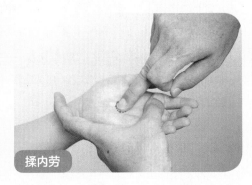

揉内劳

【功效】清热除烦，退虚热。

【主治】发热，烦渴，口疮，齿龈糜烂，虚烦内热等。

【配穴应用】揉内劳常用于心经有热而致的口舌生疮、发热、烦渴等症，多配合清心经、清天河水。掐内劳常用于阴虚内热而致的潮热、盗汗等症，对心、肾两经虚热最适宜。水底捞明月用于各种热证。

【流派特色】水底捞明月为刘氏退热手法之一，其操作时需在内劳宫穴位处滴 1~2 滴凉水，并结合吹气。吹气时要求医者调整呼吸、平心静气，使气徐徐导出，细小而悠长。

【引文】《小儿按摩经》："揉劳宫，动心中之火热，发汗用之，不可轻动。"

《幼科推拿秘书》："内劳宫，在手心正中，属凉。""点内劳……退心火甚效。"

十二、板门

【定位】虎口经大鱼际最高点到总筋的一条直线。

【操作】用中指或拇指按揉大鱼际肌最高点约 1 分钟，称按揉板门；以左手撑开小儿手掌，固定小儿五指，用右手拇指甲沿穴位直线掐运 30~50

次，再按揉板门10余次，称掐运板门。

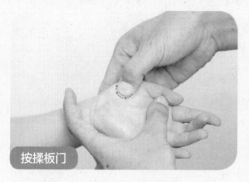

按揉板门

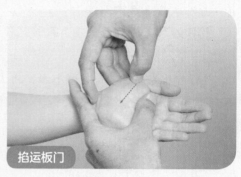

掐运板门

【功效】止咳嗽，健脾胃，止吐泻。

【主治】食积，腹胀，食欲不振，呕吐，腹泻，咳喘等。

【配穴应用】按揉板门化痰止咳平喘，多用于咳嗽、痰多、气促等。掐运板门有调理胃肠气机的作用，能止吐止泻。但掐运板门讲究方向，从总筋掐运至虎口能止呕吐；反之，虎口经大鱼际掐运至总筋能止泻；若吐泻兼作，则两个方向均掐运后加按揉数下。

【流派特色】板门为本流派调理脾胃要穴之一，主要操作有两类：一是按揉板门，二是掐运板门。其中，掐运板门方向不同，其主治功效有异，临证应用时注意鉴别。

【引文】《小儿按摩经》："揉板门，除气促气攻，气吼气痛，呕胀用之。"

《小儿推拿方脉活婴秘旨全书》："板门：在大指节下五分，治气促、气攻。板门推向横纹，主吐；横纹推向板门，止泻。"

《推拿抉微》："从板门推到横纹能止泻。"

十三、四横纹

【定位】手掌面食指、中指、无名指、小指第一指间关节横纹处。

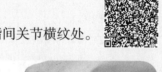

【操作】用拇指甲掐之，掐后加揉捻，称掐揉四横纹。各掐4~5次，各揉捻5~10次。

【功效】行气导滞，消积除满，清热除烦。

【主治】疳积，腹痛，腹胀，烦热等。

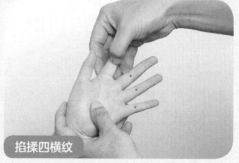

掐揉四横纹

【配穴应用】掐四横纹多用于治疗疳积、腹胀、腹痛、消化不良、腹泻等症，常与推脾经、揉中脘、拿腹等合用；也可用毫针或三棱针点刺本穴，挤黄色液体或少量血液治疗疳积腹胀，效果较好。

【流派特色】本流派在掐四横纹后，常配合揉捻法即掐后加揉捻；体现了手法中注重阴阳平衡，掐法乃重刺激手法，揉法为轻刺激手法，一重一轻，平衡手法力度，缓解掐法的不适感。捻法可疏利关节，专用于小关节的特定手法，掐后用揉捻法，使操作自然流畅，协调柔美。

【引文】《小儿按摩经》："推四横纹，和上下之气血，人事瘦弱，奶乳不思，手足常掣，头偏左右，肠胃湿热，眼目翻白者用之。""推四横，以大指往来推四横纹，能和上下之气，气喘腹痛可用。"

《小儿推拿广意》："四横纹：掐之退脏腑之热，止肚痛，退口眼歪斜。"

《推拿三字经》："痰壅喘，横纹上（重揉四横和血顺气，而喘止矣）；左右揉，久去恙。"

十四、十宣

【定位】手十指尖端，距指甲游离缘 0.1 寸，左右共 10 穴。

【操作】用拇指甲掐之，称掐十宣。各掐 5 次，或醒后即止。

【功效】开窍醒神，镇惊清热。

【主治】高热，惊风，昏厥。

【配穴应用】掐十宣主要用于治疗高热、昏迷、惊厥、抽搐等病证，若治疗高热，多与清天河水、推六腑等合用；若用于治疗惊厥抽搐、昏迷，则多与掐老龙、掐人中、掐小天心等合用。

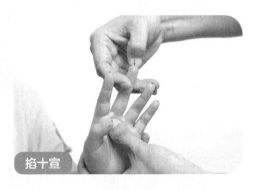

掐十宣

【引文】《小儿推拿广意》："五指甲伦为十王穴……十王穴，掐之则能退热。"

十五、老龙

【定位】中指背，指甲根后 0.1 寸正中处。

【操作】用拇指甲掐之，称掐老龙。

【功效】息风镇惊，开窍醒神。

【主治】惊风，昏厥。

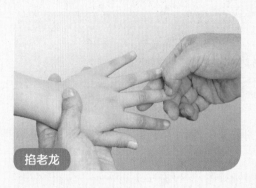

掐老龙

【配穴应用】掐老龙主要用于急救。若小儿急惊暴死或高热抽搐，掐之知痛有声者，一般可治；不知痛而无声者，一般难治，多配合掐人中、掐精宁、掐威灵等。

【引文】《保赤推拿法》："掐老龙穴法：此穴在中指背靠指甲处，相离如韭叶许，若小儿急惊暴死，对拿精灵、威灵二穴不醒，即于此穴掐之，不知疼痛难救。"

十六、二扇门（左、右扇门）

【定位】手背中指掌指关节两旁凹陷处。

【操作】用拇指、食指甲掐之，掐后加揉，称掐二扇门；用拇指偏锋或食指、中指端按揉，称按揉二扇门。掐5次，揉按100次。

【功效】发汗解表，退热平喘，祛风解痉。

【主治】急惊抽搐，口眼歪斜，身热无汗。

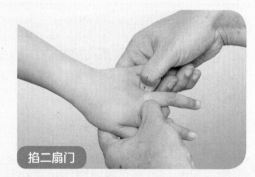

掐二扇门

【配穴应用】按揉二扇门是发汗之要穴，揉时要稍用力，速度宜快，多用于治疗风寒外感、高热无汗等病证。掐二扇门可用于急惊抽搐、口眼歪斜等病证，若口眼歪斜向左掐右手穴；歪斜向右掐左手穴。

【引文】《小儿按摩经》："掐两扇门，发脏腑之汗；两手掐揉，平中指为界，壮热汗多者，揉之即止。又治急惊，口眼歪斜。左向右重，右向左重。"

《推拿仙术》："揉掐二扇门发汗用之。""二扇门手法用两大指甲钻掐中指骨两边空处。"

《小儿推拿学概要》："二扇门为发汗效穴，如高热无汗，操作1~2分钟，即可立见汗出；如操作时间稍长（3~4分钟），多致大汗淋漓。如体虚患儿须用本穴时，必须先固表，而后再用汗法（固表以补脾、肾，揉肾顶为主，各穴1~2分钟即可），揉本穴宜稍用力，速度宜快。"

《万育仙书》："掐二扇门，用大指分掐揉之，治急惊口眼歪斜，左向右重，右向左重，又治热不退，汗不出。"

十七、外劳宫

【定位】手背第 2、3 掌骨交接处凹陷中，与内劳宫相对。

【操作】用拇指端或中指端揉按，称揉按外劳宫，用拇指甲掐之，称掐外劳宫。揉按 100~150 次，掐 3~5 次。

【功效】温阳散寒，升阳举陷，发寒解表。

【主治】风寒感冒，受寒腹痛，肠鸣腹泻，脱肛，遗尿，寒疝。

【配穴应用】本穴性温，为温阳散寒，升阳举陷要穴，兼能散寒解

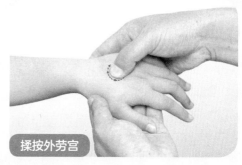

揉按外劳宫

表；揉外劳宫主治一切寒证，不论外感风寒所致的头痛、恶寒、鼻塞、流涕等，还是脏腑积寒所致的完谷不化、肠鸣腹泻、寒痢腹痛、疝气等症皆宜；且能升阳举陷，故临床上可治疗脱肛，遗尿等，多配合补脾经、补肾经、推三关等。

【引文】《小儿按摩经》："掐外劳宫，和脏腑之热气。遍身潮热，肚起青筋揉之效。"

《小儿推拿方脉活婴秘旨全书》："外劳宫止泻用之，拿此又可止头疼。"

《保赤推拿法》："掐外劳宫穴法……脏腑积有寒风热气，皆能和解，又治遍身潮热。肚起青筋，粪白不变，五谷不消，肚腹膨胀。"

《幼科铁镜》："头疼肚痛外劳宫，揉外劳宫即见功……"

《万育仙书》："掐外劳宫……掐而揉之，治粪白不变，五谷不消，肚腹泄泻，内外齐掐，去痢疾。"

十八、合谷

【定位】在手背，第二掌骨桡侧的中点处。

【操作】用拇、食指两指端对称掐之，称掐合谷；用拇、食指指腹相对拿捏，称拿合谷。掐、拿各 3~5 次。

【功效】发汗解表，开窍醒神。

【主治】感冒，牙痛，急惊风，昏迷。

【配穴应用】掐、拿合谷常用于风寒感冒、牙痛、急惊风、昏迷等。临床治疗急惊风、昏迷时，多配合使用掐人中、掐老龙等醒神开窍之法；若牙痛，多与掐二马、揉牙关等配合使用。

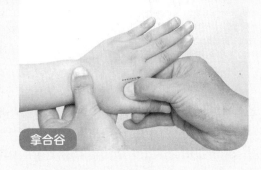

拿合谷

【引文】《万育仙书》："虎口，在大指、食指叉间，推至食指梢止。"

《幼科推拿秘书》："虎口穴，大指、二指丫叉处，筋通三关处。"

十九、一窝风

【定位】手背腕横纹正中凹陷处。

【操作】用拇指甲掐后加揉之，称掐揉一窝风。掐 3~5 次，揉 100~300 次。

【功效】温中散寒，行气止痛。

【主治】外感无汗，腹痛，关节痹痛，瘙痒等症。

【配穴应用】本穴善止腹痛，常用于治疗小儿受寒、食积等原因引起的腹痛，多与揉脐、摩腹、拿肚角、推三关、揉中脘等合用。本法对寒滞经

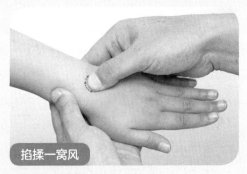

掐揉一窝风

络引起的痹痛、风邪所致瘙痒以及风寒感冒等症也有较好效果。

【引文】《推拿方脉活婴秘旨全书》："一窝风，在掌根尽处腕中，治肚痛极效。急慢惊风，又一窝风，掐住中指尖，主泻。"

《推拿仙术》："揉掐一窝风，肚痛翻白眼，一哭一死用之。"

《秘传推拿妙诀》："肚痛，擦一窝风为主，并拿肚角穴。"

《万育仙书》："一窝风，在阳池之上，掌背尽正中"。"掐一窝风，治久病腹痛，并慢惊及发汗。"

二十、阳池

【定位】在腕后区，腕背侧远端横纹上，指伸肌腱的尺侧缘凹陷中。

【操作】用拇指甲掐之，掐后加揉，称掐阳池。掐3~5次，揉50~100次。

【功效】止头痛，利尿通淋，润肠通便。

【主治】头痛，尿赤，便秘。

【配穴应用】掐阳池主治一切头痛。临床上治疗风痰头痛、外感头痛时，常配合揉耳后高骨、丰隆、一窝

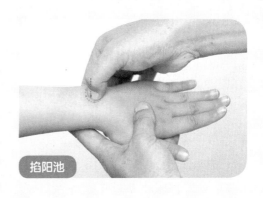

掐阳池

风等穴；若小便赤涩短少，多与后溪配合使用；若大便秘结者，常与推六腑、推下七节等配合使用。

【引文】《小儿按摩经》："掐阳池，止头痛，清补肾水，大小便闭塞，或赤黄，眼翻白，又能发汗。"

《推拿三字经》："阳池穴在一窝风下，腕下寸余窝内，与前天河水，正中相对，专治头痛，揉数不拘，以愈为止。"

《推拿捷径》："治眉眼不开，宜揉阳池穴。"

二十一、三关

【定位】前臂桡侧，腕背横纹正中至肱骨外上髁成一直线。

【操作】用拇指末节桡侧面或食、中指指面，从小儿腕背向肘方向推，称推上三关；从肘部推向腕背，称推下三关。100~300次。（按：男，三关推上；女，三关推下）。

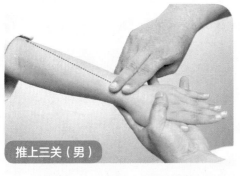

推上三关（男）

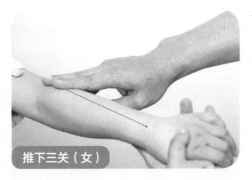

推下三关（女）

【功效】发汗解表，温阳散寒，补气行气。

【主治】气血虚弱，病后体弱，阳虚肢冷，腹痛，腹泻，疹出不透以及体虚感冒风寒等一切虚寒病症。

【配穴应用】本穴性温热，主治一切虚寒证。临床上主要治疗气血虚弱，命门火衰，下元虚冷，阳气不足引起的四肢厥冷、面色无华、食欲不振、疳积、吐泻等症，多与补脾经、补肾经、揉丹田、捏脊、摩腹等合用。在治疗感冒风寒、畏寒无汗或疹出不透等症时，多与清肺经、推攒竹、掐揉二扇门等合用。

【流派特色】①定位：线状穴，起点腕背横纹正中，止点肱骨外上髁。②操作特点：男女方向有别，男子三关推上，女子三关推下。③临床应用：本流派认为三关穴性温热，临床运用时，常配合六腑穴一同使用。

【引文】《小儿推拿广意》："三关：男左三关推发汗，退下六腑谓之凉；女右六腑推上凉，退下三关谓之热。"

《幼科铁镜》："男左手直骨背面为三关，属气分，推上，气行阳动，故为热为补。"

《幼科推拿秘书》："三关穴，在手膊上旁边。""鱼际穴，散脉处，从此侧推三关取真火。""侧推三关，从鱼际穴推至曲池，大补元气。""大三关者，对风、气、命食指上小三关而言也。属真火元气也。其穴从鱼际往膊上边到手弯曲池，故曰侧。其推法，经我二指或三指，从容用力，自鱼际推到曲池。培补元气，第一有功，熏蒸取汗，此为要着，男子左手，从鱼际推到曲池。女子从曲池推往鱼际，在右手。皆大补之剂，大热之药也。"

二十二、六腑

【定位】前臂尺侧，腕横纹正中（总筋穴）至肘横纹正中成一直线。

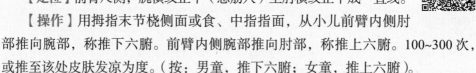

【操作】用拇指末节桡侧面或食、中指指面，从小儿前臂内侧肘部推向腕部，称推下六腑。前臂内侧腕部推向肘部，称推上六腑。100~300次，或推至该处皮肤发凉为度。（按：男童，推下六腑；女童，推上六腑）。

【功效】清热凉血，泻火解毒。

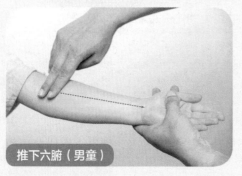

推下六腑（男童）

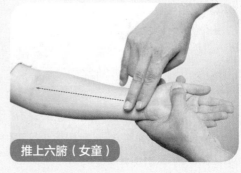

推上六腑（女童）

【主治】一切实热病症，如高热，烦渴，惊风，口疮，木舌，重舌，咽痛，腮腺炎和大便秘结干燥等。若治疗高热、烦渴等症，多与打马过天河、水底捞明月等合用；若治疗大便秘结干燥等，多与清大肠、揉阳池等合用。

【配穴应用】本穴性寒凉，常用于各种里、实、热证所引起的高热、烦渴、目赤咽痛、大便秘结等病证。对温病邪入营血、脏腑郁热积滞、壮热烦渴、腮腺炎及肿毒等实热证也可应用。若患儿平素大便溏、脾虚腹泻，本法慎用。

【流派特色】①定位：线状穴，起点腕横纹正中，止点肘横纹正中。②操作特点：男女方向有别，男子六腑推下；女子六腑推上。③临床应用：本流派认为六腑穴性寒凉，临床运用时，常配合穴性温热的三关穴一同使用。

【小结】本流派三关与六腑运用小结

推三关与退六腑为大热、大寒之法，一表一里，一寒一热，各持一端，而为避免大寒大热，伤其正气，临床常两穴相伍为用，以平衡阴阳。如表证：以推三关为主，退六腑为辅；里证：以退六腑为主，推三关为辅。辅穴的操作次数为主穴的1/3。

【引文】《小儿按摩经》："六腑凡做此法，先掐心经，点劳宫。男退下六腑，退热加凉，属凉；女反此，推上为凉也。"

《幼科铁镜》："男左手直骨正面为六腑，属血分，退下则血行阴动，故为寒、为凉……"

《保赤推拿法》："推下六腑法：六腑在肱正面，男向下推之为加凉，女向下推之反为加热。"

《小儿推拿方脉活婴秘旨全书》："六腑专治脏腑热，遍身潮热大便结，人事昏沉总可推，去病犹如汤泼雪。"

二十三、天河水

【定位】前臂正中，腕横纹上3寸。

【操作】本穴有两种操作方法。方法一：用两食、中两指指面蘸水，由内劳宫起经总筋直推至曲泽穴处，每轻推一次结合吹气一口，以不超过十八口气为限，称大推天河水。方法二：用食、中两指指面蘸水，由总筋处起，食、中两指一起一落交互拍打如弹琴状，直拍打至曲泽穴处，每拍打一番结合吹气一口，以不超过十八口气为限，称打马过天河。两法移动速度宜慢不宜快。

【功效】清热解表，泻火除烦。

【主治】外感发热、潮热、高热，烦躁不安，口渴，弄舌，惊风等一切实热病症。

【配穴应用】本穴性凉，较平和，清热而不伤阴，多用于五心烦热、口燥咽干、口舌生疮、夜啼等症的治疗。若感冒发热、头痛、恶心、汗微出、咽痛等外感风热者，常与推攒竹、推坎宫、揉太阳等合用。打马过天河清热之力大于大推天河水，多用于实热、高热。

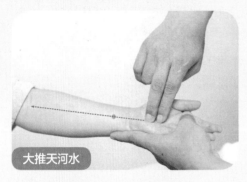

大推天河水

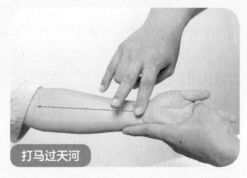

打马过天河

【流派特色】①该穴位置为点状穴，但操作为线状，起点腕横纹正中，终点肘横纹正中。②临床应用：大推天河水、打马过天河分别称为刘氏退热手法二、刘氏退热手法三，与水底捞明月合称为刘氏退热三法；当持续高热不退时，三法合用效果更佳。

【引文】《幼科推拿秘书》："清天河：天河穴在膀膊中。从坎宫小天心处一直到手弯曲池……取凉退热，并治淋疬昏睡。""打马过天河：此能活麻木；通关节脉窍之法也……其法以我食、将二指，自小儿上马处打起，摆至天河。去四回三，至曲池内一弹……此法退凉去热。"

第三节　下肢部

一、足三里

【定位】小腿前外侧，当犊鼻下3寸，犊鼻与解溪连线上。

【操作】用拇指或中指端按揉，称按揉足三里。50~100次。

【功效】调理脾胃，通络导滞，强壮身体。

【主治】腹胀，腹痛，泄泻，呕

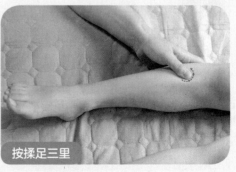

按揉足三里

吐，下肢痿软乏力。

【配穴应用】按揉足三里多用于消化系统疾病，常与推天柱骨、分腹阴阳、推板门等配合治疗呕吐；若治疗脾虚腹泻常与推上七节骨、补脾等配合应用。也可用于小儿防病保健，常与捏脊、摩腹等合用。

【引文】《小儿推拿广意》："三里：揉之治麻木顽痹。""三里属胃，久揉止肚痛，大人胃气痛者通用。"

二、丰隆

【定位】小腿前外侧，当外踝尖上 8 寸，条口外，距胫骨前缘 2 横指（中指）。

【操作】用拇指或中指端揉按，揉按结合，称揉丰隆。50~100 次。

【功效】健脾化痰，止咳平喘。

【主治】咳嗽，痰鸣，气喘，胃胀。

【配穴应用】本穴为化痰要穴，主要用于痰涎壅盛、咳嗽气喘等病症，常与揉膻中、推揉肺俞等合用。若治疗胃胀，多与按揉中脘、摩腹等合用。

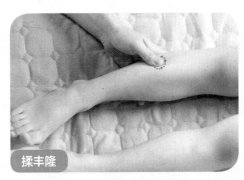

揉丰隆

【引文】《会元针灸学》云："丰隆者，阳血聚之而隆起，化阴络，交太阴，有丰满之象，故名丰隆。"

《玉龙歌》云："痰多宜向丰隆寻。"

三、大敦（三毛）

【定位】足大趾末节外侧，距趾甲角 0.1 寸。

【操作】用拇指甲掐之，称掐大敦。3~5 次。

【功效】解痉，开窍。

【主治】惊风，抽搐，昏厥。

【配穴应用】掐大敦主要用于惊风、抽搐、昏厥等症，若治疗惊风常配合掐精宁、掐威灵等，若治疗抽搐、昏厥，常与掐仆参、解溪、老龙等合

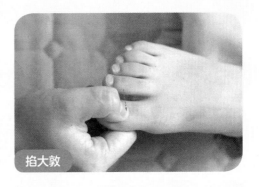

掐大敦

用。本穴主要用于急救，清醒即停。

【引文】《小儿按摩经》："大敦穴：治鹰爪惊，本穴掐之就揉。"

《保赤推拿法》："掐大敦穴法：此穴在足大趾与定背交界处。"

《幼科铁镜》："惊来若急，大敦穴拿之或鞋带穴对拿……"

四、委中

【定位】腘横纹中点，当股二头肌与半腱肌肌腱的中间。

【操作】用拇指甲掐之，掐后加揉，称掐揉委中；用拇、食指指腹对称拿揉，称拿揉委中。掐、拿各3~5次。

【功效】解痉通络。

【配穴应用】本穴用于急惊抽搐及下肢痿软无力，若治疗急惊抽搐，常与掐大敦、拿膝眼等穴合用；若治疗下肢痿软无力，常与按揉足三里、拿承山等穴合用。

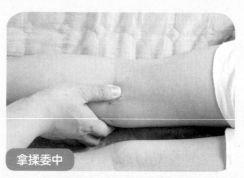

拿揉委中

【引文】《小儿推拿广意》："小儿望前仆者，委中掐之。亦能止大人腰背痛。"

《幼科铁镜》："惊时若身往前仆，即将委中穴向下掐住，身便直。若身后仰，即将膝上鬼眼穴向下掐住，身即正。"

五、后承山（承山、鱼肚、后水）

【定位】小腿后面正中，委中与昆仑连线，当伸直小腿或足上提时腓肠肌肌腹下出现尖角凹陷处。

【操作】用拇指指面按揉，称揉后承山；用拇、食两指拿两侧腓肠肌，称拿后承山。揉20~30次，拿3~5次。

【功效】止抽搐，通经络。

【主治】惊风抽搐，腿痛转筋，下肢痿软。

【配穴应用】拿后承山多用于治疗惊风抽搐、下肢痿软、腿痛转筋等症，

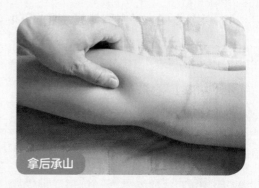

拿后承山

若治疗惊风抽搐，常与掐精宁、掐威灵等合用；若治疗下肢痿软、腿痛转筋等常

与拿委中、拿百虫、揉足三里等配合应用。

【引文】《小儿推拿方脉活婴秘旨全书》:"后承山穴:小儿手足掣,惊风紧急,快将口咬之,要久,令大哭,方止。"

《幼科推拿秘书》:"后承山穴,一名后水穴,如鱼肚一般,名鱼肚穴。""拿承山……拿此穴,小儿即睡;又治喘,掐之即揉。"

《小儿推拿广意》:"便秘……推下承山……若泄泻亦要逆推,使气升而泄泻可止。""倘热急吼喘,即诸穴未推之先,在承山推下数遍为妙。"

《推拿仙术》:"后承山穴,目下视并手足掣跳,拿即止。"

六、昆仑

【定位】足部外踝后方,当外踝尖与跟腱之间凹陷处。

【操作】用拇指甲掐之,称掐昆仑;用拇、食指指腹置于昆仑穴

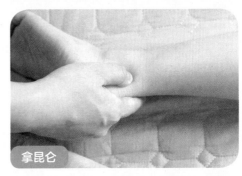
拿昆仑

与太溪穴,对称拿揉,称拿昆仑。掐、拿各3~5次。

【功效】解痉止痛,醒神开窍。

【主治】惊风抽搐,昏迷不醒。

【配穴应用】本穴为急救用,多用于治疗惊风抽搐、昏迷不醒者,常与掐人中、对拿太溪、掐老龙、掐大敦等配合。

【引文】《小儿推拿广意》:"昆仑:灸之治急慢惊风危急等症,咬之叫则治、不叫则不治。"

七、仆参

【定位】足外踝的后下方,昆仑穴直下,跟骨外侧赤白肉际处。

【操作】用拇指甲掐之,称掐仆参。3~5次。

【功效】开窍醒神。

【主治】昏厥,惊风。

【配穴应用】本穴也属急救用穴,用于治疗惊风昏迷不醒者,常与掐老

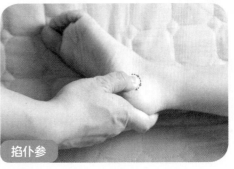
掐仆参

龙、掐大敦、掐申脉等合用。

【引文】《小儿按摩经》："仆参穴：治脚掣跳，口咬，左转揉之补吐，右转补泻。又惊又泻又吐，掐此穴及脚中趾效。"

《小儿推拿方脉活婴秘旨全书》："仆参穴：治小儿吼喘，将此上推下掐，必然苏醒。如小儿急死，将口咬之，则回生，名曰老虎吞食。"

八、涌泉

【定位】在足底，屈足卷趾时足心最凹陷中。

【操作】用拇指指腹按揉，揉中加按，称揉按涌泉。50~100 次。

【功效】清热除烦，引火归元，退虚热，止吐止泻。

【主治】发热，呕吐，腹泻，五心烦热。

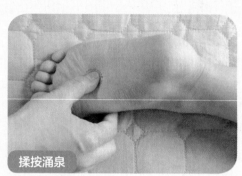

揉按涌泉

【配穴应用】揉涌泉主要用于五心烦热、久热不退、烦躁不安等阴虚内热之症，常与掐内劳宫、揉上马等配合应用；亦可清实热，须配合退六腑、清天河水等。

【流派特色】本流派揉按涌泉治疗呕吐、腹泻，操作时时男女有别；男孩：左揉转止吐，右揉转止泻；女孩：左揉转止泻，右揉转止吐；若吐泻兼作，则以左右揉按，且次数相等。

【引文】《推拿仙术》："涌泉穴两足俱推，不分男女，但旋转不同"。"涌泉穴擦之，左转止吐，右转止泻，女反。"

《小儿推拿广意》："掐涌泉，治痰壅上，重则灸之。"

《幼科推拿秘书》："揉涌泉：久揉亦能治眼病……左揉止吐，右揉止泻。""涌泉引热下行。"

《保赤推拿法》："揉涌泉穴法：此穴在足心，男左旋揉之。"

《幼科铁镜》："涌泉穴：男左转揉之，吐即止，右转揉之，泻即止，左转不揉主吐，右转不揉主泻，女反是。"

第四节　胸腹部

一、天突

【定位】颈部，前正中线上，胸骨上窝中央。

【操作】用中指端钩点、按揉之，称按揉天突。20~30 次。

【功效】化痰平喘，降逆止呕。

【主治】痰壅气急，咳喘胸闷，恶心呕吐等。

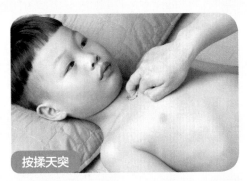

按揉天突

【配穴应用】按揉天突主要用于治疗气机不利，痰涎壅盛或胃气上逆所致之痰多、胸闷气喘、呕吐等病症，多与推揉膻中、揉中脘、运内八卦、揉乳旁乳根等合用。

【流派特色】天突穴位于颈部前正中线胸骨上窝处，本流派按揉天突时，用食指或中指钩点法按揉；具有一定的镇咳作用。按揉时要注意力度和钩点方向，不可伤及喉咙。

【引文】《玉龙歌》："哮喘之证最难当，夜间不睡气遑遑，天突妙穴宜寻得。"

《百症赋》："咳嗽连声，肺俞须迎天突穴。"

二、膻中（心演、演心、灵墟）

【定位】胸部，前正中线上，平第 4 肋间，两乳头连线中点。

【操作】此穴操作由四部分组成，分别为按揉膻中、分推膻中、直推膻中、按压肋间。用拇指或中指指腹按在穴位上揉转 50~100 次，称按揉膻中；继用两手中指指腹，从膻中穴同时向左右分推至两乳头 30~50 次，称分推膻中；继用食指、中指、无名指并拢，以三指指腹从小儿胸骨上窝向下直推至胸骨下角 30~50 次，称直推膻中；接着用食、中指分开，以两指腹按压小儿一至五肋间的前正中线与锁骨中线之间的部位 3~5 遍，称按压肋间。以上四部操作，亦称"推胸法"。

【功效】宽胸理气，止咳化痰，降逆止呕。

【主治】各种原因引起的咳嗽，气促，胸闷，呕吐等。

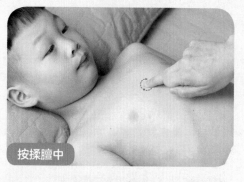
按揉膻中

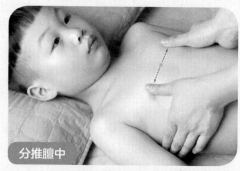
分推膻中

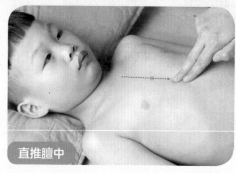
直推膻中

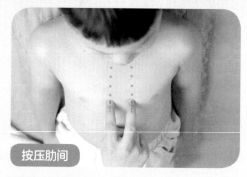
按压肋间

【配穴应用】膻中穴为气之会穴，居胸中，胸背属肺，对各种原因引起的胸闷、气喘、咳嗽、呕逆均有效。治疗呕吐、噫气常与推板门、分腹阴阳、运内八卦等合用；治疗哮喘常与推肺经、揉肺俞、按揉天突等合用；治疗痰吐不利常与揉天突、按揉丰隆等合用。

【流派特色】推胸法为本流派独创的特色复式操作法，四部操作一气呵成，调气、理气、降气、宽胸而止咳化痰，专用于肺系疾病的治疗。其中分推膻中为胸部分阴阳法，本流派非常重视调节阴阳平衡，几乎每个部位推拿手法都包含阴阳平衡的理念。此外，推胸法临床常与推背法配伍，肺系疾病的治疗作用相得益彰。

【引文】《针灸甲乙经》："咳逆上气，唾喘短气不得息，口不能言，膻中主之。"

《玉龙歌》："哮喘之症最难当，夜间不睡气遑遑，天突妙穴宜寻得，膻中着艾便安康。"

三、乳旁

【定位】乳头外侧旁开1横指（0.2寸），左右两穴。

【操作】用拇指或中指指腹按揉，称按揉乳旁。20~30次。

【功效】理气宽胸，止咳平喘，降
逆止呕。

【主治】胸闷，咳嗽，痰喘，呕吐。

【配穴应用】按揉乳旁可治疗肺
系疾患之咳喘，常与按揉乳根、膻中、
肺俞、天突合用；若兼见呕吐者，多
与推板门等穴合用。

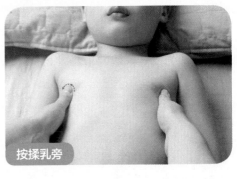

按揉乳旁

【流派特色】本流派治疗小儿咳嗽
有痰时，乳旁和乳根常配合运用。在操作时，食中两指放置在乳根、乳旁两穴同
时按揉。

【引文】《推拿仙术》："拿奶旁穴，属胃经能止吐。"

《小儿推拿广意》："……及至奶旁尤属胃，去风止吐力非轻。"

《厘正按摩要术》："奶旁即乳旁，用右手大指按之治咳嗽，止呕吐，左右同。"

《推拿抉微》："此治咳嗽呕吐，奶旁即两乳之旁，用右大指头按之，男左
女右。"

四、乳根

【定位】乳头直下，第 5 肋间隙中。

【操作】用中指或拇指的指腹按揉，称按揉乳根。20~30 次。

【功效】宽心理气，止咳平喘。

【主治】胸闷咳嗽，痰喘。

【配穴应用】按揉乳根可治疗咳
嗽、气喘、气逆等病症，常与按揉乳
旁、膻中、肺俞、天突等合用。若治
疗痰喘，常与运内八卦、揉丰隆、推
肺经等配合应用。

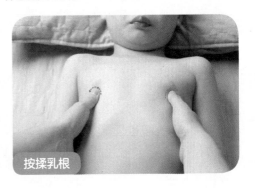

按揉乳根

【引文】《幼科推拿秘书》："乳根
穴：在两乳下。"

五、中脘（胃脘、太仓）

【定位】上腹部，前正中线上，当脐中上 4 寸。

【操作】此穴有三种操作方法，分别为安中调中法、补中法、消

导法。用中指指腹做顺时针方向揉转，称安中调中法；用中指指腹做逆时针方向揉转，称补中法；先做安中调中法，继用食、中两指从小儿剑突下，轻轻直推至脐，次数为揉转次数的 1/2，称消导法。以上三法总称"推腹法"。100~200 次。

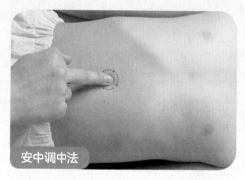

安中调中法

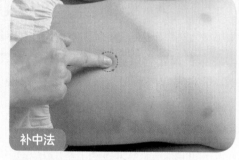

补中法

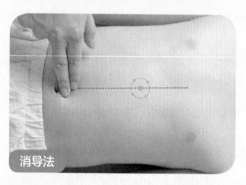

消导法

【功效】健脾和胃，消食导滞，补脾益气，降气通便。

【主治】腹痛，脘腹胀满，积滞，呕吐，腹泻，食欲不振等。

【配穴应用】此穴三种操作方法，作用有别，临床运用时应注意辨证使用。如安中调中法具有调理脾胃、安抚中焦的功能，用于脾胃不和、中焦功能紊乱所致的各种病证。补中法具有补脾益气、健胃助运的功能，常用于脾胃虚弱、气血不足等病证。消导法具有消积导滞、降气通便的功能，用于食滞不化、脘腹胀满、大便不通等胃肠里实证。

【流派特色】推腹法为本流派又一独创的特色复式手法，专用于脾系疾病的治疗。临床操作不同而分别有安中调中、补中、消导之功效，操作手法需辨证而选用。

【引文】《幼科推拿秘书》："中脘穴，胃藏饮食处。""揉中脘，中脘在心窝下，胃府也。积食滞在此，揉者，放小儿卧倒仰，以我手掌按而揉之，则积滞食闷，即消化矣。"

《厘正按摩要术》："推胃脘，由喉往下推，止吐；由中脘往上推，则吐，均须蘸汤"。

《推拿指南》："此法能止吐，胃脘穴，一名中脘，又名太仓，在脐上四寸，用两大指外侧，由喉向下交互推之，凡向下推皆调之补……""此法能使儿吐……用大指外侧，由穴向上交互推之，凡向上推者，皆调之清。"

六、肚脐（神阙）

【定位】腹中部，脐中央。

【操作】用中指指腹揉转，揉中加按，称揉肚脐。100~300 次。
亦可用灸法。

【功效】温阳散寒，健脾和胃，消
食导滞，涩肠固脱。

【主治】食积腹胀，肠鸣腹痛，便
秘，吐泻。

【配穴应用】肚脐为止泻要穴，对
脾胃疾病疗效亦佳，多用于腹泻、便
秘、腹痛、积滞等病症。临床上揉脐、

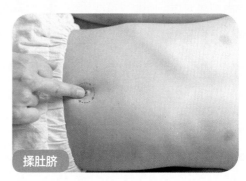

揉肚脐

摩腹、推上七节、揉龟尾常配合应用，简称"龟尾七节，摩腹揉脐"，治疗腹泻
效果较好。

【流派特色】肚脐是本流派温补脾胃的要穴，对于虚寒性腹痛、腹泻、便秘
等具有独特疗效。本流派治疗小儿惊风时，常用灯火灸脐轮 6 穴。

【引文】《小儿推拿广意》："脐上，运之治肚胀气响，如症重，则周遭用灯火四焦。"

《幼科推拿秘书》："神阙揉此止泻痢。""揉脐及鸠尾……身热重者，必用此
法……寒掌热指，乃搓热手心揉脐也。""揉脐及龟尾并擦七节骨，此治泻痢之良
法也……自龟尾擦上七节骨为补，水泻专用补。若赤白痢，必自上七节骨擦下尾
为泻……若伤寒后，骨节痛，专擦七节骨至龟尾。"

《厘正按摩要术》："摩神阙，神阙即肚脐。以掌心按脐并小腹，或往上，
或往下，或往左，或往右，按而摩之，或数十次，数百次。治腹痛，并治便
结。""推肚脐，须蘸汤往小腹下推则泄，由小腹往肚脐上推则补。"

《推拿捷径》："治头痛，应揉脐及阳池、外劳宫。"

《推拿指南》："补脐法，此法能泻用两大指面交互由脐向小腹下推之。""摩脐法：
此法治腹痛便结。脐，一名神阙穴，又名气舍穴，用右掌心向上下左右按而摩之。"

七、腹

【定位】腹部。

【操作】从剑突沿肋弓呈"八"字形分推至浮肋或自剑突下到脐，
用两拇指从中间向两边分推，100~200 次，称分推腹阴阳；用掌或四指沿顺时针

方向做摩法 3 分钟，称顺时针摩腹；用掌或四指沿逆时针方向做摩法 3 分钟，称逆时针摩腹。

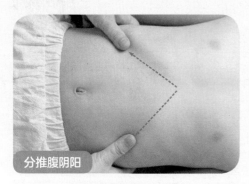

分推腹阴阳

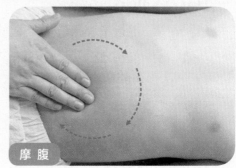

摩腹

【功效】健脾和胃，消食理气，降逆止呕。

【主治】腹胀，腹痛，消化不良，恶心呕吐。

【配穴应用】对于小儿腹泻、呕吐、恶心、便秘、腹胀、厌食等消化功能紊乱效果较好，常与捏脊，揉按足三里合用，作为小儿保健手法。顺时针摩腹能促进胃肠道蠕动，常与大肠、龟尾、七节骨等配伍使用，用于治疗便秘、腹痛等病症；逆时针摩腹能降低肠道的蠕动，常与大肠、后溪等配合，用于治疗腹泻等病症。

【流派特色】摩腹、分推腹阴阳是本流派治疗脾胃疾病重要手法。

【引文】《厘正按摩要术》："摩腹，用掌心团摩满腹上，治伤乳食。"

八、丹田

【定位】腹部，脐下正中线 2.5 寸。

【操作】用拇指或食、中指指腹揉转之 100~300 次，称揉丹田；用掌或四指做摩法 5 分钟，称摩丹田；用食、中指指腹做直线推法，称推丹田。

【功效】培肾固本，温补下元，温阳固脱。

【主治】腹泻，腹痛，遗尿，脱肛，疝气，尿潴留。

【配穴应用】丹田为温阳补肾的要穴，多用于小儿先天不足，寒凝少腹

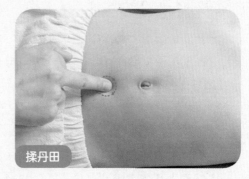

揉丹田

及腹痛、疝气、遗尿、脱肛等症，常与补肾经、推三关、揉外劳宫等合用；单用

揉按丹田对尿潴留有一定效果，也可以与清后溪等合用。

【流派特色】丹田为本流派治疗小儿遗尿的重要穴位，操作时先揉丹田，继而推丹田，次数为揉法的一半。

【引文】《厘正按摩要术》："摩丹田：丹田在脐下，以掌心由胸口直摩之，得八十一次，治食积气滞。"

九、关元

【定位】腹部，前正中线上，脐下 3 寸。

【操作】以食、中、无名指揉之 30~50 次，称揉关元。

【功效】培元固本，温肾壮阳。

【主治】腹泻，腹痛，遗尿，疝气，小便不畅。

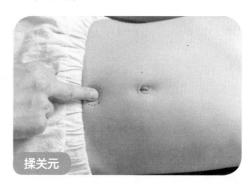

揉关元

【配穴应用】对于小儿遗尿，常与丹田、后溪合用；对于小儿虚寒性腹泻，常配合补脾经、补大肠、推上七节骨；对于小儿体弱多病，常配合捏脊、揉按足三里，作为小儿常用保健手法。

【引文】《席弘赋》："小便不禁关元好。"

《针灸甲乙经》："关元，足三阴、任脉之会。"

十、肚角

【定位】下腹部，脐下 2 寸，旁开 2 寸之大筋处。

【操作】用拇、食、中三指相对用力，提拿穴下少许肌肉组织，称拿肚角。3~5 次。

【功效】止腹痛。

【主治】腹痛，腹泻。

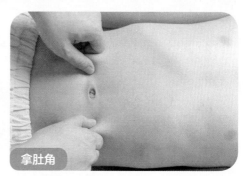

拿肚角

【配穴应用】拿肚角对各种原因引起的腹痛均有止痛效果；特别是对寒性腹痛、伤食腹痛效果更显著。若治疗寒性腹痛，多配合揉一窝风、揉外劳宫等；若治疗伤食性腹痛，多配合揉板门、运内八卦等。

【流派特色】拿肚角是本流派止腹痛之要法，常于治疗结束前快速提拿肚角3~5次。本法刺激较强，为防止患儿哭闹影响手法的进行，一般在诸手法操作完毕后，再拿此穴。

【引文】《推拿仙术》："肚角穴：止泻止肚痛，往上推止泄，往下推泄。"

《小儿推拿广意》："肚角止泄泻。""肚痛太阴脾胃络，肚疼泄泻任拿停……"

《幼科推拿秘书》："肚角穴，腰下两旁往丹田处也。"

《厘正按摩要术》："按肚角，肚角在脐之旁；用右掌心按之，治腹痛，亦止泄泻。"

第五节　肩背腰骶部

一、大椎

【定位】后正中线上，第7颈椎棘突下凹陷中。

【操作】用拇指甲掐之，掐后加揉，称掐揉大椎。掐10~15次，揉20~30次。

【功效】退热解表。

【主治】高热，项强，咳嗽。

【配穴应用】本穴为退热之常用穴，主要用于治疗感冒、高热、项强等。此外用提捏法，以屈曲的食、中指两指蘸清水在穴位上提捏，至局部

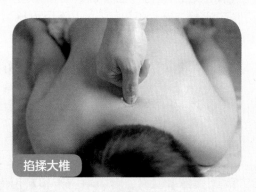

掐揉大椎

皮下出现轻度瘀血为止，对百日咳有一定的疗效。

【流派特色】大椎位于背部最高点，手、足三阳经及督脉的阳气汇合之处，又称"诸阳之会"。本流派掐大椎可用于治疗小儿高热不退。也可以提捏大椎至出痧以止咳。

【引文】《针灸甲乙经》："大椎，三阳、督脉之会。"

《类经图翼》："大椎主五劳七伤乏力，风劳食气，痎疟久不愈，肺胀胁满，呕吐上气，背膊拘急，项颈强不得回顾。"

二、肩井

【定位】在肩胛区，第 7 颈椎棘突与肩峰最外侧点连线的中点。

【操作】用拇指与食、中指三指相对用力提拿此处的肌肉皮肤，称拿肩井。用拇指指腹按该穴，揉按结合，称按肩井。拿、按各 3~5 次。

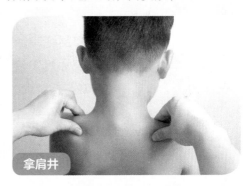

拿肩井

【功效】宣通气血，发汗解表。

【主治】感冒，惊厥，肩背部疼痛。

【配穴应用】临床上多用于治疗结束的总收法（结束手法），亦可用于治疗感冒、发热、呕吐、惊风及肩背部疼痛等症。若治疗感冒、发热，多配合开天门、推坎宫、揉太阳等，若治疗呕吐，多配合横纹推向板门、运内八卦等，若治疗惊风，多配合掐人中、掐十宣等，若治疗肩背疼痛，多配合拿风池等。

【流派特色】拿按肩井是本流派的关窍手法，用于治疗结束后的总收法，寓意关闭疾病治疗之门。

【引文】《幼科铁镜》："肩井穴是大关津，掐此开通血气行，各处推完将此掐，不愁气血不周身。"

《厘正按摩要术》："按肩井：肩井在缺盆上，大骨前半寸。以三指按，当中指下陷中是，用右手大指按之，治呕吐发汗。"

《小儿推拿广意》："肩井肺经能发汗，脱肛痔漏总能遵。"

《保赤推拿法》："掐肩井穴法：此穴在颈两旁。靠肩旁骨窝处，不拘何症，推拿各穴毕，掐此能周通一身之血。"

《推拿指南》："此法能发汗止吐，肩井穴一名膊井，在肩上掐中。用右大指按之，男左女右。"

《小儿推拿方脉活婴秘旨全书》："马蹄惊……天心掐之，心经掐之，用灯火断两掌心并肩井各一焦。"

《幼科推拿秘书》："总收法：诸症推毕，以此法收之，久病更宜用此，永不犯。"

三、定喘

【定位】在脊柱区，横平第7颈椎棘突下，后正中线旁开0.5寸。

【操作】用两拇指或中指指腹揉转，揉按结合，称揉定喘。20~30次。

【功效】止咳平喘。

【主治】咳嗽，哮喘，肩颈痛等。

【配穴应用】按揉定喘常用于治疗外感内伤之咳喘，临床常与揉肺俞、风门等穴合用。

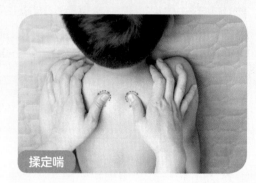

揉定喘

【引文】《新医疗法汇编》："定喘穴（奇穴）第7颈椎旁开2寸。主治：咳嗽。"

四、创新

【定位】第1胸椎棘突旁开2横指处，左右各1穴。

【操作】用两拇指或中指指腹揉转，揉按结合，称揉创新。20~30次。

【功效】止咳平喘。

【主治】咳嗽，哮喘。

【配穴应用】揉按创新常用于治疗小儿外感咳嗽、哮喘，临床多与揉天突、膻中、肺俞等合用。

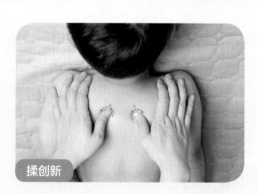

揉创新

【流派特色】此穴为刘开运教授的经验效穴，用于治疗小儿咳嗽，刘老将其命名为创新。

五、肺俞

【定位】在脊柱区，第3胸椎棘突下，后正中线旁开1.5寸。

【操作】此穴操作分三部分，分别是揉肺俞、推"介"字、盐擦"八"字。用拇指或中指指腹分别置于两侧肺俞穴上，右顺时针，左逆时针揉按50~80次，称揉肺俞。用两拇指或中指从风门穴沿肩胛骨下缘，经肺俞向外下方斜推至两肩胛骨下角50~100次，推呈"八"字型；继而从肺俞直向下推至膈俞 50~100 次，推呈"‖"型，称推"介"字（5-5-6）。用中指指腹蘸盐粉或姜汁，沿肩胛骨内缘从上向下斜擦过肺俞，以皮肤发红为度，称盐擦"八"字。以上诸法总称推揉肺俞或推背法。

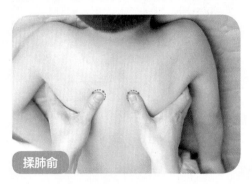

揉肺俞

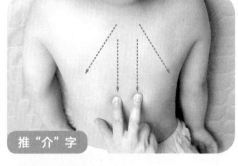

推"介"字

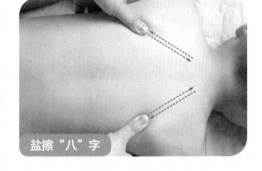

盐擦"八"字

【功效】宣肺止咳，化痰退热。

【主治】喘咳，痰鸣，胸闷，胸痛，发热等。

【配穴应用】推肺俞是临床治疗小儿呼吸系统疾病常用手法，配伍推肺经、推胸法可治感冒、发热、咳嗽、气喘、多痰等病症。

【流派特色】推背法为本流派独创的特色复式手法之一，专用于治疗肺系疾病。其中推"八"字，又称背部分阴阳。此外，推背法临床常配伍刘氏推胸法，用于肺系疾病的治疗。

推胸法重在调节肺脏气机，偏于治疗肺气上逆所致的咳嗽；推背法重在调理肺脏功能，偏于祛痰。

【引文】《推拿仙术》："肺俞穴：一切风寒用大指面蘸姜汤旋推之，左右同。"

《厘正按摩要术》："推肺俞：肺俞在第三椎下，两旁相去脊各一寸五分，对乳引绳取之。须蘸葱姜汤。左旋推属补，右旋推属泄，但补泄分四六数用之，治风寒。"

六、脾俞

【定位】在脊柱区，第 11 胸椎棘突下，后正中线旁开 1.5 寸。

【操作】用两拇指或中指指腹揉转，揉按结合，称揉脾俞。50~100 次。

【功效】健脾胃，助运化，祛水湿。

【主治】呕吐，腹泻，疳积，食欲不振，黄疸，水肿，慢惊风，四肢乏力等。

【配穴应用】揉脾俞常治疗脾胃虚弱、乳食内伤、消化不良等症，若治疗脾胃虚弱，多与揉胃俞、推脾经、按揉足三里等合用。若治疗乳食内伤、消化不良，多与运内八卦、揉中脘等合用。

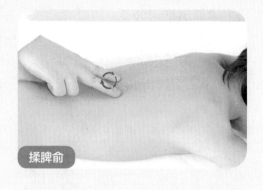

揉脾俞

【引文】《针灸甲乙经》："腹中气胀，引脊痛，食饮多身羸瘦，名曰食晦，先取脾俞，后取季胁。大肠转气，按之如覆杯，热引胃痛，脾气寒，四肢急，烦不嗜食，脾俞主之。黄瘅善欠，胁下满欲吐，脾俞主之。"

《铜人腧穴针灸图经》："脾俞二穴，在第十一椎下，两旁相距各一寸五分……腹胀引胸背痛，食饮倍多，身渐羸瘦，黄疸善欠，胁下满，泄利体重，四肢不收，痃癖积聚，腹痛不嗜食，痎疟寒热。"

七、胃俞

【定位】在脊柱区，第12胸椎棘突下，后正中线旁开1.5寸。

【操作】用两拇指或中指指腹揉转，揉按结合，称揉胃俞。50~100次。

【功效】健脾胃，消积滞。

【主治】胃病，小儿吐乳，消化不良。

【配穴应用】揉胃俞常用于治疗脾胃虚弱、乳食积滞、消化不良等症，若治疗脾胃虚弱，常与揉脾俞、补脾经、揉按足三里等合用。若治疗乳食积滞、消化不良等症，常与揉板门、运内八卦等合用。

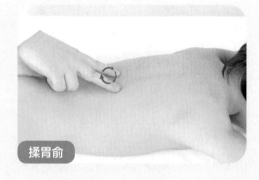

揉胃俞

【引文】《针灸甲乙经》："胃中寒胀、食多身体羸瘦、腹中满而鸣、腹膜风厥、胸胁支满、呕吐、脊急痛、筋挛、食不下，胃俞主之。"

《针灸资生经》："胃俞、脾俞，治腹痛不嗜食。"

八、肾俞

【定位】在脊柱区，第 2 腰椎棘突下，后正中线旁开 1.5 寸。

【操作】用两拇指或中指指腹揉转，揉按结合，称揉肾俞。50~100 次。

【功效】滋阴壮阳，补益肾元。

【主治】肾虚、泄泻、下肢瘫痪。

【配穴应用】常用于肾虚泄泻、阴虚便秘、下肢瘫痪等，若治疗肾虚泄泻、阴虚便秘，多与推肾经、补脾经、揉丹田等合用。若治疗下肢瘫痪，多与揉腰俞、拿昆仑等合用。

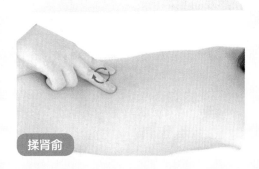

揉肾俞

【引文】《针灸甲乙经》："寒热、食多身羸瘦、两胁引痛……久喘咳、少气、溺浊赤，肾俞主之。骨寒热、溲难，肾俞主之。"

《铜人腧穴针灸图经》："虚肾俞，主治虚劳羸瘦。"

九、腰俞

【定位】骶部，后正中线上，适对骶管裂孔。

【操作】用两拇指或中指指腹揉转，揉按结合，称揉腰俞。50~100 次。

【功效】通经络，止泄泻。

【主治】腰疼，泄泻，下肢瘫痪。

【配穴应用】按揉腰俞多用于腰痛、下肢瘫痪、泄泻等症。若治疗腰痛、下肢瘫痪，多与肾俞、昆仑等合用；若治疗泄泻，多与补脾经等合用。

【引文】《推拿仙术》："腰俞穴，旋推止泄。"

《幼科推拿秘书》："腰俞穴，对前腰旁。"

十、脊柱骨

【定位】大椎至长强成一直线。

【操作】用食、中两指指腹从大椎直推至骶椎（长强），称推脊。100~300 次。

【功效】清热镇惊。

【主治】发热，惊风。

【配穴应用】推脊柱骨常用于各种发热病证。治疗实热证时，临床多与清天河水、退六腑、掐大椎等合用。若治疗急惊风时，多与掐人中、掐十宣等配合使用。

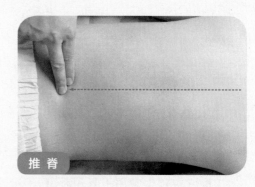

推脊

【引文】《厘正按摩要术》："推骨节，由项下大椎直推至龟尾，须蘸葱姜汤推之，治伤寒骨节疼痛。"

十一、捏脊

【定位】脊柱两旁，肺俞至肾俞之间。

【操作】用捏法，食、中指与拇指对捏该处的皮肤，由肾俞向上捏至肺俞处，称捏脊，俗称"翻皮"。3~5遍。捏脊中，每捏三次将背脊皮提起一次，称捏三提一法。

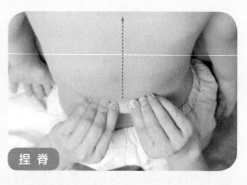

捏脊

【功效】培育元气，调理气血。

【主治】疳积，吐泻，腹痛，便秘，夜啼等。

【配穴应用】捏脊具有强健身体的功能，是小儿保健常用主要手法之一。临床上多与补脾经、补肾经、推三关、摩腹、按揉足三里等配合应用，治疗先天和后天不足所致的小儿慢性病症。本法单用，常用于治疗小儿疳积、厌食、腹泻等病症，亦可用于治疗成人失眠、肠胃病、月经不调等病症。

【流派特色】本流派捏脊操作与其他流派不同，是由肾俞向上捏至肺俞处。本流派非常重视五脏背俞穴的刺激，与推五经调五脏形成呼应，以调节脏腑，协调各脏腑功能。

【引文】《肘后备急方》："取其脊骨皮，深取痛引之，从龟尾至顶乃止。未愈更为之。"

《推拿仙术》："伤寒骨节疼痛，从此用指一路旋推至龟尾。"

十二、七节骨

【定位】第4腰椎至尾骨端（长强穴）成一直线。

【操作】用拇指桡侧面或食、中指两指指腹自下向上直推，称推上七节；用拇指桡侧面或食、中指两指指腹从上向下直推，称推下七节。60~200 次。

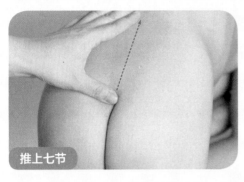 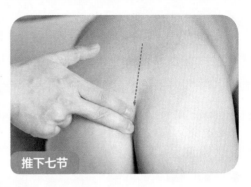

推上七节　　　　　　　　　　推下七节

【功效】推上七节能温阳止泻；推下七节能泻热通便。

【主治】泄泻，脱肛，便秘。

【配穴应用】推上七节骨多用于虚寒腹泻、脱肛、久痢、滑泄等症。临床常与按百会、揉丹田、补脾经等合用治疗气虚下陷的脱肛、遗尿等症。若属实热证，则不宜用本法，用后多令小儿腹胀或出现其他变证。推下七节骨多用于肠热便秘、痢疾等症，多与清大肠、清脾经等合用。若腹泻属虚寒者，不可用本法，恐防滑泄。

【流派特色】本流派龟尾和七节骨常配伍使用，用于治疗小儿的便秘和泄泻。在操作时，注意七节骨推上、推下的方向，推上有温阳止泻之功效，推下有泻热通便之功效。

【引文】《幼科推拿秘书》:"七节骨：水泻，从龟尾向上擦如数，立刻即止，若痢疾，必先从七节骨向下擦之龟尾，以去肠中热毒，次日方自下而上也。"

《小儿推拿广意》:"便秘者，烧酒在肾俞推下龟尾……若泄泻亦要逆推，使气升而泄可止。"

十三、龟尾（尾闾、长强、尾尻）

【定位】尾椎骨端。

【操作】用拇指或中指指腹揉转，揉按结合，称揉龟尾。50~100次。亦可用灸法。

【功效】止泻，固脱，通便。

【主治】泄泻，便秘，脱肛，遗尿。

【配穴应用】龟尾穴即相当督脉之长强穴，穴性平和，能止泻，也能通便。

多与揉脐、推七节骨配合使用，可治腹泻、便秘等症。多与按揉百会、揉外劳等合用治疗脱肛等症。

【引文】《小儿按摩经》："掐龟尾：掐龟尾并揉脐、治儿水泻、乌痧、膨胀、脐风、月家盘肠等症。"

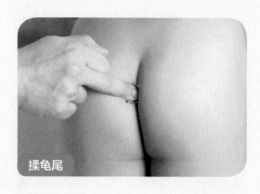

揉龟尾

《小儿推拿方脉活婴秘旨全书》："揉龟尾并揉脐，治水泻，乌痧、膨胀、脐风……等症。"

《小儿推拿广意》："龟尾，揉之止赤白痢泄泻之症。"

《推拿仙术》："龟尾即尾闾穴，旋推止泻。"

《幼科推拿秘书》："龟尾者，脊骨尽头闾尾穴也……"

第六节　湘西刘氏小儿推拿穴位与功效总结

一、常用穴位

头面——头部手法一、头部手法二、头部手法三。

上肢部——五经（脾、肝、心、肺、肾）、大肠、三关、六腑。

下肢部——足三里、涌泉。

胸腹部——膻中、中脘、肚脐。

肩背腰骶部——肩井、肺俞、七节骨、龟尾。

二、退热退热的穴部与手法

揉太阳、掐内劳、清脾、清心、清肺、揉外劳、推三关（表）、推六腑（里）、退热手法一、退热手法二、退热手法三、揉肺俞、推脊、按涌泉、按肩井。

三、止咳化痰的穴部与手法

推膻中、揉乳房、揉乳根、补脾、清补肺、补肾、揉肺俞、推脊、创新。

四、止腹痛的穴部与手法

清脾或补脾、清肝、揉一窝蜂、揉外劳、掐四横纹、揉中脘、揉肚脐、揉丹田、揉按足三里。

五、止呕吐的穴部与手法

清脾或补脾、清肝、揉膻中、揉乳房、揉中脘、按足三里、揉按涌泉、推脊，或肺俞、少商放血。

六、止泄泻穴位与手法

清脾或补脾、推大肠、揉中脘、揉肚脐、揉龟尾、推七节、按足三里、揉涌泉，或肺俞部放血。

七、镇惊风、止抽搐的穴部与手法

百会、印堂、人中、承浆、掐小天心、掐中冲、掐老龙、拿肩井、掐大敦、掐昆仑、掐太溪、按仆参、拿承山、按委中。

附1：灯火灸

①五炷灯火灸，镇惊风抽搐，用于治疗抽搐不止。
即：百会、内劳宫（双）、涌泉（双）。
②十五炷灯火灸，镇惊风，用于治疗昏迷不醒又抽搐不止。
即：百会、印堂、人中、承浆、合谷（双）、仆参（双）、脐中1、脐轮6。
③脐风十三炷灯火灸。
即：百会、印堂、人中、承浆、少商、脐中、脐轮。
说明：以上各种灸法的灯火，都要隔着姜片，用纸捻按火法。

附2：五指经络内外秘旨

大指属脾，脾气通于口，络联于大指，通腹部天枢穴，手之列缺穴，足之三里穴。

食指属肝，肝气通于目，络联于食指，通手小天心，足之太溪穴。

中指属心，心气通于舌，络联于中指，通背心俞穴，手之中冲穴，足之涌泉穴。

无名指属肺，肺气通于鼻，络联于无名指，通胸前膻中穴，背部风门穴。

小指属肾，肾气通于耳，络联于小指，通目之瞳仁，手之合谷穴，足之大敦穴。

食指外侧属大肠，络联于虎口，直达食指侧巅。

小指外侧属小肠，络联于神门，直达小指巅。

附3：刘氏小儿推拿"五经""清、补"手法，年龄手次表

手次 ＼ 年龄	1月~1岁	1~3岁	4~6岁	6~9岁	10~12岁
补法	50~150	100~300	200~400	300~600	400~800
清法	20~60	50~150	100~200	150~300	200~400

临床应用篇

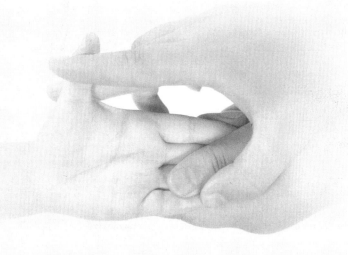

第七章　小儿常见病症推拿

　　本章主要介绍推拿治疗儿科疾病中行之有效的一些常见病症，其一般治疗原则如下。

　　（1）开关闭窍不可少：每个疾病每次推治时，均先行常例推法，即开天门，推坎宫，推太阳，按总筋，分阴阳。

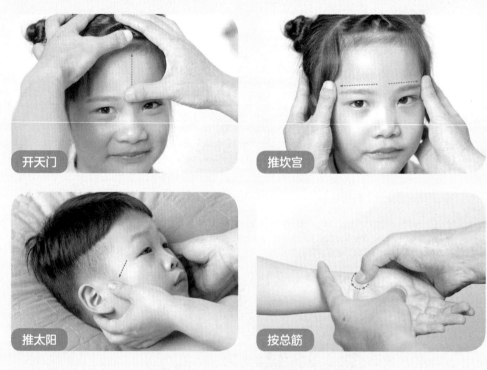

开天门　　　　推坎宫

推太阳　　　　按总筋

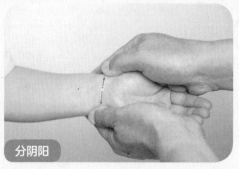

分阴阳

例如：要推头部诸穴，首先推开天门，推坎宫，推太阳，然后再推其他诸穴；又如，要推手部诸穴，首先按总筋，分阴阳，然后再推其他诸穴。以上推法总称"开窍"。每次推治结束，均按肩井 2~3 次，称为"关窍"。

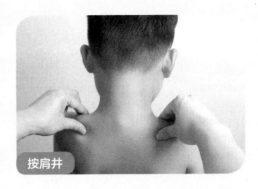

按肩井

（2）**手次类剂量增减**：所列推治疾病的"五经"手次，适用于 3 周岁小儿，不足 3 岁或超过 3 岁者，可酌情增减。临证时，手次的多寡类似于中药剂量增减原则，年龄小、手次减少，年龄大、手次增加，具体手次可参照刘开运五经"清、补"手次表。病情重，手次适当增加，病情轻，手次适当减少。总之，手次的多少，临床因人因病辨证加减，随机灵活变化。

（3）**五经配伍处方化**：五经配伍推治是本流派的核心，其临床具体疾病应用，遵循中药组方原则，"君、臣、佐、使"配伍得当。疾病首辨病位，按流派"归经施治"原则，纳入五经体系，确定主推经穴，即主推为君，手次最多；其次经穴按五经配伍原则而定，手次依次减少；即形成了"主、次、稍、兼、略"的五经配伍处方。

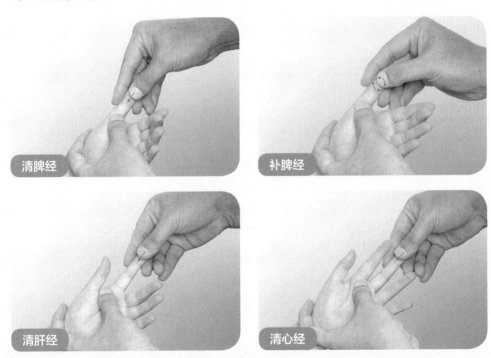

清脾经

补脾经

清肝经

清心经

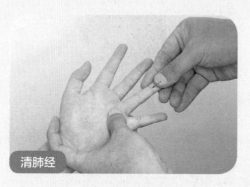

清肺经

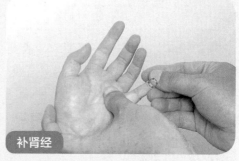

补肾经

（4）**小儿推拿处方结构化：**本流派儿推处方结构鲜明，主要由三部分组成：开关窍、推五经、辨证加减穴部。

感冒，是小儿常见的外感疾病之一，以恶寒、发热、鼻塞、流涕、喷嚏、咳嗽、头身疼痛为主要临床特征。一年四季均可发病，以冬春季节及气候骤变时较多。俗称"伤风"，相当于西医学的急性上呼吸道感染。

《仁斋直指小儿附遗方论》中首先记载了感冒的病名，谓："感冒风邪，发热头痛，咳嗽声重，涕唾稠黏。"《幼科释谜·感冒》解释感冒为"感者触也，冒其罩乎"，即指感冒主要由感受外邪触罩肌表所致。《素问·风论》曰："风者，百病之长也。"外邪以风邪为主，或夹寒或夹热，临床上较多见风寒感冒、风热感冒。

诊断要点

- 初起以卫表和鼻咽症状为主，先见鼻咽不适、鼻塞、流涕、喷嚏、恶寒、发热、头痛等。
- 起病较急，病程较短，病程一般 3~7 日，普通感冒一般不传变。
- 四季皆可发病，以冬、春季为多。
- 血白细胞计数及分类检查，胸部 X 线检查等有助于诊断。

治疗

（一）治疗原则

根据归经施治治则，感冒归属于肺经，治疗从肺经入手，其基本原则是疏风解表。由于感邪性质不同分别治以辛温解表、辛凉解表等法。

（二）辨证施治

❖ 风寒感冒

【症状】恶寒，发热，无汗，鼻流清涕，咽不红，头痛，脉浮紧或指纹浮红。

【治法】辛温解表，宣肺散寒。

【操作】常例开窍：开天门 24 次，推坎宫 24 次，推太阳 24 次，按总筋 24 次，分阴阳 24 次。

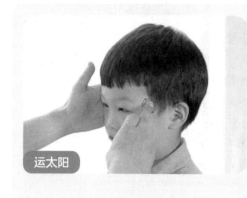

运太阳

推五经：先清脾经100次，再补脾经200次，清肝经250次，清心经150次，清肺经300次，补肾经100次。

配穴：运太阳24次，揉风池、揉按外劳宫、掐揉二扇门各60次，推三关150次，推六腑50次，推胸法，推背法，捏脊3~5遍。

关窍：按肩井2~3次。

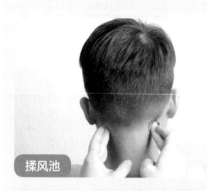

揉风池

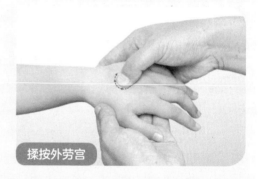

揉按外劳宫

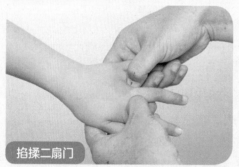

掐揉二扇门

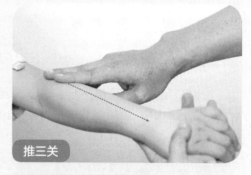

推三关

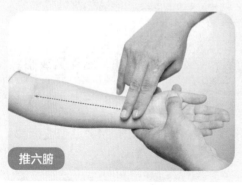

推六腑

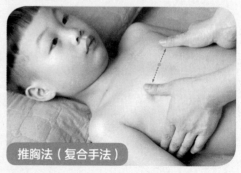

推胸法（复合手法）

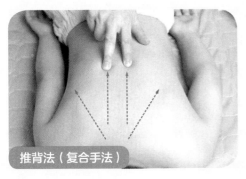

推背法（复合手法）

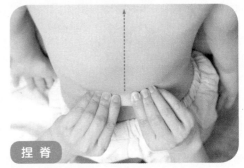

捏　脊

【解析】常例开窍，即打开气门，意喻打开治疗疾病之大门，小儿推拿是中医外治法，外治之力欲达病所，需要首先打开气门、开通关窍；推五经调理脏腑，根据归经施治治则，感冒归属肺经，风寒感冒属外感实证，用五经配伍推治法调理脏腑，其中以清肺经为主，达宣肃肺气，解表散寒之功；清脾经祛寒湿，脾为后天之本，宜补不宜清，为防止清后伤脾，故清后加补脾经；小儿五脏特点为心常有余，肝常有余，宜清不宜补，在病理情况下，心肝对肺经的制约为损伤性制约，心易动火，肝易动风，故次清心经、肝经；肾为先天之本，宜补不宜清，故补肾经。配穴运太阳、揉风池、二扇门以加强发汗解表之功；揉外劳宫温通阳气；三关六腑配合使用，风寒感冒属外感寒证，故以推三关为主发汗解表、疏风散寒，为防止发散太过，配以推六腑，又能清热；推胸法和推背法配伍宽胸理气、止咳化痰；捏脊可提高机体免疫力。按肩井关窍，关上治疗疾病之大门，当疾病治疗结束之后，需要关上气门，以防止真气外泄。

❖ 风热感冒

【症状】发热，微恶风寒，或有汗，鼻塞喷嚏、流稠涕，头痛，咽喉疼痛，咳嗽痰稠，舌苔薄黄，脉浮数，指纹紫。

【治法】辛凉解表，宣肺清热。

【操作】常例开窍：开天门24次，推坎宫24次，推太阳24次，按总筋24次，分阴阳24次。

推五经：先清脾经100次，再补脾经50次，清肝经250次，清心经150次，清肺经300次，补肾经100次。

　　配穴：揉内劳60次，清天河水、掐揉大椎各30次，推三关50次，推六腑150次，推胸法，推背法。捏脊3~5遍。

　　关窍：按肩井2~3次。

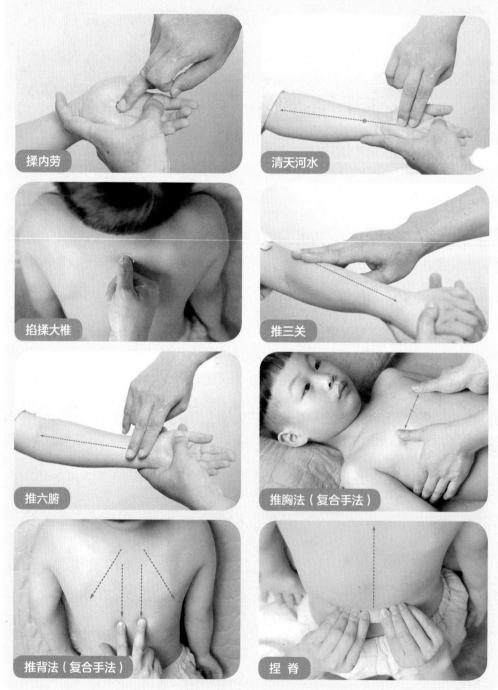

揉内劳

清天河水

掐揉大椎

推三关

推六腑

推胸法（复合手法）

推背法（复合手法）

捏脊

【解析】根据归经施治治则，感冒归属肺经，风热感冒属外感实热证，用五经配伍推治法调理脏腑，其中以清肺经为主，以解表宣肺；清脾经祛湿清热，脾为后天之本，宜补不宜清，为防止清后伤脾，故清后加补脾经；小儿五脏特点为心常有余，肝常有余，宜清不宜补，在病理情况下，心肝对肺经的制约为损伤性制约，心易动火，肝易动风，故次清心经、肝经；肾为先天之本，宜补不宜清，故补肾经。配穴揉内劳、清天河水、推大椎、推六腑清热解表，配三关以防清热太过，推胸法配以推背法宣降肺气，理肺止咳；捏脊可提高机体免疫力。按肩井关窍。

【注意事项】

1. 加强体育锻炼，增强机体适应气候变化的能力。在气候变化时适时增减衣服，注意防寒保暖。

2. 感冒流行期间少去公共场所，避免与感冒病人接触。

3. 患儿应适当休息，多饮水，饮食以易消化、清淡为宜，慎食油腻难消化的食物。

4. 居室空气应流通，但不可直接吹风。

5. 患儿感冒时出现高热应及时采取物理或药物降温，做好口腔护理。

【小结】感冒是刘氏小儿推拿的优势病种之一，感冒初期推拿疗效明显，风寒型感冒可配合艾灸肺俞效果更理想。患儿体虚复感者，在对症治疗的同时，要注意调补脾肾，固护先天、后天之本，通过振奋正气，达到扶正祛邪的目的。感冒迁延不愈者，应及时查清病因，明确诊断，必要时中西医结合疗法治疗。值得一提的是，该病用汗法时应掌握推拿刺激强度，掌握汗出的程度，临床常发汗与止汗配伍应用，正如《伤寒论》所载："遍身漐漐微似有汗者益佳，不可令如水流漓，病必不除。"

附：小儿感冒医案

杨某某，女，9月余，2019年3月7日初诊。

【主诉】鼻塞、喷嚏、流清鼻涕2天，加重伴咳嗽1天。

【现病史】患儿2日前因夜卧踢被，覆盖不及，感受风寒，晨起后喷嚏不断，鼻流清涕不止，未予以任何治疗，1日前开始上述症状加重并出现咳嗽，干咳，于2019年3月7日来我科就诊。现症见：喷嚏、流清鼻涕，咳声阵作，未闻及痰响，无发热、无呕吐、无腹泻，纳稍差，易哭闹，睡眠差，大便色绿偏稀，3~4 次 / 天，小便正常，舌质淡白，舌苔白腻，指纹浮红显现于气关。

【查体及专科检查】咽部无充血，扁桃体未见肿大，双肺呼吸音稍粗，未闻及干、湿性啰音。舌质淡白，舌苔白腻，指纹浮红显现于气关。

【辨证辨病】该患儿鼻塞、喷嚏、鼻涕，干咳，诊断为感冒病，鼻流清涕，咽无充血，大便色绿偏稀，舌质淡白，舌苔白腻，指纹浮红，证属风寒证。

【西医诊断】急性上呼吸道感染。

【治法】辛温解表，宣肺散寒。

【处方】常例：开窍（开天门、推坎宫、推太阳、掐按总筋、分手阴阳各24 次）。

推五经：先清脾经 100 次，再补脾经 50 次，清肝经 250 次，清心经 150 次，清肺经 300 次，补肾经 100 次。

配穴：运太阳 24 次，揉按迎香 100 次，揉按风池、按揉外劳宫、二扇门各80 次，推三关 150 次，推六腑 50 次，推胸法，推背法，捏脊 3~5 遍。

关窍：拿按肩井 3~5 次。

手法要轻重适宜，用力均匀。每日推拿治疗常规一次。因该患儿以母乳喂养为主，嘱其乳母饮食要清淡，忌食辛辣、鱼腥海味等发物，同时嘱咐家长注意日常护理，避免再次受凉，加重病情。

复诊：2019 年 3 月 10 日。患儿喷嚏、鼻涕、咳嗽症状消失，继续之前小儿推拿处方改清脾经为补脾经 150 次，加揉按足三里 50 次。

【按语】刘氏小儿推拿强调归经施治，感冒归属肺经，该病例属风寒感冒，治以辛温解表，宣肺散寒。五经配伍推治法整体调理脏腑，其中以清肺经为主；并配伍相关穴部对症治疗。复诊时患儿喷嚏、鼻涕、咳嗽症状消失，考虑小儿脾常不足的生理病理特点，改清脾经为补脾经，加揉按足三里，加强脾胃功能，培护后天之本。此外，感冒以头面部症状为主时，开天门、推坎宫、推太阳的手次可调整为 50~80 次，以清利头目，增强解表疏散之功。

患儿体虚复感者，在对症治疗的同时，要注意调补脾肾，固护先天、后天之本。对于反复呼吸道感染的复感儿，刘氏小儿推拿重视患儿缓解期的保健调理，重在补脾，以"培土生金"补益肺气，扶助正气，提高体质，可明显减少患感冒的次数。

发热

发热，是小儿极为常见的一种症状，临床上以体温异常升高者而称之。正常小儿腋温在36~37.4℃之间波动，人体昼夜之间体温有一定波动，晨间低，下午最高，但波动范围不超过1℃。西医的多种感染性疾病、非感染性疾病、变态反应性疾病都会出现不同程度的发热症状，小儿常见发热疾病有急性扁桃体炎、疱疹性咽峡炎、上呼吸道感染和急性支气管炎等。

关于发热的病因，大致有以下几种。《内经》中记载："阳盛则热"，指阳气偏胜，功能亢盛时，就会产生热性的病变。"阴虚生内热"，由于体内阴液亏虚，水不制火所致的发热。"寒邪外束，阳不得越，郁而为热"，闭郁是发热的另一个重要原因和共同病机。本节讨论发热，不涉及小儿肺炎所导致的发热，小儿肺炎可参考"肺炎喘嗽"一节。

诊断要点

● 人体温度（腋温）≥ 37.5℃。
● 血白细胞计数及分类检查，胸部 X 线检查等有助于明确发热病因。

治疗

（一）治疗原则

根据归经施治治则，发热归属肺经，治疗从肺入手，由于病位不同分别治以解表宣肺退热、清肺泻热等。

（二）辨证施治

❖ 外感发热

【症状】风寒症见发热，无汗，鼻塞，流涕，咳痰稀薄，苔薄白，指纹鲜红，脉浮紧。风热症见发热，微汗，口干，咽痛，痰黄，苔薄黄，指纹红紫，脉浮紫。

【治法】解表，宣肺，退热。

【操作】常例开窍：开天门24次，推坎宫24次，推太阳24次，按总筋24

次，分阴阳24次。

推五经：清脾经200次，补脾经100次，清肝经200次，清心经100次，清肺经300次，补肾经150次。

配穴：推三关90次，推六腑30次，推背法；

关窍：按肩井2~3次。

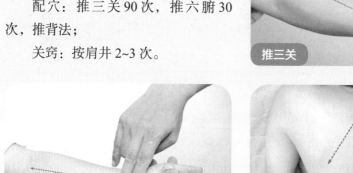
推三关

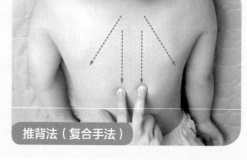
推六腑

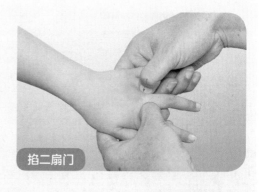
推背法（复合手法）

【临证加减】风寒者加掐二扇门、按揉风池4~5次；风热者加清天河水10次，推脊10次；兼咳嗽、痰鸣气急者加推胸法；兼脘腹胀满、不思饮食、嗳酸呕吐者加揉中脘150次，摩腹3分钟，揉板门60次，推天柱60次；兼烦躁不安、睡卧不安、惊惕不安者加掐揉小天心30次。

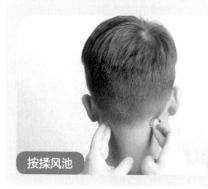
掐二扇门

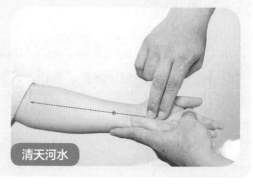
按揉风池

清天河水

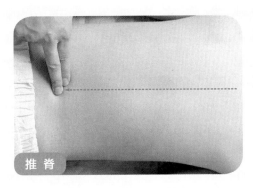

推 脊

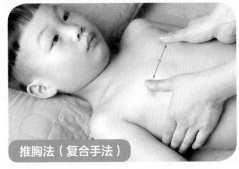

推胸法（复合手法）

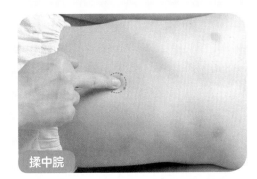

揉中脘

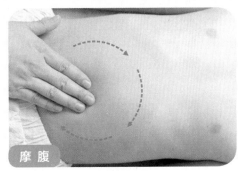

摩 腹

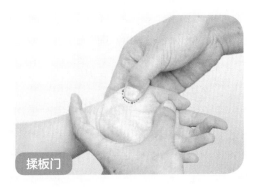

揉板门

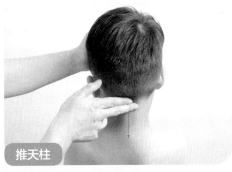

推天柱

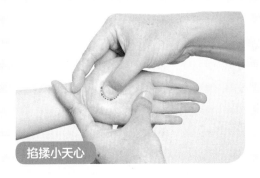

掐揉小天心

【解析】常例开窍：推五经调理脏腑，根据归经施治治则，发热归属肺经，用五经配伍推治法调理脏腑，其中以清肺经为主，达宣肃肺气，疏风解表之功；清脾经祛湿清热，脾为后天之本，宜补不宜清，为防止清后伤脾，故清后加补脾经；小儿五脏特点为心常有余，肝常有余，宜清不宜补，故次清心经、肝经；肾为先天之本，宜补不宜清，故补肾经。配穴推三关发汗解表，疏风散寒，配六腑以防发散太过，又能清热；风寒者加掐二扇门、拿风池加强发汗解表，祛风散寒之功效；风热者加推脊、清天河水以清热解表。按肩井关窍。

❖ 肺胃实热

【症状】高热，口鼻干燥，口渴引饮，便秘尿黄，舌红苔燥，脉实数，指纹深紫。

【治法】清肃肺热，泻火通便。

【操作】常例开窍：开天门 24 次，推坎宫 24 次，推太阳 24 次，按总筋 24 次，分阴阳 24 次。

推五经：清脾经 400 次，补脾经 200 次，清肝经 300 次，清心经 250 次，清肺经 350 次，补肾经 200 次。

配穴：清大肠 120 次，清后溪 150 次，推六腑 150 次，推三关 50 次，推背法。

关窍：按肩井 2~3 次。

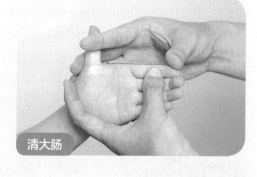

清大肠

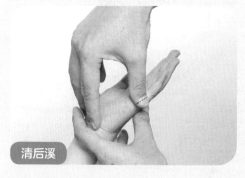

清后溪

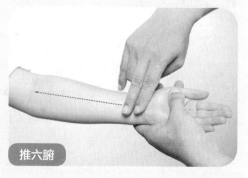

推六腑

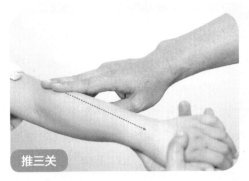

推三关

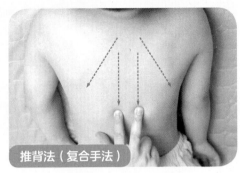

推背法（复合手法）

【临证加减】若高热不退加推脊20次，打马过天河、掐大椎20次；兼见腹胀大便秘结加推下七节骨150次，摩腹3分钟。

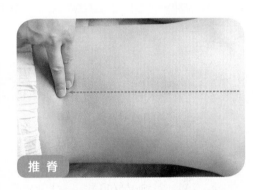

推　脊

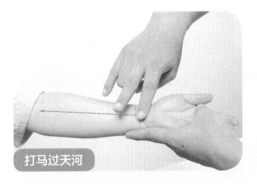

打马过天河

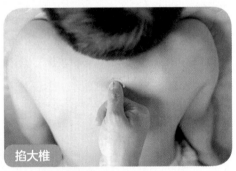

掐大椎

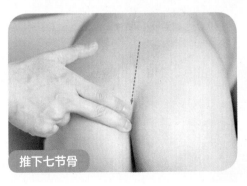

推下七节骨

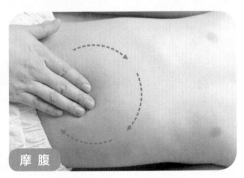

摩　腹

【解析】常例开窍：推五经调理脏腑，根据归经施治治则，肺胃实热归属肺经、脾经，用五经配伍推治法调理脏腑，其中以清肺经、脾经为主，以清肺胃实热，脾为后天之本，宜补不宜清，为防止清后伤脾，故清后加补脾经；小儿五脏特点为心常有余，肝常有余，宜清不宜补，心易动火，肝易动风，故次清心经、肝经；肾为先天之本，宜补不宜清，故补肾经。配穴清大肠、清后溪通利二便以泻火，水底捞明月、推天河水、推六腑清热除烦，配三关以防过凉而伤正，揉中脘（消导法）理气消食退热，推胸法、推背法宣肃肺气。按肩井关窍。

❖ 阴虚内热

【症状】发热不甚，午后潮热，五心烦热，盗汗，舌红苔剥，脉细数，指纹淡紫。

【治法】滋阴清热。

【操作】常例开窍：开天门 24 次，推坎宫 24 次，推太阳 24 次，按总筋 24 次，分阴阳 24 次。

推五经：补脾经 300 次，清肝经 250 次，补心经 200 次，清心经 100 次，补肺经 350 次，补肾经 400 次。

配穴：清天河水、按揉涌泉各 80 次，揉按足三里 60 次，揉中脘 90 次，按揉内劳 100 次，捏脊 3~5 遍。

关窍：按肩井 2~3 次。

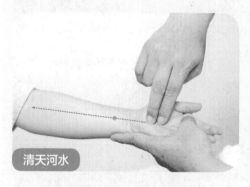
清天河水

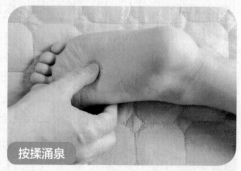
按揉涌泉

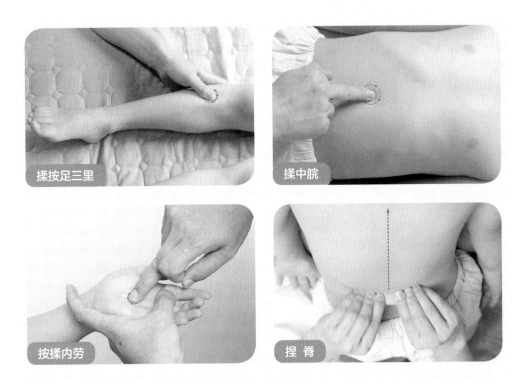

【临证加减】若食纳差加掐四横纹 5 次；盗汗、自汗加运太阳 20 次。

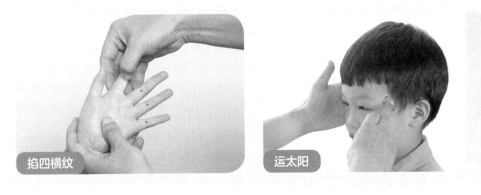

【解析】常例开窍；用五经配伍推治法调理脏腑，根据归经施治治则，阴虚内热重补肺肾二经，滋肺肾，滋补阴液，脾为后天之本，宜补不宜清，补脾经健脾和胃，小儿五脏特点为心常有余，肝常有余，宜清不宜补，心易动火，肝易动风，故清心经、肝经。配穴揉上马滋阴补肾，清天河水、掐内劳宫清内热，按

揉涌泉引火归原、退虚热，按揉足三里、揉中脘健脾和胃，增进食欲，捏脊调阴阳，理气血，强健身体。按肩井关窍。

【注意事项】

1. 保持居室空气的流通，衣着不宜过多。

2. 发热患儿就诊时，需仔细询问病史，如既往有惊厥和癫痫病史者，推拿治疗的同时需慎重处理，并积极配合其他治疗，以免因体温过高，诱发既往疾病。

3. 高热不退或反复出现低热，应及时查清病因，明确诊断，必要时结合其他中西医疗法进行治疗。

4. 治疗期间，可嘱患儿多饮水，饮食宜清淡、富有营养，不宜进食难以消化的食物；对于食纳欠佳，精神欠佳，患儿可适当服用口服补液盐以防脱水电解质紊乱；对于伴有喉咙红肿化脓或疱疹者，可配合少商、商阳点刺放血。

【小结】小儿外感发热、功能性发热、夏季热是刘氏小儿推拿优势病种之一，推拿治疗可有较好的效果。发热可见于多种疾病中，如麻疹、风疹、猩红热、急性扁桃体炎、肺结核、肺炎、伤寒、乙型脑炎等，对危及小儿生命的急性传染病、较严重的急性感染性疾病所致发热，应及早诊断，积极采取中西结合方法治疗。

附：小儿发热医案

曾某某，女，1岁2月余，2018年7月22日初诊。

【主诉】发热2天。

【现病史】患儿2日前因衣着过厚，汗出当风出现发热，口水不断，予以"美林"后体温可缓慢恢复至正常，5~6小时后复热。后来我科就诊。现症见：体温39.5℃，胸腹、头面皮肤灼热，四肢冰凉，汗出，唇干，无抽搐，无呕吐，无腹泻，纳差，易哭闹，睡眠差，大便2日未解，小便短赤，舌质暗红，苔黄厚腻，指纹红紫显现于命关。

【查体及专科检查】口唇鲜红干燥，无疱疹，舌质暗红，舌苔厚腻，咽部明显充血，未见疱疹和脓性分泌物，扁桃体Ⅱ度肿大。急性病容，呼吸较促，双肺呼吸音稍粗，未闻及明显干湿性啰音。腹部稍胀，肠鸣音4次/分钟，舌质暗红，苔黄厚腻，指纹红紫显现于命关。

【辅助检查】血常规（2018年7月22日）：白细胞 12.19×10^9/L，中性粒细胞69%，淋巴细胞28%，血红蛋白108g/L，血小板 224×10^{12}/L，C反应蛋白：

9.3mg/L。

【辨证辨病】患儿因衣着过厚，汗出当风后出现发热，临床以发热为主要，故辨病为外感发热，胸腹、头面皮肤灼热，四肢冰凉，汗出，口唇鲜红干燥，大便 2 日未解，小便短赤，舌质暗红，苔黄厚腻，指纹红紫显现于命关，证属风热证。

【西医诊断】急性上呼吸道感染。

【中医诊断】外感发热 – 风热证。

【治法】辛凉解表，宣肺退热。

【处方】常例开窍：开天门、推坎宫、推太阳、掐按总筋、分阴阳各 24 次。

推五经：清脾经 250 次，再补脾经 125 次，清肝经 200 次，清心经 100 次，清肺经 300 次，补肾经 150 次。

配穴：推三关 50 次，退六腑 150 次，水底捞明月、打马过天河、大推天河水各 50 次，摩腹 80 次，推肺俞至发红，推脊、掐按大椎至发红，推下七节 100 次。

关窍：拿按肩井 3~5 次。

手法要轻重适宜，用力均匀。每日推拿治疗常规一次，发热反复可加推 1~2 次。

嘱患儿饮食要清淡，忌食辛辣、鱼腥海味等发物；同时嘱咐家长注意日常护理，多饮用温水，注意观察患儿精神状态及体温变化，如若患儿精神状态不佳或体温过高请及时就医。

【复诊】2018 年 7 月 26 日。患儿体温恢复正常，咽稍红，扁桃体Ⅰ度肿大，大小便正常，舌偏红，苔稍厚，指纹偏紫现于气关。改推拿处方推五经为补脾经 300 次，清肝经 250 次，清肺经 200 次，清心经 150 次，补肾经 100 次，配穴清大肠 200 次，揉板门 100 次，推六腑 90 次，配推三关 30 次，揉中脘 100 次（消导法），摩腹 100 次，捏脊 3~5 遍。

【按语】刘氏小儿推拿强调归经施治，发热归属肺经，该病例属风热证，治以辛温解表。五经配伍推治法整体调理脏腑，其中以清肺经为主，以达解表疏风，宣肺退热；退六腑性寒凉，用以清热，配推三关可防大凉大热，伤其正气；选用水底捞明月、打马过天河、大推天河水、推脊、掐按大椎，此均为本流派常用退热手法。复诊时患儿体温正常，舌偏红，苔稍厚，考虑小儿肺病及脾，影响消化功能，以致中焦积热，处方改以消积导滞，加强脾胃功能为主。

咳嗽

咳嗽，是小儿常见的一种肺系病症，临床以咳嗽为主症，咳以声言，嗽以痰名，有声有痰谓之咳嗽。本病一年四季均可发生，以冬春二季发病率高，任何年龄小儿皆可发病，以婴幼儿为多见，相当于西医学的气管炎、支气管炎。

有关小儿咳嗽的记载，首见于《诸病源候论·小儿杂病诸候四·嗽候》："嗽者，由风寒伤于肺也。肺主气，候皮毛，而俞在于背。小儿解脱，风寒伤于皮毛，故因从肺俞入伤肺，肺感微寒，即嗽也。"《活幼心书·咳嗽》指出："咳嗽者，固有数类，但分寒热虚实，随证疏解，初中时未有不因感冒而伤于肺。"都指出了小儿咳嗽的病因多由外感引起，病位在肺。此外，肺脾虚弱是小儿咳嗽的主要内因。

—《※ 诊断要点 ※》—

- 好发于冬春两季，常因气候变化而发病。
- 病前多有感冒病史。
- 咳嗽为主要临床症状。
- 肺部听诊：两肺呼吸音粗糙，可闻及干啰音或不固定的粗湿啰音。
- 咳嗽重者或久咳不愈者，可行肺部 X 线片。
- 实验室检查：

血常规检查：病毒感染者血白细胞总数正常或偏低，细菌感染者血白细胞总数及中性粒细胞增高。

病原学检查：咳嗽以病毒感染居多，可于起病 7 日内取鼻咽或气管分泌物标本作病毒分离或侨联酶标法检测，有助于病毒学的诊断。冷凝集试验为非特异性，可作为肺炎支原体感染的过筛试验，一般病后 1~2 周开始上升，滴度 ≥ 1：64 有很大参考价值，可持续数月。痰细菌培养，可作细菌学诊断。

—《※ 治疗 ※》—

（一）治疗原则

根据归经施治治则，咳嗽归属肺经，治疗从肺入手，外感咳嗽疏风解表，宣肺止咳，内伤咳嗽养肺止咳，健脾益气。

（二）辨证施治

❖ 外感咳嗽

【症状】风寒：咳嗽痰稀，鼻流清涕，舌苔薄白，脉浮紧，指纹蓝边红心。

风热：咳嗽有痰，痰黄黏稠，鼻流黄涕，舌红，苔薄黄，脉浮数，指纹青紫。

【治法】疏风解表，宣肺止咳。

【操作】常例开窍：开天门24次，推坎宫24次，推太阳24次，按总筋24次，分阴阳24次。

推五经：先清脾经100次，再补脾经200次，清肝经250次，清心经150次，清肺经300次，补肾经100次。

配穴：揉外劳宫60次，推三关150次，推胸法120次，推背法120次。捏脊3~5遍。

关窍：按肩井2~3次。

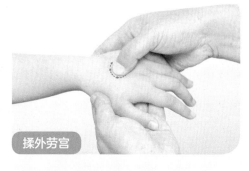

揉外劳宫

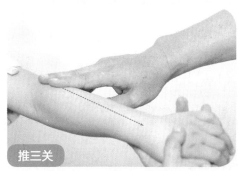

推三关

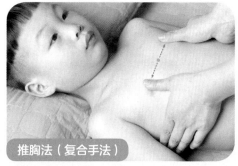

推胸法（复合手法）

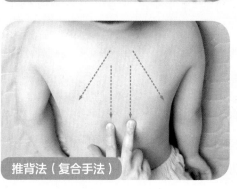

推背法（复合手法）

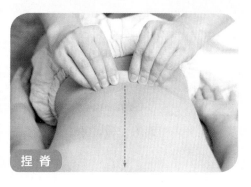

捏脊

【临证加减】偏风寒者加掐二扇门、揉风池 4~5 次；偏风热者加清天河水、掐揉大椎各 80 次；痰多而咳喘，加揉按天突、丰隆 60 次。

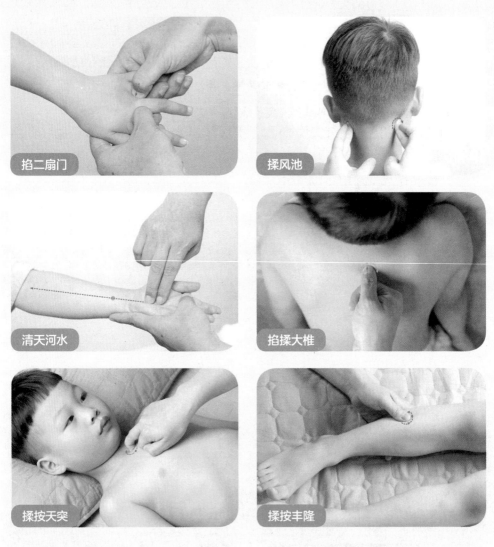

掐二扇门

揉风池

清天河水

掐揉大椎

揉按天突

揉按丰隆

【解析】常例开窍，打开治疗之门，其中推攒竹、推坎宫、揉太阳又能疏风解表。推五经调理脏腑，根据归经施治治则，咳嗽归属肺经，外感咳嗽属实证，用五经配伍推治法调理脏腑，其中以重清肺经为主，达宣肺解表之功；清脾经祛湿，脾为后天之本，宜补不宜清，为防止清后伤脾，故清后加补脾经；小儿五脏特点为心常有余，肝常有余，宜清不宜补，在病理情况下，心肝对肺经的制约为损伤性制约，心易生火，肝易动风，故次清心经、肝经；肾为先天之本，宜补不宜清，故补肾经。配穴揉外劳、推三关加强解表之功，推胸法和推背法配伍宣肺止咳化痰；捏脊健脾益气，强壮身体，以提高机体免疫功能。按肩井关窍关门。

❖ 内伤咳嗽

【症状】久咳不止，干咳少痰，舌淡红，指纹青蓝。

【治法】养肺止咳，健脾益气。

【操作】常例开窍：开天门 24 次，推坎宫 24 次，推太阳 24 次，按总筋 24 次，分阴阳 24 次。

推五经：补脾经 250 次，清肝经 200 次，清肺经 100 次，补肺经 300 次，补肾经 150 次。

配穴：推胸法 120 次，揉中脘（安中调中法）120 次，按揉足三里 100 次，推背法 120 次。捏脊 3~5 遍。

关窍：按肩井 2~3 次。

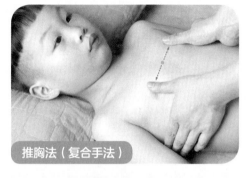

推胸法（复合手法）

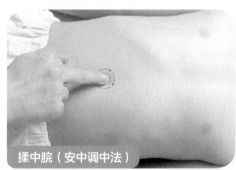

揉中脘（安中调中法）

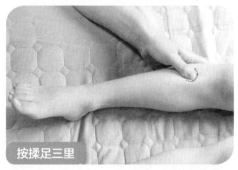

按揉足三里

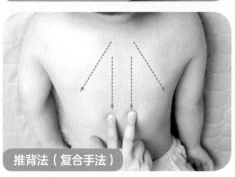

推背法（复合手法）

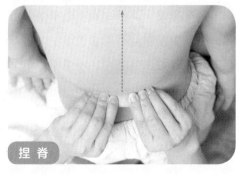

捏　脊

【临证加减】兼久咳气虚加捏脊、补肾经手次加倍；兼痰多喘咳，加揉按天突、定喘、创新、丰隆 80 次。

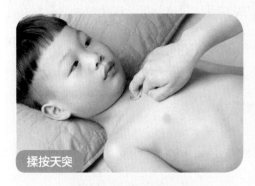

揉按天突

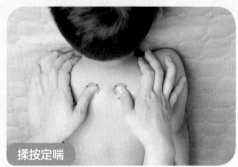

揉按定喘

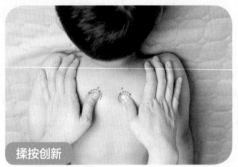

揉按创新

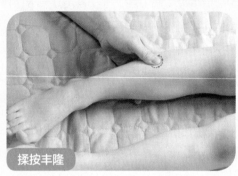

揉按丰隆

【解析】常例开窍，打开治疗之门。推五经调理脏腑，根据归经施治治则，咳嗽归属肺经，内伤咳嗽属虚证，用五经配伍推治法调理脏腑，其中重补脾经、肺经，健脾养肺。清肝经以防止肝旺而伤脾肺，补肾经以助脾肺；推胸法和推背法配伍宣肺止咳化痰，安中调中法、按揉足三里健脾胃、助运化，捏脊健脾益气，强壮身体，以提高机体免疫功能。按肩井关窍关门。

【注意事项】

（1）慎着衣，适寒热，防外感。

（2）少食辛辣香燥热性及肥甘厚味食物，防内伤食积。

（3）外邪未解之前，忌食油腻腥味，咳嗽未愈之前，忌食过咸过酸食物。

（4）此外，外感风寒咳嗽可配合艾灸肺俞、风池；或者配合穴位贴敷肺俞、膻中、天突等。

【小结】刘氏小儿推拿治疗外感咳嗽及内伤咳嗽疗效确切，外感咳嗽以祛邪为主，内伤咳嗽重在补肺脾肾之气。对肺炎所致咳嗽，推拿亦是重要辅助疗法；

对久咳不愈者可适当配合中西药物治疗。诸多疾病在发病时均伴有咳嗽的症状，临床需鉴别小儿百日咳、肺炎喘嗽、肺结核、小儿气管异物等，积极针对病因治疗。对于过敏原因引起的过敏性咳嗽可配合药物治疗并避开过敏原效果更佳。

附：小儿咳嗽医案

易某某，男，1 岁 5 月余，2018 年 12 月 2 日初诊。

【主诉】反复发作咳嗽 2 月余，加重 3 天。

【现病史】1 周前，患儿因食生黄瓜和西红柿后出现咳嗽，以干咳为主，予以西药"复方福尔可定"后咳嗽症状缓解，但每天早晚仍有咳嗽，后每遇气温突变时咳嗽加重，予以上述药物后症状可有缓解。3 天前，因受凉咳嗽加重，予以上述药物无效，后来我科就诊。现症见：咳嗽气急，喉中痰鸣，无发热，无鼻涕，无呕吐，纳差，大便溏稀，2~3 次 / 日，小便正常，寐不安，舌质偏白边有齿痕，苔白腻，指纹浮红显现于气关。

【查体及专科检查】咽不红，扁桃体未见肿大，双肺呼吸音稍粗，中下肺可闻及少量痰鸣音，未闻及干湿性啰音，腹部稍膨隆，肠鸣音 7~8 次 / 分，舌质偏白边有齿痕，苔白腻，指纹浮红显现于气关。

【辅助检查】胸部正位片（2018 年 12 月 2 日）：未见明显异常。粪便常规及便隐血实验（2018 年 12 月 2 日）：未见异常。

【辨证辨病】该患儿以咳嗽为主，喉中有痰声，辨病为咳嗽病，咽不红，喉中痰鸣，舌质偏白、边有齿痕，苔白腻，指纹浮红显现于气关，证属内伤咳嗽，痰湿壅肺证。

【西医诊断】急性支气管炎。

【中医诊断】咳嗽病 – 内伤咳嗽 – 痰湿壅肺证。

【治法】养肺止咳，健脾益气。

【处方】常例开窍：开天门、推坎宫、推太阳、掐按总筋、分手阴阳各 24 次。

推五经：补脾经 250 次，清肝经 200 次，清心经 100 次，补肺经 300 次，补肾经 300 次。

配穴：按揉天突 50 次，按弦走搓摩 50 次，推胸法，揉中脘 120 次，摩腹 100 次，按揉足三里 100 次，按揉丰隆 120 次，推背法，按揉定喘、创新各 80 次，推上七节 50 次，揉龟尾 50 次，捏脊 3~5 遍。手法要轻重适宜，用力均匀。

每日推拿治疗常规一次，大便溏泄时加艾灸神阙和龟尾。

嘱患儿饮食要清淡，忌食生冷、辛辣、鱼腥海味等发物；同时嘱咐家长注意日常护理，避免再次受凉，加重病情。

【二诊】2018年12月9日：患儿仍有咳嗽，喉中痰鸣不明显，查体：双肺呼吸音稍粗，未闻及干湿性啰音，纳可，大便正常，舌质红，齿痕较前不明显，苔稍腻，指纹偏红显现于风关。推拿处方减止泻方（推上七节、揉龟尾），停艾灸神阙和龟尾，止咳化痰穴位手法减量，余法同前。

【三诊】2018年12月15日：患儿咳嗽症状消失，改推拿处方推五经为主补肺经300次，次补脾经200次，再补肾经150次，稍清肝经100次，略清心经80次，配穴揉按迎香穴50次，推胸法、推背法各30次，摩腹、揉脐各3分钟，揉按足三里，按揉背俞穴（肺俞、脾俞、肾俞）50次，捏脊3~5遍。

【按语】咳嗽按本流派疾病归经分类法属肺经，该病例证属内伤咳嗽，痰湿壅肺证，治以养肺止咳，健脾益气。《小儿药证直诀》："若闷乱气粗，喘促哽气者，难治，肺虚损故也。""脾肺病久，则虚而唇白。脾者，肺之母也。"推五经以重补脾经、肺经，健脾养肺，培土生金，补肾助脾肺，配合推胸法和推背法，宣肺止咳化痰，揉中脘、足三里健脾胃，助运化。患儿首诊时大便溏稀，配以推上七节、揉龟尾健脾止泻，复诊时大便正常，故处方停止泻法，后以调补脾、肺为主。

肺炎喘嗽，是小儿肺部疾患中常见的一种病症。以发热咳嗽，气急鼻煽，痰涎上壅，甚则涕泪闭塞，张口抬肩，摇身撷肚为其临床主症。多继发于感冒、麻疹之后，或在其他疾病过程中，由于小儿正不胜邪，亦可并发或继发本病。本病四季均可发生，而以冬春两季尤为常见。3 岁以下婴幼儿更易发生，年龄愈小，其发病率越高，病情越重。相当于西医学的小儿肺炎、支气管肺炎。

肺炎喘嗽

《素问·咳论》说："皮毛者肺之合也，皮毛先受邪气，邪气以从其合也。"《素问·至真要大论》说："寒热咳喘……膨膨而喘咳，病本于肺。"《幼科金针·肺风痰喘》："小儿感冒风寒，入于肺经，遂发痰喘，喉间咳嗽不得舒畅，喘急不止，面青潮热，啼哭惊乱，若不早治，则惊风立至矣，唯月内芽儿犯此，即肺风痰喘。"

本病外因责之于感受风邪，内因责之于小儿形气未充，肺脏娇嫩，抵抗力差而发病。但小儿具有"风为阳邪，易从热化，六淫之邪，皆从火化"的病理热点，虽感风寒，也极易化热，故临床中以风热闭肺型最为多见。

✂ 诊断要点 ✂

- 起病较急，常见发热、咳嗽、气喘、鼻煽、痰鸣等症。
- 新生儿常以不乳、精神萎靡、口吐白沫等症状为主，而无上述典型表现。
- 病情严重时，可见高热不退、喘促不安、烦躁不宁、面色苍白、四肢不温、口唇青紫发绀、脉微细数，甚至昏迷、抽搐等症。
- 肺部听诊可闻及较固定的中细湿啰音，常伴干性啰音，如病灶融合，可闻及管状呼吸音。
- 外周血检查（血白细胞检查、C 反应蛋白）、病原学检查（细菌培养、病毒分离）、影像学检查（胸部 X 线、CT）有助于诊断。

～·❦ 治疗 ❦·～

（一）治疗原则

根据归经施治治则，肺炎喘嗽归属肺经，治疗从肺入手，其治疗应分标本虚实，实则治标为主，以宣肺开闭，化痰平喘为基本法则。开肺以恢复肺气宣发肃降功能为要务，宣肃如常则咳喘自平。虚则治平为主，以扶正兼清解余热。如口渴咽红，舌红，苔薄白或黄，脉浮数，指纹浮紫或紫滞。

（二）辨证施治

【症状】高热，咳嗽，气喘兼有风热表证。

【治法】清热宣肺，化痰定喘。

【操作】常例开窍：开天门、推坎宫、推太阳、按总筋、分阴阳各24次；

推五经：采用"清四补一"法以清肺经为主。清脾经300次，再补脾经150次，清肝经350次，清心经400次，清肺经450~600次，补肾经200次；

配穴：清大肠150次，清后溪120次，推六腑150次，水底捞明月、推天河水、打马过天河各50次，推胸法50次，揉中脘（调中安中法）120次，推背法。

关窍：按肩井2~3次。

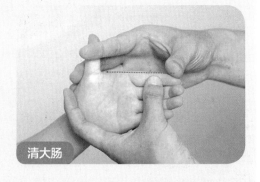
清大肠

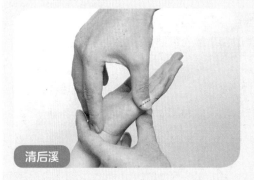
清后溪

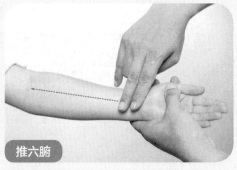
推六腑

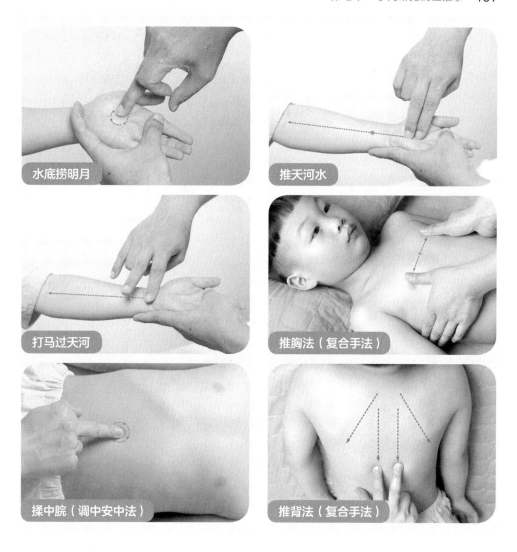

水底捞明月

推天河水

打马过天河

推胸法（复合手法）

揉中脘（调中安中法）

推背法（复合手法）

【临证加减】若热盛不退，加推脊、掐大椎；喘甚痰多加揉按丰隆、创新、定喘；若便秘加推下七节。

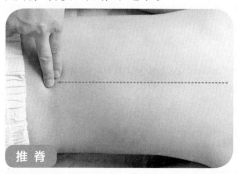

推 脊

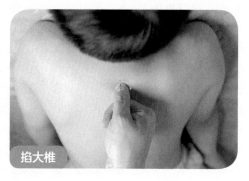

掐大椎

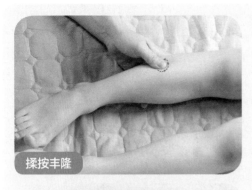

揉按丰隆

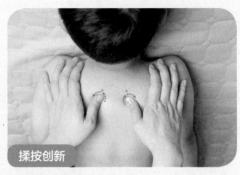

揉按创新

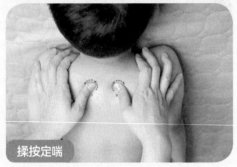

揉按定喘

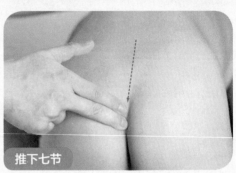

推下七节

【解析】常例开窍。推五经调理脏腑，根据归经施治治则，肺炎喘嗽归属肺经，风热闭肺属外感实证，推五经用"清四补一"法，既清实热又能补阴液，重清肺经宣肺气，降气平喘，清脾经以清热化痰，脾为后天之本，宜补不宜清，为防止清后伤脾，故清后加补脾经；小儿五脏特点为心常有余，肝常有余，宜清不宜补，在病理情况下，心肝对肺经的制约为损伤性制约，心易动火，肝易动风，故次清心经、肝经；肾为先天之本，宜补不宜清，故补肾经。配穴清后溪、大肠，通利二便以泻火；水底捞明月、推天河水、打马过天河、推六腑大凉清热泻火；推胸法、开璇玑、推背法宽胸宣肺，降气平喘；调中安中法调理脾胃。

【注意事项】

（1）注意室内卫生，保持室内空气新鲜。

（2）饮食宜清淡而富有营养，多喂服温开水。

（3）加强体育锻炼，增强体质，防止感冒。

（4）气候冷暖不调时，随时增减衣服，感冒流行期间勿去公共场所，防止感受外邪。

（5）病邪在表者，取微汗，易受凉，忌用凉水擦拭及冰袋冷敷。呼吸急促时，应保持气道通畅，并及时吸痰；对于重症肺炎患儿要加强巡视，密切观察病情变化。

【小结】推拿治疗小儿支气管肺炎，对轻症及后期余邪未尽有一定的作用，但小儿肺炎起病急，变化快，必须随时观察病情变化。对重症肺炎必须采取中西医综合治疗的方法，以防变症，一旦有变症趋势，要及时采取措施进行抢救。推拿可以配合应用，以起到辅助治疗的作用。

附：小儿肺炎喘嗽医案

王某，女，1岁2月，于2017年5月11日初诊。

【主诉】咳嗽伴气促3天。

【现病史】患儿7天前因受风后开始出现流清鼻涕，眼部分泌物增多，自服三九感冒灵，症状无缓解，并于3天前开始出现发热（最高腋温39.4℃）、咳嗽、气促，于当地社区医院急查血常规、C反应蛋白：白细胞12.48×10⁹/L，中性粒细胞7.17×10⁹/L，淋巴细胞4.16×10⁹/L，血红蛋白112g/L，血小板201×10⁹/L，C反应蛋白19.69mg/L。予静脉滴注头孢噻肟2天，口服阿莫西林、小儿氨酚黄那敏颗粒、小儿止咳糖浆等3天，症状有所缓解。现症见：患儿咳嗽剧烈，喉间痰鸣，不能自主咳痰，气急喘促，鼻翼煽动，面赤唇干，流黄稠鼻涕，精神烦躁，纳寐欠佳，大便不畅，小便黄少，舌红苔腻，指纹深紫。

【查体及专科检查】腋温38.7℃，咽红，鼻腔可见较多黄稠分泌物，双肺可闻及散在固定细湿啰音及呼气干啰音。

【辅助检查】血常规：白细胞12.48×10⁹/L，中性粒细胞7.17×10⁹/L，淋巴细胞4.16×10⁹/L，血红蛋白112g/L，血小板201×10⁹/L，C反应蛋白19.69mg/L。

【辨证辨病】该患儿高热、咳嗽剧烈、气急喘促、鼻翼煽动，诊断为肺炎喘嗽病，喉间痰鸣，面赤唇干，流黄稠鼻涕，咽红，大便不畅，小便黄少，舌红苔腻，指纹深紫，证属痰热蕴肺。

【西医诊断】支气管肺炎。

【中医诊断】肺炎喘嗽－痰热蕴肺。

【治法】清热宣肺，化痰定喘。

【处方】常例开窍：开天门、推坎宫、推太阳、掐按总筋、分手阴阳各24次。

推五经（清四补一法）：清肺经 550 次，清脾经 300 次，再补脾经 150 次，清心经 400 次，清肝经 350 次，补肾经 200 次。

配穴：清大肠 150 次，清后溪 120 次，推六腑 150 次，水底捞明月、推天河水、打马过天河、开璇玑、推胸法，调中安中法 120 次，推背法，捏脊 3~5 次。

关窍：按肩井 2~3 次。

【二诊】2017 年 5 月 12 日：推拿 1 次后，患儿母亲诉患儿治疗回家后未再发热，但咳嗽较剧烈，晚上咳嗽时呕吐 1 次，呕出少许胃内容物和大量黏稠痰液，当晚睡眠较安稳，第二日精神胃口转好。现仍咳嗽痰鸣，稍气促，听诊双肺呼吸音稍粗，可闻及散在固定细湿啰音、痰鸣音。继续予上述推拿治疗，处方中去除水底捞明月、推天河水、打马过天河清热手法，加推背法至皮肤发红为度，以宣肺止咳化痰。

【三诊】2017 年 5 月 15 日：予继续推拿治疗 3 天后，患儿咳嗽痰鸣明显减轻，精神、食欲二便均可，听诊双肺呼吸音稍粗，咽喉部少许痰鸣音。继续予上述推拿治疗，处方中清脾经改补脾经 200 次以健脾化痰，加推三关 150 次以补气行气。

【四诊】2017 年 5 月 18 日：予继续推拿治疗 3 天后，患儿咳嗽痰鸣消失，听诊双肺未闻及明显干湿啰音。继以巩固推拿 2 次，处方中改清肺经为补肺经 350 次以补益肺气，补脾经 350 次，减清大肠、清后溪，加按揉足三里穴 100 次以调理脾胃、固护正气。随访 1 个月未复发。

【按语】肺炎喘嗽属肺系疾病，其归经施治应归属肺经，证型痰热蕴肺，治以清热宣肺，化痰定喘。五经配伍推治法以调理脏腑为主，其重点是清肺经；配穴清大肠、清后溪通利二便以泻火，推六腑、水底捞明月、推天河水、打马过天河意在大寒以清热泻火，开璇玑、推胸法、推背法宽胸理气、化痰平喘，调中安中法、捏脊以健脾益气、扶正固本。二诊推背法加强，以清热化痰。三诊重点在清肺、补脾，标本兼顾。四诊重点在补肺、补脾，固护正气。

小儿推拿对肺炎喘嗽主要是辅助治疗，临床以针对该病早期及恢复期的干预为主；或配合中药，推药结合治疗可收获良效。

哮喘

　　哮喘是小儿时期常见的肺系疾病，临床以发作性的哮鸣气促，呼气延长为特征。俗称"齁喘"。哮指声息言。哮必兼喘，故通称哮喘。包括西医学所称的喘息性支气管哮喘、支气管哮喘。

　　本病在春冬两季发病率较高，常反复发作，每因气候骤变而诱发，以夜间和清晨居多。病程越长，对患儿机体的影响则越大。随着小儿生长发育渐臻完善，发作可逐步减少，直至痊愈。

　　《素问·至真要大论》："诸气膹郁，皆属于肺。"哮喘乃肺气膹郁喘急、痞闷之证。小儿由于将息失慎，寒温失调，外感风寒、温热时邪，郁于肺卫，滞于肺络，如失表散，风痰不化，日久则结成顽痰，发为哮喘，正如《临证指南医案》："哮证亦由初感外邪，失于表散，邪伏于里，留于肺俞，故频发频止，淹缠岁月……"或因感冒风寒，过食酸咸，邪气不散，津不化气，致令生痰而哮喘，如《杂病源流犀烛》："哮证大都感于幼稚之时，客犯盐醋，渗透气脘，一遇风寒，便窒塞道路，气息急促……"或因风寒咳嗽，用药不当，施用酸涩收敛过早，致肺气不宣，痰液内结而成，故《医门法律》有"凡邪盛咳频，断不可用劫涩药"之戒；或堕入水中，水入口鼻，传之于肺，肺气受呛所致；亦如《医学入门》所说："水哮声，因幼时被水停蓄于肺为痰。"以上诸因哮喘，如经治疗，症虽暂缓，但病根未除，若遇风寒外侵，湿热内郁，痰火上攻，触动老痰，病即复发。《症因脉治》："哮病之因，痰饮留伏，结成窠臼，潜伏于内，偶有七情之犯，饮食之伤，或外有时令之风寒，束其肌表，则哮喘之证作矣。"患儿常以咳喘哮鸣，呼吸困难，颈脉怒张等症，而致烦躁不安，不能倚床平卧。此病往往阵发，尤以夜间发者为多。

───※ 诊断要点 ※───

● 常突然发作，发作之前，多有喷嚏、咳嗽等先兆症状。

● 发作时喘促，气急，哮鸣，咳嗽，甚者不能平卧、烦躁不安、口唇青紫。

● 查体可见桶状胸、三凹征，发作时两肺闻及哮鸣音，以呼气时显著，呼气延长。支气管哮喘如有继发感染，可闻及中细湿啰音。

● 血白细胞计数及分类检查，肺功能检查、胸部 X 线检查等有助于诊断。

❧ 治疗 ❧

（一）治疗原则

根据归经施治治则，哮喘归属肺经，治疗从肺入手，哮喘应坚持长期、规范、个体化的治疗原则，按发作期和缓解期分别施治。发作期当攻邪治标，分辨寒热虚实而随证施治。缓解期当扶正以治其本，以补肺固表，补脾益肾为主，调整脏腑功能，祛除生痰之因。

（二）辨证施治

❖ 发作期

【症状】喘咳哮鸣，呼吸困难，胸闷。偏热者兼见痰稠色黄，舌苔薄黄或黄腻，脉象滑数；偏寒者兼见咳痰清稀色白，舌苔薄白或白腻，脉象浮滑。

【治法】降气平喘，化痰止咳。

【操作】常例开窍：开天门、推坎宫、推太阳、按总筋、分阴阳各 24 次；

推五经：先清脾经 400 次，再补脾经 100 次，清肝经 350 次，清肺经 400 次；

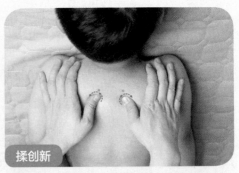
揉创新

配穴：揉创新、定喘、天突各 100 次，推胸法、揉乳旁、乳根各 100 次，推背法；

关窍：按肩井 2~3 次。

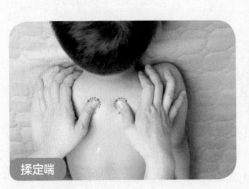
揉定喘

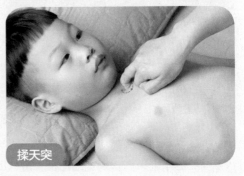
揉天突

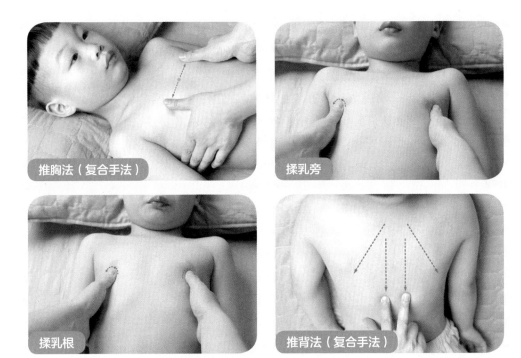

推胸法（复合手法）　揉乳旁

揉乳根　推背法（复合手法）

【临证加减】若偏热者加清天河水，清大肠；偏寒者加揉外劳，痰多者加揉丰隆。

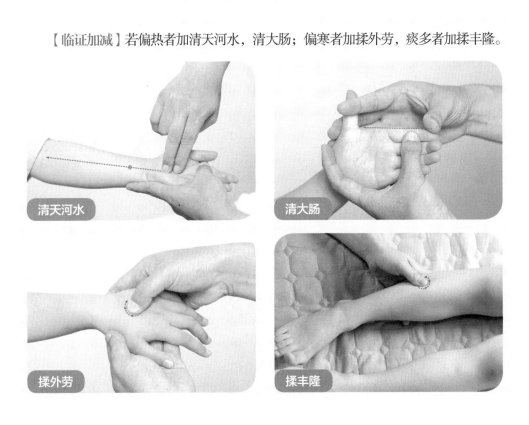

清天河水　清大肠

揉外劳　揉丰隆

【解析】常例开窍。推五经调理脏腑，根据归经施治治则，哮喘归属肺经，发作期属实证；五经配伍推治，重清肺经、脾经，以宣通肺气、化痰止咳；又因小儿生理特点为脾常不足，脾为后天之本，气血生化之源，脾属阴土，脾气常虚，脾阳常不足，清脾之后，亦应加补脾以调之；脾与肝关系密切，脾虚恐肝木乘脾，故补脾必清肝，脾实则土壅木郁，故清脾亦当清肝，且清肝经以防肝旺伤脾侮金。配穴揉天突，推胸法，揉乳旁、乳根，开璇玑，推背法宽胸宣肺，降气平喘，化痰止咳。按肩井关窍，关上治疗疾病之大门。

❖ 缓解期

【症状】易汗出，易感冒，食欲欠佳，痰多，动则心悸气促，夜间遗尿，舌淡苔白，脉细无力。

【治法】补益脾肺，固肾纳气。

【操作】开窍：开天门、推坎宫、推太阳、按总筋、分阴阳各24次；

推五经：补脾经300次，清肝经250次，补肺经350次，补肾经400次；

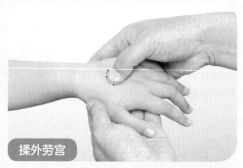
揉外劳宫

配穴：揉外劳宫100次，揉板门120次，调中安中法、揉丹田各150次，揉按足三里120次，推胸法，推背法，捏脊5遍；

关窍：按肩井3~5次。

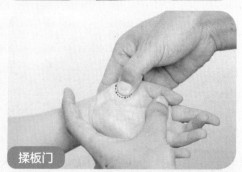
揉板门

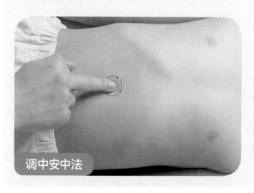
调中安中法

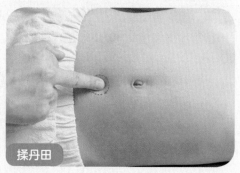
揉丹田

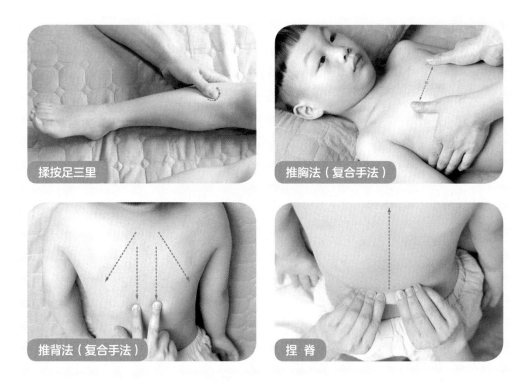

揉按足三里　　　　　推胸法（复合手法）

推背法（复合手法）　　　捏　脊

【解析】常例开窍。推五经调理脏腑，根据归经施治治则，哮喘归属肺经，缓解期属虚证，五经配伍推治，重在补肾、肺、脾三经治其本，断其伏痰，清肝经以防肝旺乘脾侮肺；配穴推胸法、推背法宽胸理气，宣肺化痰；调中安中法、揉板门、按揉足三里、捏脊健脾化湿；揉丹田、外劳温补阳气。按肩井关窍，关上治疗疾病之大门。

【注意事项】

居室宜空气流通，起居有常，寒温调适，避免各种诱发因素，如海鲜发物、冰冷饮料、花粉和油漆等特殊气味。饮食有节，宜食营养而清淡，发物须忌。平素注意扶正强身，尤以补肺，健脾为宜。

【小结】刘氏小儿推拿是治疗哮喘的重要辅助疗法，用于缓解期有扶正固本作用，发作期治疗除推拿外，应该选用相应的中西药和针灸等多种方法综合治疗。哮喘多因禀赋不足，肺脾肾虚，外感风寒、风热邪气所致，小儿推拿能够很好地改善幼儿体质，增强免疫力，对预防哮喘的发生有较好的作用。

附：小儿哮喘医案

患儿，男，5 岁，2014 年 10 月 22 日初诊。

【主诉】咳嗽、咳痰 2 日余。

【现病史】患儿反复咳喘 2 年余，平素易出汗，常易感冒，对牛奶、花粉过敏，有鼻炎病史。近日偶有咳嗽，咳痰色白清稀。饮食欠佳，大便 2~3 次 / 天，便质前硬后软，舌淡苔薄白，脉细而无力。

【查体及专科检查】患儿面色稍黄，咽淡红，扁桃体Ⅱ°肿大，呼吸音粗。

【辅助检查】暂无。

【辨证辨病】该患儿反复咳喘 2 年余，易汗出，易感冒，食欲欠佳，诊断为哮喘病缓解期。咳痰色白清稀，食纳欠佳，大便 2~3 次 / 天，便质前硬后软，舌淡苔薄白，脉细而无力，证属肺脾气虚。

【西医诊断】支气管哮喘。

【中医诊断】哮喘缓解期 – 肺脾气虚证。

【治法】补肺健脾，化痰平喘。

【处方】常例开窍：开天门、推坎宫、推太阳、掐按总筋、分手阴阳各 24 次。

推五经：补脾经 300 次，清肝经 200 次，清心经 150 次，补肺经 350 次，补肾经 200 次。

配穴：揉外劳宫 100 次，揉板门 120 次，按揉天突 100 次，推揉膻中 120 次，分胸部阴阳 24 次，揉中脘、丹田各 150 次，揉按足三里 120 次，推胸法，推背法（盐擦"八"字至发红），按揉脾俞、肾俞各 150 次，捏脊 5~8 遍。

关窍：按肩井 2~3 次。

每天 1 次，周末休息 2 天，持续治疗 1 个月。

【二诊】4 周后患儿家属诉患儿咳喘次数明显减少，必要时用沙美特罗氟替卡松粉吸入剂，1~2 天 / 次，夜间睡眠可，纳食尚可。

【三诊】2014 年 11 月 22 日复诊，患儿无咳嗽咳痰，自汗症状明显减轻，精神转佳，饮食好转，大便每日 1 次，便质正常。嘱患者再连续推拿 2 个月防止复发。

【按语】刘氏小儿推拿强调归经施治，哮喘归属肺经，该病为哮喘缓解期肺脾气虚证，治以补肺健脾，化痰平喘。五经配伍推治法，以补肺、脾、肾三经为重点以治其本，断其伏痰，清肝经以防肝旺乘脾侮肺；适当选择配穴强化对症治疗。配穴推胸法、推背法宽胸理气，宣肺化痰，调中安中法、揉板门健脾化痰，按揉足三里健脾益气，捏脊调理脏腑，提高患儿免疫功能；揉丹田、外劳温补阳气。复诊时患儿家属诉患儿咳喘次数明显减少。

　　小儿推拿在哮喘急性发作期可配合药物协同治疗；而针对哮喘缓解期的干预治疗，可有效改善肺功能，提高患儿体质，增强免疫力，可有效预防哮喘的发生。

口疮

口疮是婴儿时期常见的口腔疾患，临床以口颊、舌边、上腭、齿龈等处发生溃疡为特征。如发生于嘴唇两侧者，称为燕口疮；满口糜烂，舌红作痛者，称口糜。二者均可包括在口腔疾病范围之内，其发病原因和治疗方法，与口疮基本相同。相当于西医学口炎、口腔溃疡范畴。

本证在临床上有实证和虚证的区别。但小儿口疮临床以实证为多，虚证则较为少见。

《素问·至真要大论》说："火气内发，上为口糜。"《素问·气交变大论》说："岁金不及，炎火乃行，民病口疮。"这说明口疮、口糜都是火热所致。小儿由于将养失宜，衣被过暖，热从内生；或因过食辛辣香燥动火食物，热毒积于肠胃，蕴于心脾，积热上冲，蒸发于口舌，发为口疮、口糜；或因体质虚弱，胃阴不足；或因汤水过热，烫伤口腔黏膜；或因食物坚硬，刺伤口腔，兼之外受邪毒侵犯，都可发生本病。

诊断要点

● 常见齿龈、舌体、两颊、上腭等黏膜处出现黄白色溃疡、大小不等，甚则满口糜腐，疼痛流涎，进食困难，可伴发热或常有颌下臂核肿大、疼痛。

● 疱疹性口炎先见散在或成丛的小疱疹，周围有红晕，继而疱疹破溃形成溃疡。

● 口疮整个病程为 7~10 天。

● 血常规可见白细胞总数及中性粒细胞偏高或正常。

治疗

（一）治疗原则

根据归经施治治则，口疮归属脾经，治疗从脾入手，其实证治以清热解毒，清心泻脾；虚证治以滋阴降火，引火归原。

（二）辨证施治

❖ 实证

【症状】唇、颊、上腭黏膜、齿龈、舌面等处溃疡，糜烂程度重，或伴发热，脉浮数。

【治法】泻心清脾。

【操作】开窍：开天门、推坎宫、推太阳、按总筋、分阴阳各 24 次。

推五经：先清脾经 350 次，再补脾经 100 次，清心经 400 次，清肝经 300 次，补肺经 150 次，补肾经 200 次。

配穴：清大肠 200 次，推六腑 90 次，推三关 30 次，水底捞明月、推天河水、推后溪各 120 次。

关窍：按肩井 2~3 次。

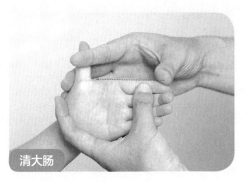

清大肠

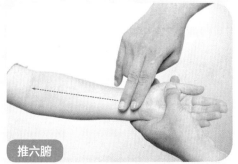

推六腑

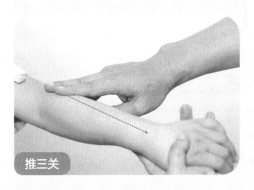

推三关

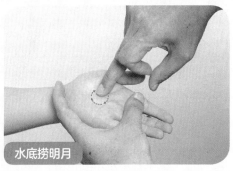

水底捞明月

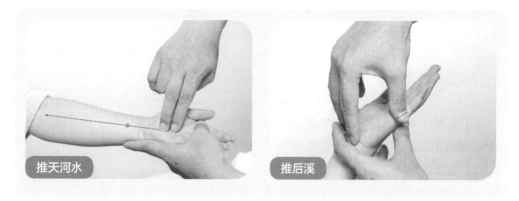

【临证加减】若大便干结不通，加推下七节。兼见食欲减少，腹胀者加消食导滞法，捏脊、掐四横纹。

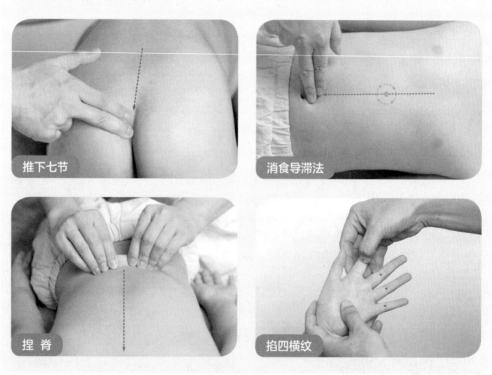

【解析】常例开窍。推五经调理脏腑，根据归经施治治则，口疮归属脾经，用五经配伍推治法调理脏腑，其中实证，清心脾二经泻心清脾为主，次清肝经助清热之功，又能防止肝旺乘脾土；补脾、肺、肾三经补阴液而治未病；清大肠、

后溪，通利二便以泻火；推六腑、水底捞明月、推天河水性凉清实热，配三关以防过凉伤正；按肩井关窍，关上治疗疾病之大门。

❖ **虚证**

【症状】病程长，舌质红、苔少，脉细数及口疮疼痛不甚。

【治法】滋阴降火。

【操作】开窍：开天门、推坎宫、推太阳、按总筋、分阴阳各24次。

推五经：先清脾经200次，再补脾经100次，清肝经200次，清心经150次，补肺经150次，补肾经350次。

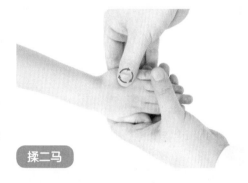

揉二马

配穴：揉二马120次，清后溪100次，揉按涌泉120次。

关窍：按肩井2~3次。

鹅口疮可参照口疮辨证推治。

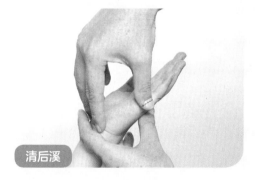

清后溪

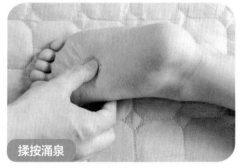

揉按涌泉

【解析】常例开窍。推五经调理脏腑，根据归经施治治则，口疮归属脾经，用五经配伍推治法调理脏腑，其中口疮虚证推五经以补肾经为主法，配揉二马为补肾滋阴之要法，脾为后天之本，气血津液生化之源，故补脾经健脾助运以生津液，先清脾经以处虚热；清肝经、清心经清心除烦；补肺经以防肝旺伤肺经；按揉涌泉引火下行，按肩井关窍，关上治疗疾病之大门。

【注意事项】

1. 哺乳期母亲不宜过食辛辣香燥之品等刺激食物，宜多食新鲜蔬菜和水果。

2. 注意保持小儿口腔清洁，防止口腔黏膜破损。常用淡盐水漱口；可用冰硼散、西瓜霜喷剂涂搽口腔患处；可用玄参、麦冬、金银花、薄荷等泡水作茶饮。

3. 餐具应煮沸消毒，避免感染。

4. 体质虚弱的小儿应注意营养及护理。

5. 对急性热病、久病、久泻患儿应经常检查口腔，防止发生口疮。

【小结】 刘氏小儿推拿强调归经施治，口疮归属脾经，治疗泻心清脾或滋阴降火，临床治疗有一定效果；针对口疮反复发作者，可配合中药内服或局部用药共同治疗。口疮临床上需与鹅口疮、手足口病等进行鉴别。

附：小儿口疮案

患儿，女，2 岁 6 个月，湖南武冈人。2018 年 1 月 10 日初诊。

【主诉】 舌体肿大，舌面紫红及点状血色疱疹，伴食欲减退 3 个月余。

【现病史】 患儿近半年来，喜食 QQ 糖、辣条，一天数包，渐致舌面紫红出现疱疹，遂至当地人民医院就诊，诊断可疑为舌血管瘤，建议患儿择期行激光治疗，考虑患儿太小，其母亲不愿接受激光，希望运用中医进行治疗，但患儿舌体肿大，进食中药困难，遂来我科就诊。现症见：舌面布满暗红色点状疱疹，周围绕以红晕，灼热隐痛，面赤唇红，间断流口水，烦躁不安，纳差，不伴发热，大便干结，小便短黄。舌紫红，有红刺，苔黄腻，指纹紫。

【查体及专科检查】 舌面布满暗红色点状疱疹，周围绕以红晕，灼热隐痛，面赤唇红，咽淡红，舌紫红，有红刺，苔黄腻，指纹紫。

【辅助检查】 无。

【辨证辨病】 该患儿舌面布满暗红色点状疱疹，周围绕以红晕，灼热隐痛，诊断为口疮病，面赤唇红，烦躁不安，纳差，不伴发热、大便干结、小便短黄。咽淡红，舌紫红，有红刺，苔黄腻，指纹紫，证属心脾积热。

【西医诊断】 可疑舌血管瘤。

【中医诊断】 口疮 – 心脾积热型。

【治法】 清心泻脾。

【处方】 常例开窍：开天门、推坎宫、推太阳、掐按总筋、分手阴阳各 24 次。

推五经：清脾经 350 次，再补脾经 100 次，清肝经 200 次，清心经 300 次，补肺经 150 次，补肾经 150 次。

配穴：清大肠 200 次，清后溪 100 次，掐四横纹 100 次，推六腑 90 次，推三关 30 次，推天河水 30 次，揉中脘（消导法）100 次，摩腹 50 次，揉肺俞 20 次，捏脊 5 次。

关窍：拿按肩井 2~3 次。

【复诊】连续治疗 10 天后，患儿症状改善，患儿口腔内疱疹消退大半，疼痛减轻，面色红润，纳食一般，夜寐尚可，二便正常，舌色淡紫，少量点刺，苔薄白腻，指纹淡紫。后嘱患儿清淡规律饮食，忌辛辣生冷，每周推治 1~2 次。

【按语】刘氏小儿推拿强调归经施治，口疮归属脾经，该病例因饮食不当导致口疮属心脾积热型，治以清心泻脾。五经配伍推治法整体调理脏腑，其中以清心、脾经为主，次清肝经，稍补肺经；配穴中，肺与大肠相表里，故予以清大肠以通腑气，清后溪以通利小便泻火，掐四横纹可行气导滞、清热除烦，推六腑、推天河水性凉清实热，推三关以防过凉伤正，且三关、六腑并用有平衡阴阳的作用，予揉中脘（消导法）、摩腹以消积导滞，降气通便，有通腑泄热之意，揉肺俞以化痰退热，捏脊调理气血，培育元气，按肩井关窍，利于畅通经穴、调整阴阳，有利于驱邪外出。

口疮尤其伴有流涎者，本流派推拿重在调脏腑，祛心脾之热，临床治疗有一定效果；针对口疮反复发作者，可配合中药内服或局部用药共同治疗。

呕吐

呕吐是因胃失和降，胃气上逆，以致乳食由胃中上逆经口而出的一种常见病证。本证发生无年龄和季节的限制，而以婴幼儿及夏季易于发生。凡内伤乳食、大惊卒恐，以及其他脏腑疾病影响到胃的功能，均可致胃气上逆而引起呕吐。此外，小儿哺乳后，乳汁自口角溢出，称之为"溢乳"，多为乳哺过量或过急所致，宜注意改善哺乳方法，并非病态。呕吐可见于西医学多种疾病过程中，本节所述者，主要是消化功能紊乱所致呕吐。

小儿呕吐最早见于《内经》，记载曰："脾虚则泻，胃虚则吐。食滞于胃口者为吐，食滞于大小肠者为泻"，"夫呕吐者，今逆而上行，故作呕吐。其证有声有物谓之呕；有物无声谓之吐。"巢元方《诸病源候论·脾胃诸病》云："呕吐者，皆脾胃虚弱，受于风寒所为也，若风邪在胃则呕，膈间有停饮，胃内有久寒则呕而吐。"在《内经》总基础上认识到呕吐分为脾胃虚弱、寒邪克胃，停饮及外感邪气。李东垣认为，尽管呕吐的病机和症状表现各不相同，但始终不离于胃，"夫呕吐哕者，皆属于胃，胃者总司也"。本病主要病因责之于小儿胃腑小而且薄弱，若喂养不当，乳食过多；或进食过急，较大儿童恣食生冷厚腻等不易消化食物，蓄积胃中，则致中焦壅塞，以致胃不受纳，脾失健运，气机升降失调，胃气上逆而呕吐；或因乳母过食炙煿辛辣之物，乳汁蕴热，儿食母乳，以致热积于胃，热积胃中，胃气上逆而呕吐；或先天禀赋不足，脾胃素虚；或乳母平时喜食寒凉生冷之品，乳汁寒薄，儿食其乳，脾胃受寒；或小儿恣食瓜果生冷，冷积中脘，或患病后寒凉克伐太过，损伤脾胃，皆可致脾胃虚寒，胃气失于和降而呕吐。

❖ 诊断要点 ❖

● 病史：有明显伤食史或食生冷辛辣之物史。

● 症状：呕吐物为乳块或是不消化食物，不思饮食等。

<hr />

治疗

（一）治疗原则

呕吐病位在脾胃，治疗以和胃降逆止呕为原则。根据其病因病机表现，本病大致分为乳食积滞、胃中积热、脾胃虚寒三型，分别以消食导滞、清热和胃、温中散寒为治则。

（二）辨证施治

❖ 乳食积滞

【症状】呕吐物多为酸臭乳块或不消化食物，不思乳食，口气臭秽，脘腹胀满，吐后觉舒，大便秘结或泻下酸臭，舌质红，苔厚腻，脉滑数有力，指纹紫滞。

【治法】消食导滞，和中降逆。

【操作】常例开窍：开天门、推坎宫、推太阳、按总筋、分阴阳各 24 次。

推五经：清脾经 200 次，后补脾经 100 次，清肝经 250 次，清心经 150 次，清肺经 100 次，补肾经 200 次。

配穴：止呕主穴：推天柱 100 次，揉板门 90 次；消食导滞穴：推大肠 100 次，揉中脘（消导法）、足三里各 90 次；若便秘腹胀甚者，加推下七节、摩腹；兼见食纳不佳加掐四横纹、捏脊。

关窍：按肩井 2~3 次。

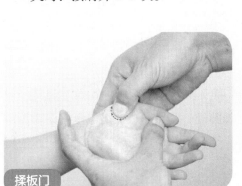

推天柱

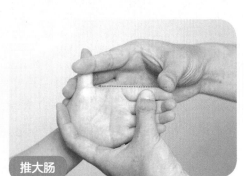

揉板门

推大肠

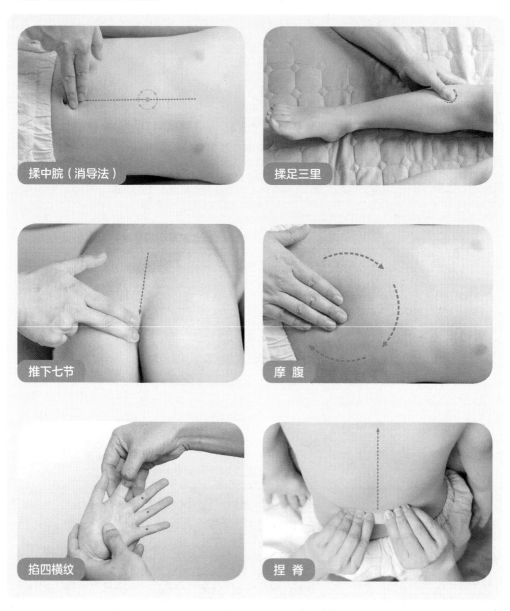

揉中脘（消导法）

揉足三里

推下七节

摩腹

掐四横纹

捏脊

【解析】常例开窍，以打开治疗之门。推五经以调理脏腑，重点清脾经，清后加补。清肝经、清心经以防肝旺火动；补肺经、肾经，按揉足三里以助脾胃运化；推大肠、揉中脘，通腹消积导滞；推天柱、板门降逆止呕，效果更佳；按肩井关窍，关闭治疗之门。

❖ 胃中积热

【症状】食入即吐，呕吐频繁，呕秽声宏，吐物酸臭，口渴多饮，面赤唇红，烦躁少寐，大便臭秽，或秘结，小便黄短，舌红苔黄，脉滑数，指纹紫滞。

【治法】清热和胃，降逆止呕。

【操作】常例开窍：开天门、推坎宫、推太阳、按总筋、分阴阳各24次。

推五经：清脾经350次（清后加补），清肝经300次，清心经250次，清肺经300次，补肾经200次。

配穴：和胃降逆止呕主穴：推天柱、揉板门、中脘、足三里各90次。通利二便以清热泻火主穴：清大肠经、后溪各60次，推六腑60次。捏脊3~5遍。

关窍：按肩井2~3次。

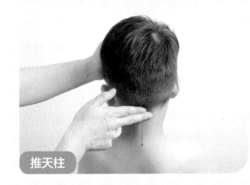
推天柱

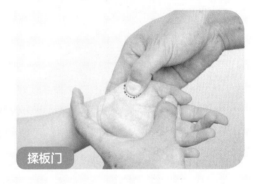
揉板门

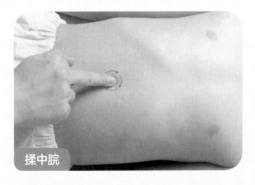
揉中脘

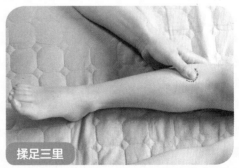
揉足三里

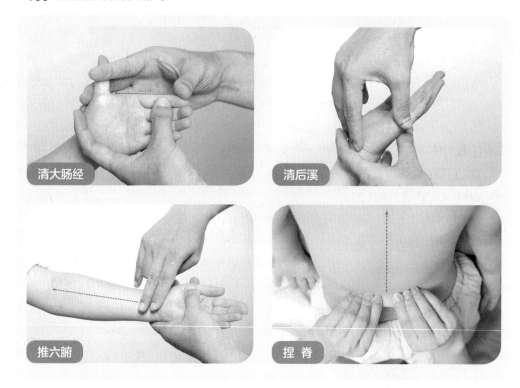

清大肠经　　　　　清后溪

推六腑　　　　　捏脊

【解析】常例开窍，以打开治疗之门。推五经用"清四补一"法，清热为主，其中，清脾经以达清脾胃积热之效，因小儿脾常不足，脾经宜清后加补，以防清太过伤正而调之。配推天柱、板门、按揉足三里，揉中脘健脾和中，和胃降逆止呕；清大肠、后溪，推六腑通利二便，有加强清热泻火之功；按肩井关窍，关闭治疗之门。

❖ 脾胃虚寒

【症状】食后良久方吐，或朝食暮吐，暮食朝吐，吐物多为清稀痰水或不消化乳食残渣，伴面色苍白，精神疲倦，四肢欠温，食少不化，腹痛便溏，舌淡苔白，脉迟缓无力，指纹淡。

【治法】温中散寒，和胃降逆。

【操作】常例开窍：开天门、推坎宫、推太阳、按总筋、分阴阳各24次。

推五经：补脾经300次，清肝经250次，清心经100次，补肺经200次，补肾经150次。

配穴：揉外劳 200 次，揉中脘 300 次，揉足三里 80 次，推天柱 100 次，推板门 100 次，推三关 90 次，推六腑 30 次。捏脊 3~5 遍。

关窍：按肩井 2~3 次。

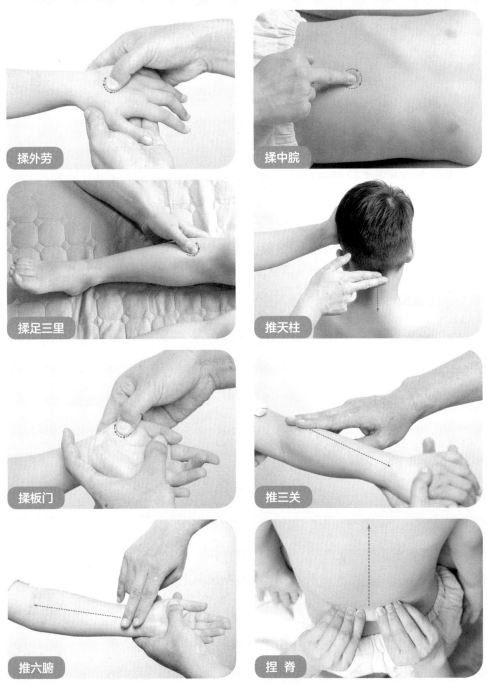

【解析】常例开窍，打开治疗之门。推五经以补脾经为主，达温中散寒，健脾益气之效；肝木克脾土，清肝经以疏肝理脾，防肝旺乘脾；补肺、肾二经益气温阳，助脾温化。兼按揉足三里，揉中脘以健脾和胃，温中散寒，降逆止呕；揉外劳、推三关温阳散寒以加强温中作用，推六腑调理脏腑之气；推天柱、板门和胃降逆，善止一切呕吐；按肩井关窍，关闭治疗之门。

【注意事项】

1.哺乳时不宜过急，以防空气吞入；哺乳后，将小儿竖抱，轻拍背部，使吸入的空气排出，然后再让其平卧。

2.喂养小儿时，食物宜清淡而富有营养，不进辛辣、炙煿和有腥臊膻臭异味的食物、饮料等。

3.饮食清洁卫生，不吃腐败变质食品，不恣食生冷饮食。防止食物及药物中毒。

4.呕吐者应有专人护理，安静休息，消除恐惧心理，抱患儿取坐位，头向前倾，用手托扶前额，使呕吐物吐出畅通，避免呛入气管。

5.呕吐较轻者，可进少量易消化流质或半流质食物，较重者应暂禁食4~6小时，然后用生姜汁少许滴入口中，再饮米汁。必要时补液治疗。

【小结】呕吐是功能的一种本能反应，也是脾胃疾患的一个常见证候，可见于许多疾病中，如幽门梗阻和肠梗阻及其他各种急腹症、颅脑疾病、感染性疾病、药物和食物中毒等。在排除其他器质性病变情况下，针对消化功能紊乱、消化不良等，小儿推拿可作为呕吐治疗的首选方法，且疗效较好。呕吐较重者，可配合中西药物治疗，并适当补液治疗。

附：小儿呕吐医案

饶某某，男，2岁8月，2018年6月11日初诊。

【主诉】呕吐1天。

【现病史】患儿1天前吃大量零食及肉食后出现呕吐，呕吐物为未消化食物，不思乳食，口气臭秽，脘腹胀满，吐后觉舒，大便未解，小便正常，舌质红，苔厚腻，指纹紫滞。

【查体及专科检查】形体中等，腹部无压痛及反跳痛，有轻微胀气。

【辨证辨病】该患儿以呕吐为主证，诊断为呕吐，患儿有伤食史，以呕吐物为未消化食物，不思乳食，口气臭秽，脘腹胀满，吐后觉舒，大便未解，小便正常，舌质红，苔厚腻，指纹紫滞为主症，辨证为乳食积滞。

【西医诊断】消化功能紊乱。

【中医诊断】呕吐　乳食积滞证。

【治法】消食导滞，和中降逆。

【处方】常例开窍：开天门、推坎宫、推太阳、掐按总筋、分手阴阳各24次。

推五经：清脾经200次，后补脾经100次，清肝经250次，清心经150次，补肺经100次，补肾经200次。

配穴：推天柱100次，揉板门90次；推大肠100次，揉中脘（消导法）、足三里各90次；推下七节，摩腹，捏脊3~5遍。

关窍：按肩井2~3次。

【二诊】2018年6月12日：患儿昨日推拿治疗回家后即解酸臭大便，呕吐次数明显减少，食欲增加。嘱继续推拿治疗，清淡饮食。

【按语】刘氏小儿推拿强调归经施治，呕吐归属脾经，该患儿有明显伤食病史，结合症状，辨证属乳食积滞证。治以消食导滞，和中降逆，重在止呕的同时消积导滞，明确病因，辨证论治，积滞消除，症状随即好转。

呕吐是本流派优势病种之一，主要是针对胃肠功能紊乱所致的呕吐，辨证准确，尽早干预，临床疗效较好。本流派止呕重要手法有点按天突、推刮天柱骨。如素体脾虚，反复呕吐清水痰涎者，治疗重在调脏腑，以补脾为要，长期治疗可收到满意疗效。

腹痛

　　腹痛，是小儿常见的一种临床病症，以胃脘以下、耻骨毛际以上部位疼痛为主要临床特征。其中发生在胃脘以下，脐部以上部位的疼痛称为大腹痛；发生在脐周部位的疼痛，称为脐周痛；发生在小腹两侧或一侧部位的疼痛，称为少腹痛；发生在下腹部正中部位的疼痛，称为小腹痛。本节主要论述功能性腹痛。

　　《素问·举痛论》曰："寒气客于肠胃之间，膜原之下，血不得散，小络急引故痛。"《金匮要略·腹满寒疝宿食病脉证治》："病者腹满，按之不痛为虚，痛者为实。"临床上小儿腹痛常见寒痛、伤食痛、虚寒痛。

诊断要点

- 患儿可有外感寒邪、伤于乳食、脾胃虚寒、情志不畅等病史或诱因。
- 胃脘部、脐周、小腹两侧或一侧部位、下腹部疼痛。腹痛时作时止、时轻时重，常有反复发作、发作后自行缓解的特点。疼痛性质可有隐痛、钝痛、胀痛、刺痛等。伴随腹痛出现的症状不多，可有啼哭不宁、腹胀等。
- 血、尿、便常规，腹部超声检查等有助于临床诊断及鉴别诊断。腹部穿刺、胃镜、腹腔镜、CT 等检查可根据病情及临床需要选择。

治疗

（一）治疗原则

　　本病以调理气机、疏通经脉为基本治则。根据不同病因分别以温中散寒、消食导滞、温补脾肾等法。

（二）辨证施治

❖ 寒痛

【症状】腹痛急暴，阵阵发作，痛处喜暖，得温则舒，遇寒痛甚，肢冷，小便清长，舌淡红，苔白滑，脉沉弦紧或指纹红。

【治法】温中散寒，理气止痛。

【操作】常例开窍：开天门、推坎宫、推太阳、按总筋、分阴阳各 24 次。

推五经：补脾经 300 次，清肝经 250 次，补心经 100 次，清心经 50 次，补肺经 150 次，补肾经 200 次。

配穴：揉外劳 80 次，掐揉一窝风 50 次，揉中脘、肚脐、摩腹各 200 次，拿肚角 4~5 次，按揉足三里 40 次，捏脊 3~5 遍。

关窍：按肩井 2~3 次。

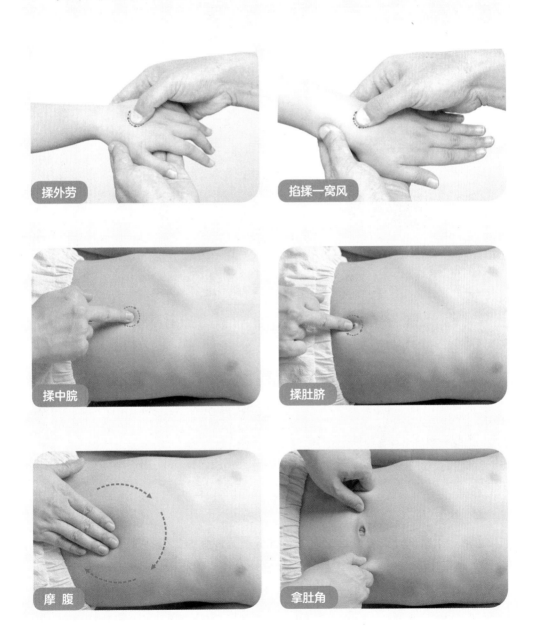

揉外劳　掐揉一窝风

揉中脘　揉肚脐

摩腹　拿肚角

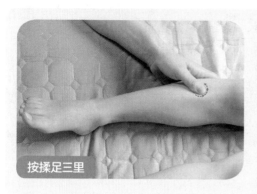

按揉足三里

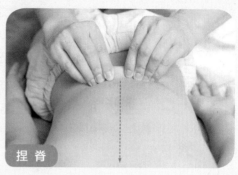

捏　脊

【临证加减】兼呕吐加推天柱 30 次，揉板门 60 次；兼腹泻加揉龟尾 100
次，推上七节 60 次。

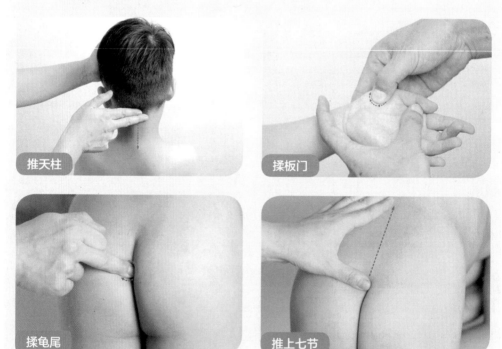

推天柱

揉板门

揉龟尾

推上七节

【解析】常例开窍打开治疗之门。推五经调理脏腑，以补脾经为主，达温中
散寒，理气止痛之功；心火为脾土之母，补心经，温心阳以补脾阳，温中散寒，
心常有余，补后加清以防心火过旺耗伤阴液；补肺肾二经以健脾益气；肝木克脾

土，清肝经以防肝旺乘脾。配穴揉中脘、肚脐、足三里，摩腹加强温中健脾之功；再配揉外劳助阳散寒；掐揉一窝风，拿肚角理气止痛。按肩井关窍，以关闭治疗之门。

❖ **伤食痛**

【症状】脘腹胀满，疼痛拒按，不思乳食，嗳腐吞酸，粪便秽臭，舌淡红，苔厚腻，脉象沉滑或指纹紫滞。

【治法】消食导滞，和中止痛。

【操作】常例开窍：开天门、推坎宫、推太阳、按总筋、分阴阳各24次。

推五经：清脾经300次，后加补脾150次，清肝经250次，清心经100次，补肺经150次，补肾经200次。

配穴：清大肠90次，掐揉四横纹3~4次，揉板门60次，揉中脘（消导法）200次，摩腹各120次，拿肚角4~5次，揉按足三里100次，捏脊5~8遍。

关窍：按肩井2~3次。

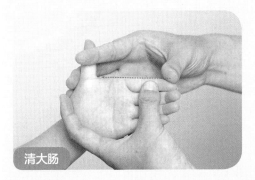

清大肠

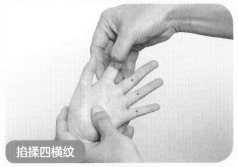

掐揉四横纹

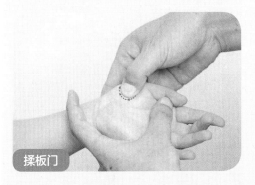

揉板门

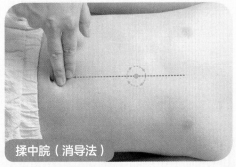

揉中脘（消导法）

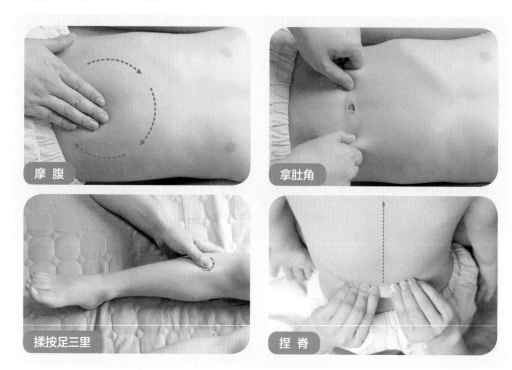

摩 腹

拿肚角

揉按足三里

捏 脊

【临证加减】兼呕吐加推天柱 30 次，横纹推向板门 60 次；兼腹胀满，便秘加推下七节 60 次，揉龟尾 100 次；兼积滞日久发热者，加推六腑 90 次，清天河水 60 次。

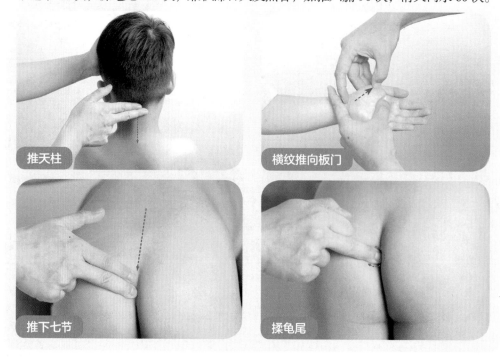

推天柱

横纹推向板门

推下七节

揉龟尾

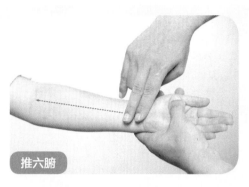

推六腑

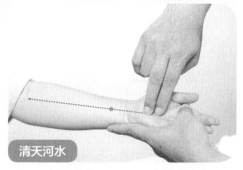

清天河水

【解析】常例开窍，打开治疗之门。推五经调理脏腑，以清脾经为主，达消食导滞，理气止痛之效，小儿脾常不足，故脾经清后加补；清肝经疏肝理脾，以达和中止痛之功；清心经以助防积滞之实热；补肺肾二经以健脾益气，以助消食导滞。配穴揉板门、掐揉四横纹、揉中脘、摩腹、按揉足三里、捏脊加强健脾和胃，消食导滞，理气止痛之功；清大肠、揉按天枢以疏调胃肠积滞；拿肚角止痛；按肩井宣通气血，关窍以关闭治疗之门。

❖ 虚寒腹痛

【症状】腹痛绵绵，时作时止，痛处喜温喜按，面白少华，手足清冷，脉沉缓或指纹淡红。

【治法】温补脾肾，益气止痛。

【操作】常例开窍：开天门、推坎宫、推太阳、按总筋、分阴阳各 24 次。

推五经：补脾经 350 次，清肝经 250 次，补心经 150 次，后清心经 50 次，补肺经 200 次，补肾经 300 次。

配穴：揉外劳 100 次，推三关 90 次，掐四横纹 4~5 次，揉中脘、摩腹各 200 次，按揉足三里 80 次，揉丹田、肚脐各 100 次，捏脊 5~8 遍。

关窍：按肩井 2~3 次。

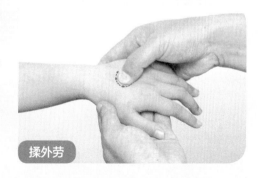

揉外劳

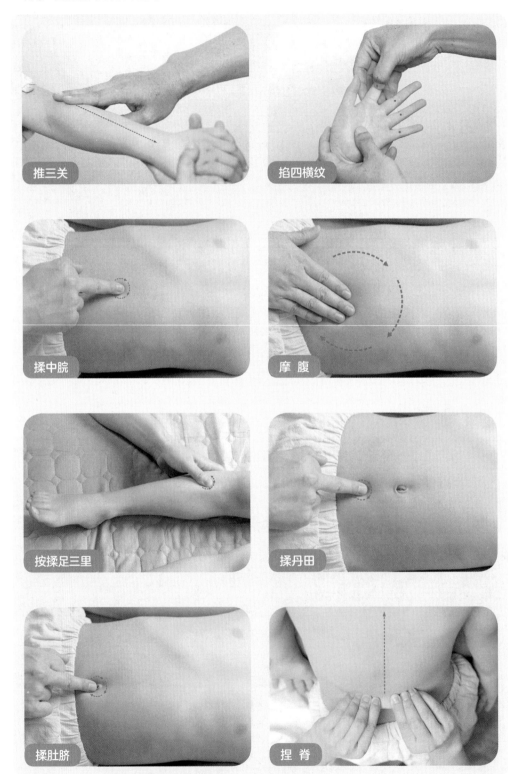

推三关

掐四横纹

揉中脘

摩腹

按揉足三里

揉丹田

揉肚脐

捏脊

【临证加减】兼腹泻，加揉龟尾 100 次，推上七节 60 次。

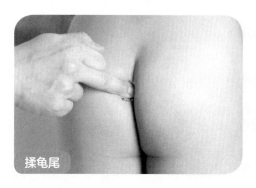

揉龟尾

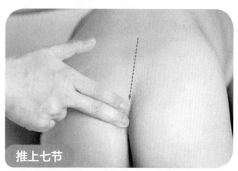

推上七节

【解析】常例开窍，打开治疗之门。推五经调理脏腑，以补脾肾二经为主，温补脾肾阳气，益气以止痛；心火为脾土之母，故次补心经以助脾阳，小儿心常有余，故心经补后加清；肝木克脾土，清肝经达疏肝理脾之效，以防肝火旺乘脾土。配穴揉外劳、推三关、揉丹田温补脾肾之阳气，加强益气止痛之功；揉中脘、肚脐、足三里、摩腹、捏脊、掐四横纹健脾和胃，温中散寒，增进食欲；按肩井关窍，关闭治疗之门。

【注意事项】

1. 注意饮食卫生，勿多食生冷食物；注意气候变化，防止感受外邪，避免腹部受凉；餐后稍事休息，勿作剧烈运动。

2. 剧烈或持续腹痛者应卧床休息，随时查腹部体征，并做必要的其他辅助检查，以免贻误病情。

3. 根据病因，给予相应饮食调护。消除患儿恐惧心理。

4. 小儿推拿在治疗寒痛及虚寒痛时，可配合使用艾灸灸神阙，效果更理想；对于伤食痛可配合应用健脾助运贴敷或者口服健脾消食的中药能够更好地缓急止痛。

【小结】导致腹痛的原因很多，由于婴幼儿不能语言表达或语言表达不正确而多表现为哭闹，诊断时需要细心、有耐心。推拿对于一般功能性腹痛疗效较好。虫积所致的腹痛，必须配合使用驱虫药；有些器质性病变也可引起腹痛如肠梗阻、急性阑尾炎、急性胆囊炎等，注意鉴别，并及时采用中西医结合方法治疗。

附：小儿腹痛医案

刘某，男，4岁，2017年5月31日初诊。

【主诉】腹部疼痛1天。

【现病史】患儿昨日贪食粽子，夜间感腹部不适哭吵，予丁桂儿脐贴贴敷肚脐后，效果不佳，抚摸腹部症状可稍缓解，今晨起感腹痛，大便不解而来就诊。既往体虚易感，常诉说腹痛，但一般可自行缓解。现症见：腹痛，情绪不安，大便未解，小便可。舌淡红，苔白腻，脉数。

【查体及专科检查】腹肌紧张，上腹部压痛，肠鸣音正常。麦氏点、胆囊点无压痛、反跳痛。

【辅助检查】腹部彩超（2017年5月31日）未见异常。血常规（2017年5月31日）：白细胞9.19×10^9/L，中性粒细胞51%，淋巴细胞46%，血红蛋白113g/L，血小板计数221×10^{12}/L，C反应蛋白9.0mg/L。

【西医诊断】功能性消化不良。

【中医诊断】腹痛－伤食痛。

【治法】消食导滞，行气止痛。

【处方】常例开窍：开天门、推坎宫、推太阳、掐按总筋、分手阴阳各24次。

推五经：清脾经300次，清后加补脾经100次，清肝经250次，清心经100次，补肺经150次，补肾经200次。

配穴：清大肠90次，掐揉四横纹3~4次，揉板门60次，揉中脘（消导法）200次，揉按天枢、摩腹各120次，拿肚角4~5次，揉按足三里100次，推下七节30次，揉龟尾60次，捏脊5~8遍。

关窍：按肩井2~3次。

每日1次，连续3次后饮食、睡眠、大便如常；继而加推5次具有调理脾胃功能的保健推拿。嘱家属合理饮食喂养。

【按语】刘氏小儿推拿强调归经施治，腹痛归属脾经，该患儿以腹部疼痛为主症，辨病属腹痛范畴，主要是伤食致脏腑气机阻滞，经脉闭阻，"不通则痛"，治以消食导滞，行气止痛，重在清脾经以消食导滞，清后加补以顾护脾胃之气，防止伤正。本医案中患儿素体虚弱，卫外不固，反复受邪，肺病易传变至脾，肠系膜淋巴结炎常发生于上呼吸道感染后，脏腑失于温养，脉络凝滞，而发为腹痛，故平素可行保健推拿，调理脾胃，扶助正气，以断其根。

小儿推拿主要是针对功能性腹痛，尤其是胃肠功能紊乱所致，临床推拿效果较好。本流派的复式操作法"推腹法"，常用于小儿腹痛的治疗；腹痛急性发作时，可用拿肚角缓解疼痛，但因手法刺激性强，一般作为结束手法。

泄泻

泄泻，是小儿常见病之一，以大便次数增多、粪质稀薄或如水样为特征。本病一年四季均可发生，以夏秋季节发病率为高，2岁以下小儿发病率高，年龄越小，发病率越高。西医学称为腹泻，病因分为感染性腹泻和非感染性两类。

本病主要是由于婴幼儿脾常不足，易于感受外邪、伤于乳食，或脾肾阳虚，导致脾病湿盛而发生泄泻，无论何种原因引起的泄泻，其主要病位均在脾胃。因胃主受纳腐熟水谷，脾主运化水湿和水谷精微，若脾胃受病，则饮食入胃之后，水谷不化，精微不布，清浊不分，合污而下，致成泄泻。常见证型有：湿热泻、寒湿泻、脾虚久泻、吐泻兼作四种。

诊断要点

- 有乳食不节、饮食不洁，或感受外邪病史。
- 大便次数明显增多，严重者达每日10次以上。大便呈淡黄色或清水样；或夹奶块、不消化物，如蛋花汤状；或黄绿稀溏；或色褐而臭，夹少量黏液。同时可伴有恶心、呕吐、纳减、腹痛、发热、口渴等症。重症泄泻，可见小便短少，精神烦躁或萎靡，皮肤干瘪，眼窝、囟门凹陷，啼哭无泪等脱水症状，以及口唇樱红，呼吸深长，腹部胀满，四肢逆冷等症。
- 大便常规检查可有脂肪球或少量白细胞、红细胞。大便病原学检查可有轮状病毒等病毒检测阳性，或致病性大肠埃希菌等细菌培养阳性。

治疗

（一）治疗原则

泄泻病位在脾胃，治疗以运脾化湿为基本法则，实证以祛邪为主，虚证以扶正为主。根据其病因病机表现，本病大致分为湿热泻、寒湿泻、脾虚泻、吐泻兼作四型，分别以清热利湿、调中止泻，温中散寒、化湿止泻，健脾益气、温阳止泻，清泄肠胃湿热为法。

（二）辨证施治

❖ 湿热泻

【症状】大便水样，或如蛋花汤样，泻下急迫，量多次频，气味秽臭，或见少许黏液，腹痛时作，恶心呕吐，或发热烦躁，口渴尿黄，舌质红，苔黄腻，脉滑数，指纹紫。

【治法】清热利湿，调中止泻。

【操作】常例开窍：开天门、推坎宫、推太阳、按总筋、分阴阳各24次。

推五经：清脾经300次，清肝经250次，清心经200次，清肺经100次，补肾经150次（五经用"清四补一"法）。

配穴：清大肠200次，清后溪150次，推六腑120次，推三关40次，按揉足三里、揉中脘各120次，揉脐200次，拿肚角3~5次，揉龟尾100次。按肩井2~3次。

关窍：按肩井2~3次。

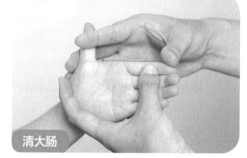

清大肠

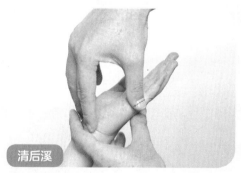

清后溪

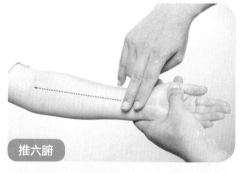

推六腑

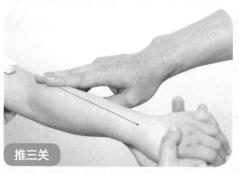

推三关

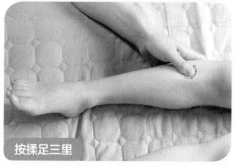

按揉足三里

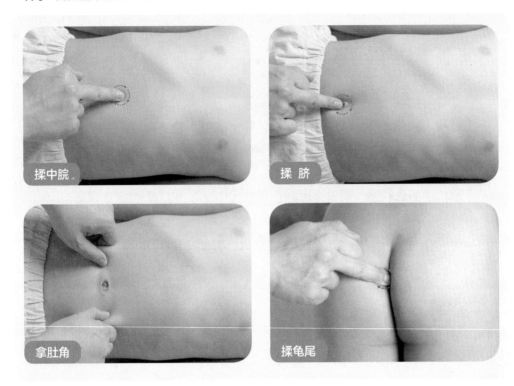

揉中脘　　揉脐　　拿肚角　　揉龟尾

【临证加减】若大便泻下不畅，有里急后重感，加推下七节；若患儿泻势急迫且病情较重者，推擦肺俞至发红，再结合针刺肺俞放血治之。

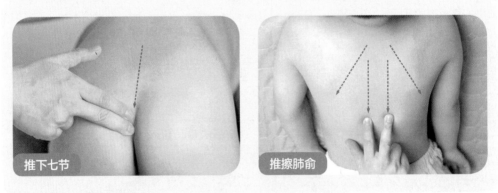

推下七节　　推擦肺俞

【解析】常例开窍，五经用"清四补一"法，以清热为主，重清脾经以清中焦湿热为主，清大肠、后溪，推六腑清利湿热；按揉足三里、中脘、肚脐，拿肚角、揉龟尾，调中理气止痛止泻；按肩井关窍。

❖寒湿泻

【症状】大便清稀、夹有泡沫，臭气不甚，肠鸣腹痛，或伴恶寒发热，鼻流清涕，咳嗽，舌质淡，苔白腻，脉浮缓或浮紧，指纹淡红。

【治法】温中散寒，化湿止泻。

【操作】常例开窍：开天门、推坎宫、推太阳、按总筋、分阴阳各24次。

推五经：补脾经300次，清肝经250次，清心经100次，补肺经150次，补肾经200次。

配穴：清大肠150次，揉外劳100次，摩腹2分钟，按揉足三里60次，揉中脘150次，揉脐200次，按揉龟尾100次，推上七节50次，揉肺俞至发红。

关窍：按肩井2~3次。

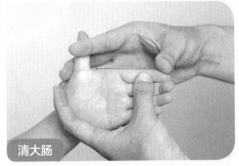
清大肠

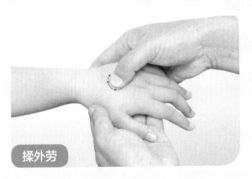
揉外劳

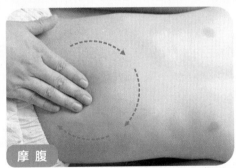
摩　腹

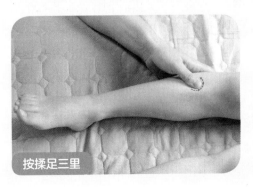
按揉足三里

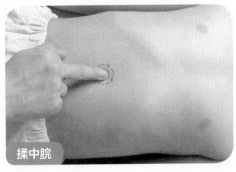
揉中脘

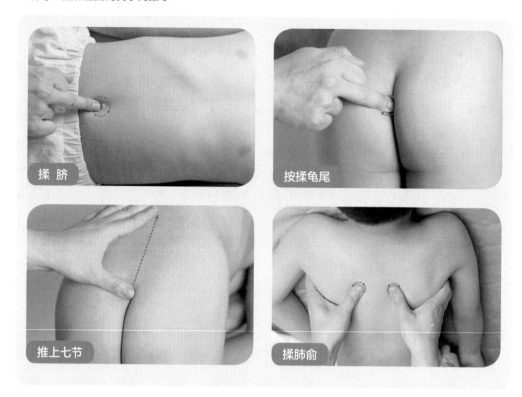

揉脐

按揉龟尾

推上七节

揉肺俞

【解析】常例开窍，调理脏腑。其中重补脾经，摩腹，揉中脘、足三里、肚脐能健脾化湿，温中散寒；补肺经、肾经助脾健运；揉龟尾、推上七节调理大肠固涩而止泻；肺与大肠相表里，推肺俞发红宣肺气，清大肠而止泻止痛；按肩井关窍。

❖ **脾虚泻**

【症状】久泻不愈，或经常反复发作，大便稀溏，色淡不臭，多于食后作泻，时轻时重，面色萎黄，神疲倦怠，形体消瘦，舌淡苔白，脉缓弱，指纹淡。

【治法】健脾益气，温阳止泻。

【操作】常例开窍：开天门、推坎宫、推太阳、按总筋、分阴阳各24次。

推五经：补脾经400次，清肝经250次，先补心经300次，后清心经150次，补肺经200次，补肾经350次。

配穴：清大肠150次，揉外劳100次，揉中脘（补中法）300次，摩腹100

次，捏脊 5 次，揉脐 200 次，揉龟尾 120 次，推上七节 60 次，揉肺俞至皮肤发红。

关窍：按肩井 2~3 次。

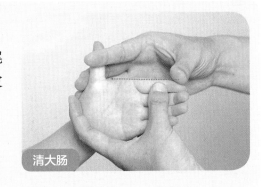

清大肠

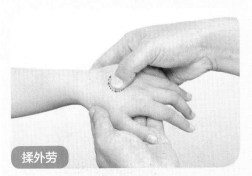

揉外劳

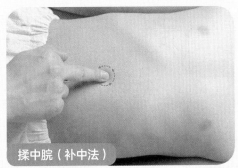

揉中脘（补中法）

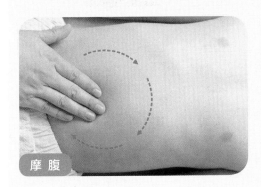

摩腹

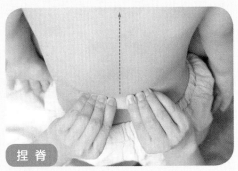

捏脊

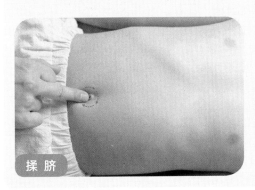

揉脐

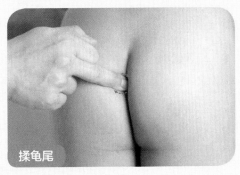

揉龟尾

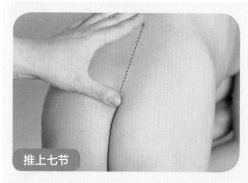

推上七节

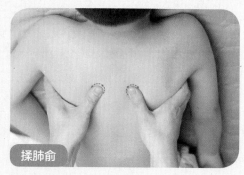

揉肺俞

【临证加减】兼有肾阳虚者加重补肾经法，揉外劳；兼久泻不止有中气下陷者，加按揉百会或用灸百会。

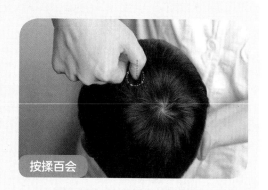

按揉百会

【解析】常例开窍，重推脾经。配揉中脘（补中法）健脾益气助运化；清肝经以防肝旺乘脾土；补肺、肾、心三经温阳助脾，后清心以防火动；摩腹、捏脊、揉外劳、揉脐温阳补中；推大肠、揉龟尾、推上七节固肠实便，为止泻之要穴；推揉肺俞至皮肤发红宣肺气，助脾运而止泻；按肩井关窍。

❖ 吐泻兼作

【症状】吐泻并重，每日数次或10余次，口渴引饮，饮后即吐，中等度发热，烦躁不安，面色苍白无华，口干唇赤，舌尖边红，苔黄腻，指纹深红，脉洪数。

【治法】清泄肠胃湿热。

【操作】常例开窍：开天门、推坎宫、推太阳、按总筋、分阴阳各24次。

推五经：清脾经400次，清肝经300次，清心经250次，清肺经350次，补肾经 200 次。

配穴：清大肠 200 次，清后溪 150 次，推六腑 90 次，推三关 30 次，揉中脘 150 次，揉脐 200 次，按揉足三里 80 次，揉龟尾 100 次，推揉板门 100 次，推天柱 100 次，推擦肺俞至发红。

关窍：按肩井 2~3 次。

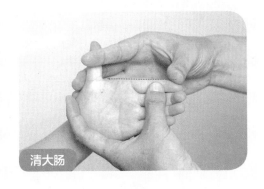

清大肠

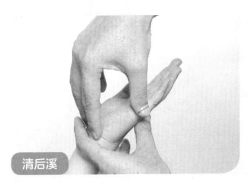

清后溪

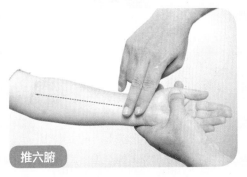

推六腑

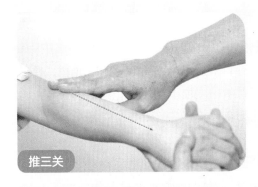

推三关

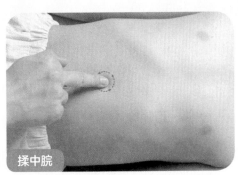

揉中脘

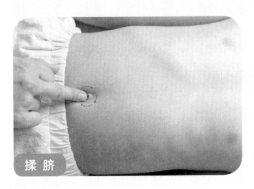

揉脐

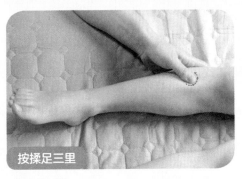

按揉足三里

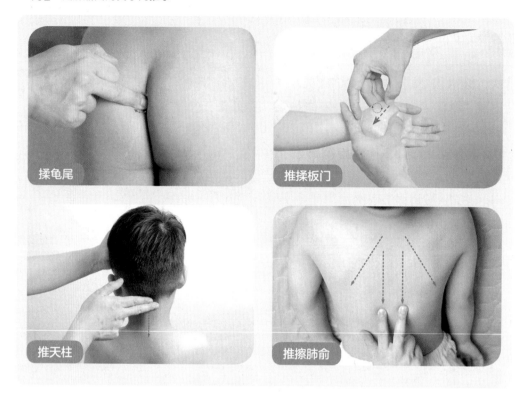

揉龟尾　　推揉板门　　推天柱　　推擦肺俞

【解析】常例开窍，推五经用"清四补一"法以清热为主。其中重清脾经以清中焦湿热，次清肺经，助脾经清热，利大肠，再清肝经、心经，助脾经清热又能防止肝旺火动而伤脾阴，补肾经助脾化湿；清大肠、后溪，推六腑通利二便以泻湿热；按揉足三里、龟尾理肠止泻；推揉板门既能止泻又能止呕，合天柱止呕之功更强；推肺俞宣肺降逆而利大肠，能助止吐止泻之功；按肩井关窍。

【注意事项】

1.注意饮食卫生，保持饮食、食品清洁，饭前、便后要洗手。

2.提倡母乳喂养，避免在夏季时断奶，遵守添加辅食的原则，注意科学喂养。

3.对感染性腹泻患儿隔离治疗，避免与患儿接触。

4.注意气候变化，防止感受外邪，避免腹部受凉。

5.适当控制饮食，减轻脾胃负担，对吐泻严重及伤食泄泻患儿可暂时禁食，随着病情好转，逐渐增加饮食量。忌食油腻、生冷及不易消化的食物。

6.保持皮肤清洁干燥，勤换尿布。每次大便后，用温水清洗臀部。

7.密切观察病情变化，及早发现泄泻变证，以免延误病情。

【小结】泄泻是刘氏小儿推拿优势病种之一，治疗重在调脏腑，五经配伍调理，加之揉脐、推七节、揉龟尾、捏脊等，如辨证准确、尽早干预，临床疗效较好，且患儿易接受，是临床治疗小儿泄泻的有效手段。泄泻的患儿要注意脱水的预防，轻中度脱水，可采用口服补液；中度以上或重度泄泻患儿应当静脉补液。同时泄泻需注意与细菌性痢疾等鉴别。

附：小儿泄泻医案

林某，男，10个月，2020年4月28日初诊。

【主诉】大便稀溏3个月余。

【现病史】患儿三月前添加辅食后出现大便稀溏、不成形，一日3~4次，色淡不臭，夹有不消化食物，时轻时重，受凉后次数增多，形体稍瘦，小便正常。自服益生菌，效果不佳。舌淡红，苔薄白，指纹淡红。

【查体及专科检查】形体偏瘦，腹软、无压痛，肠鸣音正常。

【辅助检查】大便常规、腹泻病毒检查正常。

【辨证辨病】该患儿以"大便稀溏、不成形"为主症，辨病为泄泻。小儿素体脾虚，脾虚则运化失职，不能化生精微，因而水反为湿，谷反为滞，并走于下而成脾虚泄泻，结合舌脉，辨证为脾虚泻。

【西医诊断】腹泻病。

【中医诊断】泄泻属脾虚泻。

【治法】健脾益气，温阳止泻。

【处方】常例开窍：开天门、推坎宫、推太阳、掐按总筋、分手阴阳各24次。

推五经：补脾经400次，清肝经250次，先补心经300次，后清心经150次，补肺经200次，补肾经350次。

配穴：清大肠150次，揉外劳100次，揉中脘（补中法）300次，摩腹100次，捏脊5次，揉脐200次，揉龟尾120次，推上七节60次，推肺俞至发红。

关窍：按肩井2~3次。

每日1次，连续治疗5次，大便次数明显减少，1~2次/日。后一周3次，治疗2周，大便恢复正常，食纳较前明显增加。

【按语】泄泻是本流派优势病种之一，治疗重在调脏腑，如辨证准确、尽早干预，临床疗效较好。该患儿以大便稀溏为主症，辨病为泄泻，结合患儿大便色淡不臭、夹有不消化食物，久泻不愈，结合舌淡红，苔薄白，指纹淡红，辨证属脾虚泻。治以健脾益气、温阳止泻为法，重在补脾经，以健脾益气。

　　小儿推拿治疗泄泻疗效显著，主要是针对非感染性腹泻（常由喂养不当、过敏性腹泻、乳糖不耐）及消化功能紊乱等引起；是临床治疗小儿泄泻的有效手段。但如果患儿发生脱水状况，需配合口服补液盐（ORS）；中度以上脱水者，需静脉输液。其次，腹泻次数较多时，易好发肛周湿疹，需局部用药，避免皮肤感染。

厌食

厌食，是小儿常见的病症之一，以较长时期厌恶进食、食量减少为主要临床特征。一年四季均可发病，但夏季暑湿当令之时，症状可能加重。相当于西医学小儿消化不良、慢性胃炎、慢性肠炎等。以食欲不振为主诉者可参考本病。

中医古代文献中无小儿厌食的病名，《赤水玄珠·卷十三》："不能食者，由脾胃馁弱，或病后而脾胃之气未复，或痰客中焦，以故不思食，非心下痞满而恶食也。"但文献所载"不思食""不嗜食""不饥不纳""恶食"等病证表现与本病相似。本病的主要原因责之于平素饮食不节，或因喂养不当以及长期偏食等情况，损伤脾胃正常的运化功能，从而产生见食不贪，病变脏腑主要在脾胃。根据其病因病机表现，本病大致分为脾失健运、脾胃积热、脾胃虚寒三型。

诊断要点

- 有喂养不当、病后失调、先天不足或情志失调史。
- 长期食欲不振，厌恶进食，食量明显少于正常同龄儿童。面色少华，形体偏瘦，但精神尚好，活动如常。除其他外感、内伤慢性疾病。

治疗

（一）治疗原则

厌食病位在脾胃，治疗以运脾开胃为原则。根据其病因病机表现，本病大致分为脾失健运、脾胃积热、脾胃虚寒三型，分别以和脾助运、清热养阴、健脾益气、温中散寒、健脾益气为治则。

（二）辨证施治

❖ 脾失健运

【症状】面色少华，不思饮食，形体偏瘦，而精神状态一般无特殊异常，大小便均基本正常，舌苔白或微腻，脉尚有力或指纹淡红。

【治法】和脾助运。

【操作】常例开窍：开天门、推坎宫、推太阳、按总筋、分阴阳各24次。

推五经：补脾经300次，清肝经250次，补肺经150次，补肾经200次。

配穴：运水入土20次，掐揉四横纹5遍，揉中脘（调中法）、揉足三里各100次，捏脊5~8遍。

关窍：按肩井2~3次。

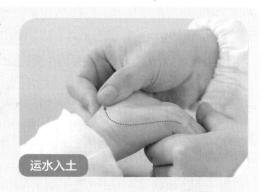

运水入土

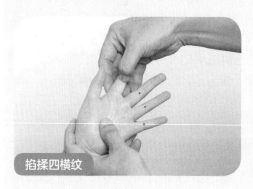

掐揉四横纹

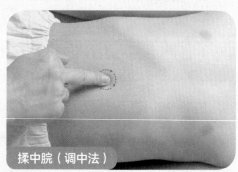

揉中脘（调中法）

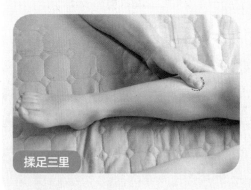

揉足三里

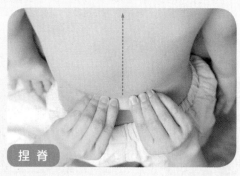

捏脊

【解析】常例开窍，以打开治疗之门。推五经以调理脏腑，以补脾经为主，以和脾助运；小儿肝有余，肝木克脾土，故清肝经疏肝理脾以助脾运，防止肝旺乘脾土；补肺肾二经以益气健脾，加强健脾助运之功。配穴掐四横纹、揉中脘（调中法）、运水入土、按揉足三里加强和脾助运之效，以增进饮食；捏脊调理脏腑，健脾助运。按肩井关窍，关闭治疗之门。

❖ 脾胃积热

【症状】厌食或拒食，形体偏瘦，精神尚好，口干多饮，大便多干结，口唇干红，舌质红，薄黄或无苔少津，脉细数或指纹深红。

【治法】清热养阴，健脾益气。

【操作】常例开窍：开天门、推坎宫、推太阳、按总筋、分阴阳各 24 次。

推五经：先清脾经 400 次，再补脾经 100 次，清肝经 300 次，清心经 200 次，补肺经 150 次，补肾经 350 次。

配穴：清大肠 150 次，推六腑 120 次，揉按足三里 100 次，掐揉四横纹 4~5 遍，运土入水 20 次，揉中脘、肚脐各 100 次，捏脊 5~8 遍。

关窍：按肩井 2~3 次。

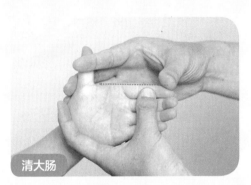

清大肠

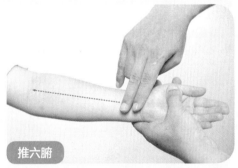

推六腑

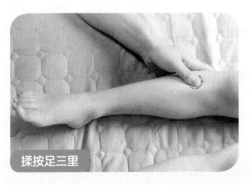

揉按足三里

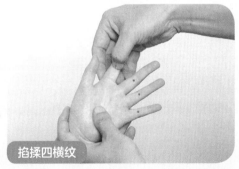

掐揉四横纹

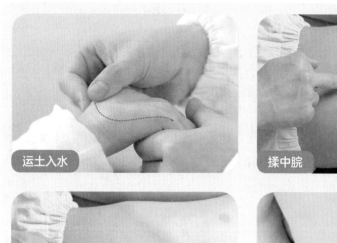

运土入水

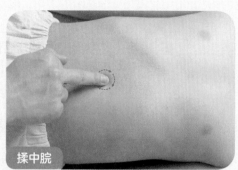

揉中脘

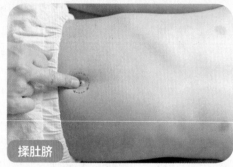

揉肚脐

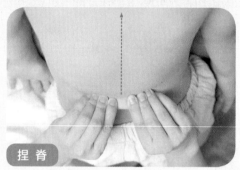

捏脊

【临证加减】若兼便干结加推下七节 100 次，揉龟尾 60 次；兼见久热不退加揉按涌泉 60 次。

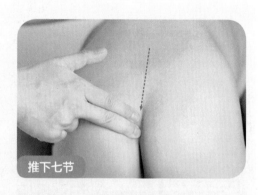

推下七节

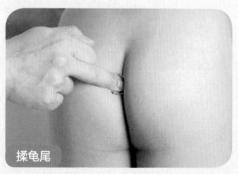

揉龟尾

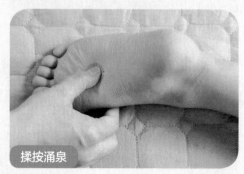

揉按涌泉

【解析】常例开窍，以打开治疗之门。推五经以清脾经为主，达清脾胃积热之效，小儿脾常不足，脾经宜清后加补以补脾健中，以防清太过伤正而调之；清肝、心二经，以助清脾胃之热；补肺、肾二经，益气养阴而助脾胃。配穴清大肠、推六腑、运土入水清热养阴；配合掐揉四横纹、揉中脘、肚脐、捏脊、揉按足三里加强清热养阴，健脾益气之功。按肩井关窍，关闭治疗之门。

❖ 脾胃虚寒

【症状】精神较差，面色萎黄不华，稍进食大便中夹有不消化残渣，或大便不成形。舌质淡，苔薄白，脉细弱或指纹淡红。

【治法】温中散寒，健脾益气。

【操作】常例开窍：开天门、推坎宫、推太阳、按总筋、分阴阳各24次。

推五经：补脾经400次，补心经150次，清心经80次，清肝经100次，补肺经200次，补肾经100次。

配穴：揉外劳200次，掐四横纹4~5遍，按揉足三里60次，揉中脘200次，摩腹100次，揉脐100次，揉丹田200次，揉龟尾80次，捏脊5~8遍。

关窍：按肩井2~3次。

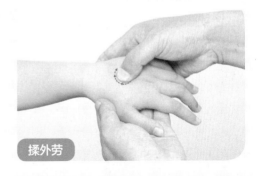

揉外劳

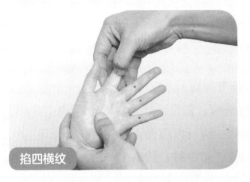

掐四横纹

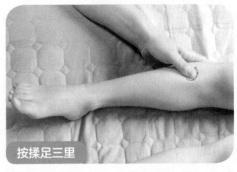

按揉足三里

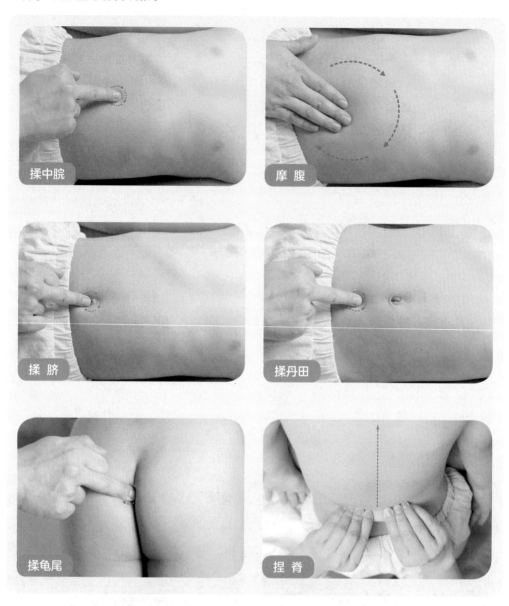

揉中脘　摩腹
揉脐　揉丹田
揉龟尾　捏脊

【解析】常例开窍，打开治疗之门。推五经以补脾经为主，达温中散寒，健脾益气之效；肝木克脾土，清肝经以疏肝理脾，防肝旺乘脾；心火为脾土之母，补心经以助脾阳，小儿心常有余，心经补后加清，以防伤正；补肺、肾二经益气温阳，助脾温化。配穴揉外劳、掐揉四横纹、揉中脘、肚脐、丹田、摩腹以加强温中散寒，健脾益气之功；揉龟尾、捏脊调理脏腑，健脾助运；按肩井关窍，关闭治疗之门。

【注意事项】

1. 掌握正确的喂养方法，饮食起居规律有节制，饭前勿食糖果、饮料等零食，夏季勿贪凉饮冷。

2. 根据不同年龄给予富含营养、易于消化、品种多样的食物。出现食欲不振症状时，要及时查明原因，采取针对性治疗措施。

3. 对病后胃气刚刚恢复者，要逐渐增加饮食，切勿暴饮暴食而致脾胃复伤。

4. 纠正不良饮食习惯，做到"乳贵有时，食贵有节"，定时进食，注意心理疏导，引导小儿建立规律性的生活习惯。

【小结】厌食是刘氏小儿推拿优势病种之一，治疗重在调脏腑，如辨证准确、尽早干预，临床疗效较好。对于顽固性厌食可适当应用微量元素对症治疗。小儿生长发育迅速，若长期食欲不振，可使气血生化乏源，抗病能力下降，易影响生长发育从而转化为疳证。故本病应引起足够重视，并及早治疗。

附：小儿厌食医案

李某，男，3岁，2018年8月11日初诊。

【主诉】食欲不振半年余，体重近半年未见明显增长。

【现病史】患儿近半年来食欲不佳，形体偏瘦，面色少华，精神状况一般，无特殊偏嗜，小便正常，大便不调，时稀时干，2~3日一次。予开胃健脾汤药喂服（具体不详），效果不佳。查微量元素显示锌元素略低于正常，余正常。舌淡红，苔薄白，指纹淡红。

【查体及专科检查】形体偏瘦，身高低于正常值。

【辅助检查】微量元素：锌元素略低于正常。

【辨证辨病】该患儿近半年食欲差，诊断为厌食，面色少华，大便不调，证属脾运失健证。

【西医诊断】小儿消化不良。

【中医诊断】厌食－脾运失健。

【治法】和脾助运。

【处方】常例开窍：开天门、推坎宫、推太阳、掐按总筋、分手阴阳各24次。

推五经：补脾经300次，清肝经250次，补肺经150次，补肾经200次。

配穴：运水入土20次，掐揉四横纹5遍，揉中脘（调中法）、揉足三里各

100 次，捏脊 5~8 遍。

关窍：按肩井 2~3 次。

每日 1 次，每周 5 次，持续治疗 1 个月。

【复诊】 2018 年 9 月 8 日：患儿进食尚可，体重较前增长。嘱家属均衡饮食喂养，培养患儿正确饮食习惯。

【按语】 该患儿以近半年食欲差为主症，辨病为厌食，结合患儿形体偏瘦，面色少华，小便正常，大便不调，时稀时干，2~3 日一次，舌淡红，苔薄白，指纹淡红，辨证属脾运失健证。治以和脾助运为法，重在补脾经，以健脾助运。目前西医治疗厌食以助消化、微生态制剂、微量元素等对症治疗为主，其治疗手段单一；本流派治疗厌食在"推五经－调五脏"的同时，注重腹部推拿，其中有特色复式操作法"推腹法"，意在健脾助运，开胃消食。

疳证

疳证是以神萎、面黄肌瘦、毛发焦枯、肚大筋露、纳呆便溏为主要表现的儿科病证。疳证是由于小儿饮食失调，喂养不当，脾胃虚损，运化失权所致。"疳"，有两种含义：一为"疳者，甘也"，说明其病因是由恣食肥甘厚腻所致；二为"疳者，干也"，说明其病机和症状是指病见气液干涸，形体干瘪消瘦的临床特征。本病包含西医学的蛋白质——能量营养不良、维生素营养障碍、微量元素缺乏等疾病。

《诸病源候论·虚劳病诸候下·虚劳骨蒸候》首见疳之病名"蒸盛过，伤内则变为疳，食人五脏"，指出疳为内伤慢性疾病，病可涉及五脏；《幼科推拿秘书》中说："五脏俱能成疳，先从脾伤而起。"疳证往往由积滞进一步发展形成，故有"积为疳之母""无积不成疳"之说。因其起病缓慢，病程迁延，不同程度影响小儿生长发育，严重者可还可发展至阴竭阳脱，古人视为恶候，列为儿科四大证之首。中医临床上将疳证分为疳气、疳积、干疳三类，本病多发于5岁以下儿童，且以疳气为主，干疳少见。

---☆ 诊断要点 ☆---

- 饮食异常，大便干稀不调，或脘腹胀满等明显脾胃功能失常。
- 形体消瘦，体重低于正常平均值的15%~40%，面色不华，毛发稀疏枯黄，严重者干枯羸瘦。
- 兼有精神不振，或好发脾气，烦躁易怒，或喜揉眉擦眼，或吮吸手指。
- 有喂养不当或病后饮食失调及长期消瘦史。
- 贫血者，血红蛋白及红细胞减少。
- 出现肢体浮肿，属于营养性水肿者，血清蛋白量大多在45g/L以下，人血白蛋白在20g/L以下。

---☆ 治疗 ☆---

（一）治疗原则

本病以健运脾胃为主，通过调理脾胃，助其纳化，以达气血丰盈、津液充盛、脏腑肌肤得养之目的。临床根据疳证的不同阶段，而采取不同治法。疳气以和为主；疳积以消为主或消补兼施，干疳以补为要。补脾须佐助运，使补不碍滞；消积勿过用攻伐，以免伤正。

（二）辨证施治

❖ 疳气

【症状】形体消瘦，食欲不振，脘腹胀满，舌质略淡，苔薄微腻，脉细有力，指纹淡。

【治法】调和脾胃，益气助运。

【操作】常例开窍：开天门、推坎宫、推太阳、按总筋、分阴阳各24次。

推五经：清脾经300次，后补脾经100次，清肝经100次，补肺经100次，补肾经200次。

配穴：推大肠150次，掐四横纹4~5遍，分推腹阴阳20次，揉中脘（调中法）300次，摩腹200次，揉按足三里100次，揉脐150次，捏脊5~8遍。

关窍：按肩井2~3次。

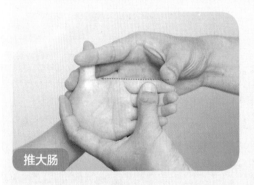
推大肠

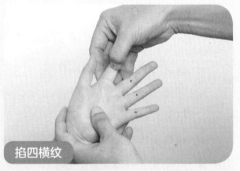
掐四横纹

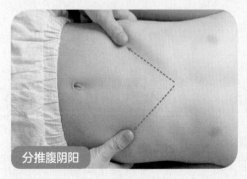
分推腹阴阳

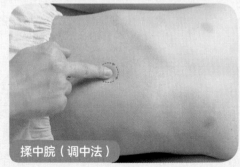
揉中脘（调中法）

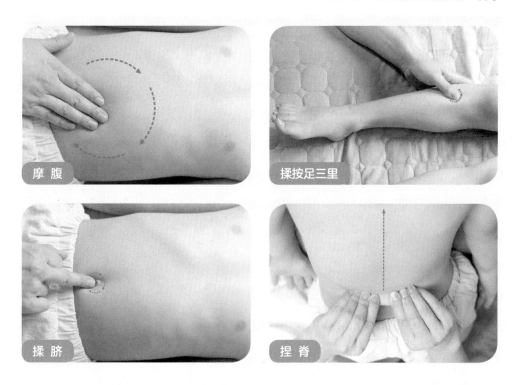

摩腹　　揉按足三里

揉脐　　捏脊

【临证加减】若腹胀甚，加摩腹 100 次；兼便秘或便溏者加推龟尾 100 次、推七节 60 次。

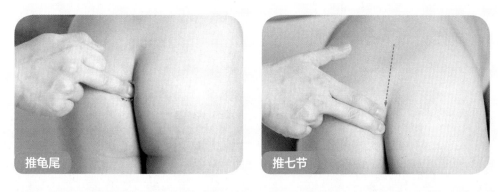

推龟尾　　推七节

【解析】常例开窍，以打开治疗之门。推五经以清脾经为主，以达消积导滞之功，小儿脾常不足，故脾经清后加补以健脾消食；肝木克脾土，清肝经疏肝理脾，以防肝旺乘脾；补肺肾二经，益气养阴而助脾。配穴掐揉四横纹、揉中脘

（调中法）、揉脐、摩腹、分腹阴阳以加强健脾助运之效；清大肠疏导肠胃；配合捏脊、按揉足三里健脾益气，调和脾胃。按肩井关窍，关闭治疗之门。

❖ 疳积

【症状】形体消瘦明显，四肢枯细，肚腹膨胀，烦躁不宁，舌质淡，苔白腻，脉沉细而滑，指纹紫滞。

【治法】消积理脾，调和脾胃。

【操作】常例开窍：开天门、推坎宫、推太阳、按总筋、分阴阳各 24 次。

推五经：清脾经 400 次，后补脾经 200 次，清肝经 250 次，补肺经 150 次，补肾经 300 次。

配穴：推大肠 150 次，推六腑 60 次，揉板门 60 次，掐捻四横纹 6~8 遍，分推腹阴阳 20 次，揉中脘（消导法）300 次，摩腹 200 次，揉脐 150 次，揉按足三里 100 次，揉脾俞、胃俞各 100 次，捏脊 5~8 遍。

关窍：按肩井 2~3 次。

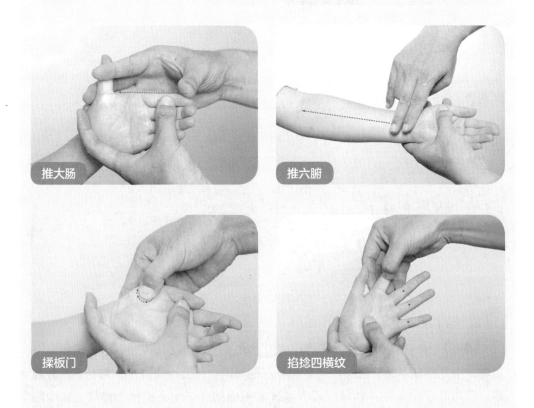

推大肠

推六腑

揉板门

掐捻四横纹

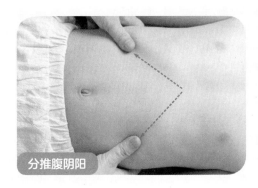

分推腹阴阳

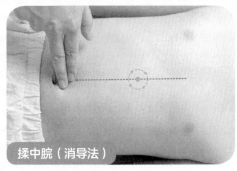

揉中脘（消导法）

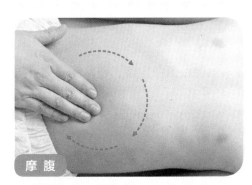

摩腹

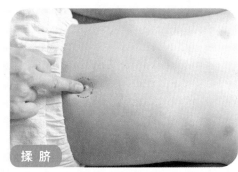

揉脐

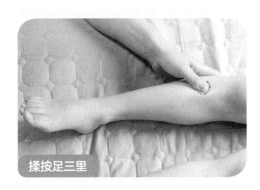

揉按足三里

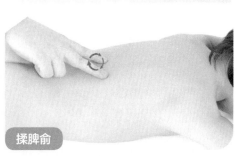

揉脾俞

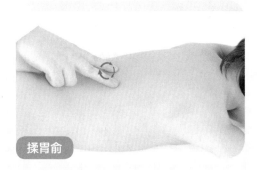

揉胃俞

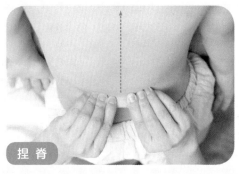

捏脊

【解析】常例开窍，以打开治疗之门。推五经以清脾经为主，以达消积导滞之功，小儿脾常不足，故脾经清后加补以健脾消食；肝木克脾土，清肝经疏肝理脾，以防肝旺乘脾；补肺肾二经，益气养阴而助脾。配穴揉板门、揉中脘（消导法）、揉按天枢以消食导滞；揉脐、分腹阴阳可调理脾胃气机，清大肠、推六腑以助清肠腑之积热；捏脊又称"捏积"是治疗疳积的主要手法；四横纹是治疗疳积的经验效穴；配合揉脾俞、胃俞、捏脊、按揉足三里健脾益气、助运化积。按肩井关窍，关闭治疗之门。

❖ 干疳

【症状】形体极度消瘦，精神萎靡，杏不思食，舌质淡嫩，苔花剥或无，指纹色淡隐伏。

【治法】温补脾肾，益气补血。

【操作】常例开窍：开天门、推坎宫、推太阳、按总筋、分阴阳各24次。

推五经：补脾经400次，清肝经250次，先补心经300次，后清心经150次，补肺经200次，补肾经350次。

配穴：推三关60次，揉外劳150次，运水入土60次，揉按足三里100次，揉中脘300次（补中法），揉脐100次，摩腹150次，揉脾俞、肾俞100次，捏脊5~8遍。

关窍：按肩井2~3次。

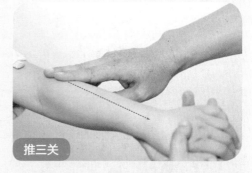
推三关

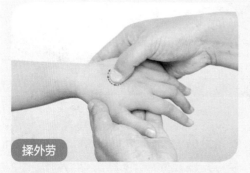
揉外劳

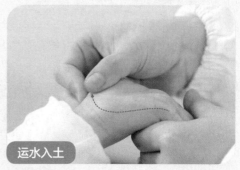
运水入土

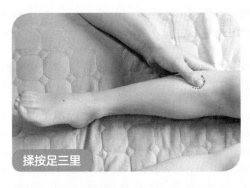

揉按足三里

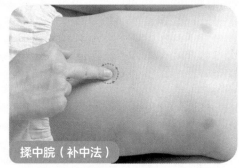

揉中脘（补中法）

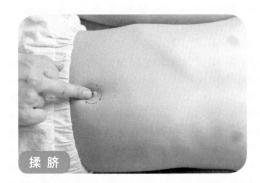

揉脐

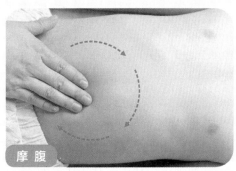

摩腹

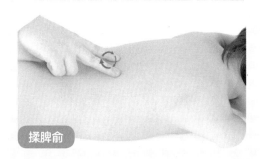

揉脾俞

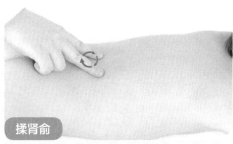

揉肾俞

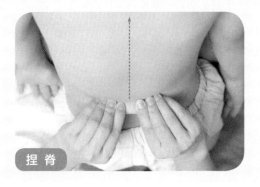

捏脊

【解析】常例开窍，打开治疗之门。推五经以补脾肾二经为主，以达温补脾肾，益气补血之效；心为脾之母，虚则补其母，故补心经以助健脾益气补血之效，小儿心常有余，心经宜补后加清以防心火妄动；肺金为肾水之母，虚则补其母，补肺经以助补肾益气之效；肝木克脾土，清肝经疏肝理脾，以防肝旺乘脾土。配穴揉外劳宫、推三关温阳助运；运水入土，揉中脘（补中法），揉脐，摩腹健脾益气；揉脾俞、肾俞、捏脊，合足三里、三阴交有调和气血，温补脾肾，强健身体的作用。按肩井关窍，关闭治疗之门。

【注意事项】

1. 提倡母乳喂养，乳食定时定量，按时按序添加辅食，供给多种营养物质，以满足小儿生长发育的需要。

2. 饮食起居要有规律，不吃零食，纠正偏食，少进肥甘厚腻之品，更勿乱服滋补之品，防偏食、嗜食、异食，合理喂养。

3. 保持大便通畅，养成良好的排便习惯。

4. 定期测量患儿体重、身高，及时了解患儿情况和分析病情，必要时结合服中药等其他治疗。

【小结】疳证为古代中医儿科四大证之一，随着医疗条件改善，目前本病发病率明显下降，重症病例甚少。疳证初期，临床推拿疗效较好；晚期一般结合药膳等综合治疗，注重营养疗法。小儿稚阴稚阳，脏腑娇嫩，形气未充，体质和功能较弱，脾胃功能发育不完善，故除治标之外，重在治本。刘氏小儿推拿推五经以调五脏，注重脏腑功能，通过增强五脏功能的"直接"效应，来改善患儿的体质状态，治病求本。

附：小儿疳证医案

陈某，男，1岁3个月，2016年4月21日初诊。

【主诉】形体偏瘦，食欲差3月余，伴腹部鼓胀，大便未解2天。

【现病史】患儿近半年体重增长不明显，从添加辅食开始，时有腹胀，大便时干时稀；近2日腹部鼓胀明显、大便未解，小便可，夜间哭闹。未予以治疗，今为求治疗来诊。现症见：腹部鼓胀，哭闹不安，纳食欠佳，睡眠差。舌红，苔白腻，指纹紫滞。

【辅助检查】腹部鼓胀，无压痛、反跳痛，肠鸣音稍亢进。2016年4月21

日腹部彩超（-）。

【西医诊断】营养不良。

【中医诊断】疳证-疳积。

【治法】健脾助运，消积导滞。

【处方】常例：开天门、推坎宫、推太阳、掐按总筋、分手阴阳各24次。

推五经：清脾经300次，后补脾经100次，清肝经250次，补肾经200次。

配穴：揉板门60次，捻四横纹100次，分腹部阴阳20次，推大肠150次，推六腑90次，揉中脘（消导法）300次，掐四横纹4~5遍，揉按足三里100次，揉脐150次，摩腹150次，捏脊5~8遍。

关窍：按肩井2~3次。

【复诊】2016年4月23日：腹软，大便偏软，2日一次，揉中脘之消导法则要改为调中法；脾经不再用清法，改用补法。

【三诊】2016年4月28日：患儿腹软，大便每天1次，纳食可，睡眠较前改善。嘱合理、规律饮食。

每日推1次，规律饮食，治疗10次为1疗程；继而每周3次，持续1个月，患儿不思饮食情况改善，体重增长0.6kg。

【按语】疳证初期，临床推拿疗效尚可；晚期一般结合药物及药膳等综合治疗，注重营养疗法。本医案患儿以形体偏瘦，食欲差为主症，辨病属疳证范畴，结合患儿发病时间短，属疳积。治以健脾助运，消积导滞，重在清脾经，以消积滞，小儿脾常不足，故脾经清后加补，健脾益气，以防止伤正。复诊患儿腹软，大便偏软，2日一次，揉中脘之消导法则要改为调中法；脾经改用补法。体现刘氏小儿推拿标本兼治的思想，前期患儿积滞重以消积导滞为主，后期积滞除，以健脾胃，补气血为主，标本兼治，重在调脏腑，培护后天之本。

小儿稚阴稚阳，脏腑娇嫩，形气未充，体质和功能较弱，脾胃功能发育不完善，疳证病变部位在脾胃，可涉及五脏。故除治标之外，重在治本。刘氏小儿推拿推五经以调五脏，注重脏腑功能，通过增强五脏形气功能的"直接"效应，来改善患儿的体质状态，治病求本。

便秘

便秘是指大便秘结不通，排便次数减少或间隔时间延长，或便意频而大便艰涩排出困难的病证。可见于任何年龄，一年四季均可发病，为小儿常见的临床证候。西医学将便秘分为器质性便秘和功能性两大类，功能性便秘是指未发现明显器质性病变而以功能性改变为特征的排便障碍，约占儿童便秘的 90% 以上，本节主要论述功能性便秘。

便秘主要病位在大肠，与脾、肝、肾三脏有关，病机关键是大肠传导功能失常。《灵枢·杂病》："腹满，食不化，腹响响然，不能大便，取足太阴。"《内经》认为便秘与脾关系密切。《素问病机气宜保命集》："凡脏腑之秘，不可一例治疗，有虚秘，有实秘，胃实而秘者，能饮食小便赤……胃虚而秘者，不能饮食，小便清利。"故临床将便秘分为虚秘和实秘。

诊断要点

- 排便次数每周少于 3 次，或周期不长，但粪质干结，排出艰难，或粪质不硬，虽有便意，但排出不畅。
- 常伴腹痛、腹胀、口臭、纳差及神疲乏力、头晕心悸等症。
- 常有饮食不节、情志内伤、年老体虚等病史。

治疗

（一）治疗原则

《景岳全书·秘结》曰："阳结者，邪有余，宜攻宜泻者也；阴结者正不足，宜补宜滋者也。"便秘的治疗以恢复大肠传导功能，保持大肠通畅为原则，虚则补之，实则泻之。故实秘以行气导滞，清热通便为治法，虚秘以益气养血，滋阴润燥为治法。

（二）辨证施治

❖ 实秘

【症状】大便干结，排便困难，腹胀不适，小便短黄，舌苔黄燥或脉象滑实，指纹紫滞。

【治法】行气导滞，清热通便。

【操作】常例开窍：开天门、推坎宫、推太阳、按总筋、分阴阳各 24 次。

推五经：清脾经 400 次，后补脾经 200 次，清肝经 300 次，清肺经 200 次，清心经 150 次，补肾经 300 次。

配穴：清大肠 150 次，推六腑 90 次，推三关 30 次，揉中脘（消导法）、揉脐、摩腹各 100 次，按揉足三里 100 次，揉龟尾 80 次，推下七节 60 次，揉肺俞至皮肤发红。

关窍：按肩井 2~3 次。

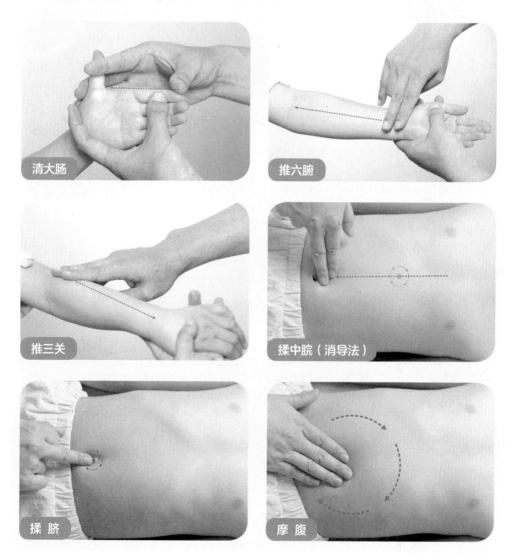

清大肠

推六腑

推三关

揉中脘（消导法）

揉脐

摩腹

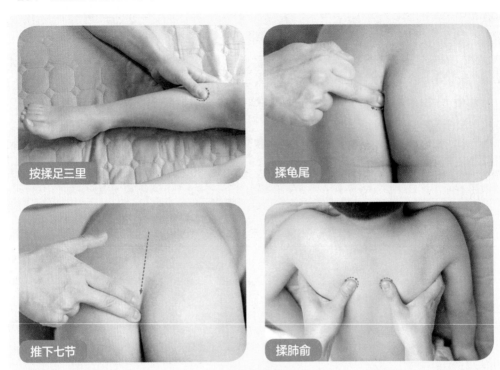

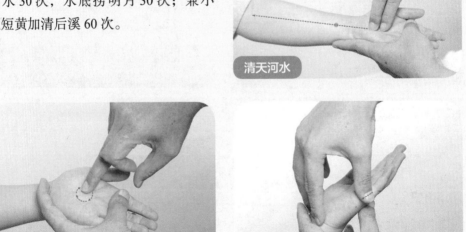

【临证加减】兼身热、烦躁加清天河水 30 次，水底捞明月 30 次；兼小便短黄加清后溪 60 次。

【解析】常例开窍，以打开治疗之门。推五经清脾经为主，以达行气导滞，清热通便之效，小儿脾常不足，故清后加补，以防伤正；肺金为脾土之子，实则泻其子，故清肺经以助清热通便，配合清肝经、心经以清泻脏腑之实热；补肾经以滋阴润燥。配穴清大肠、六腑，揉中脘（消导法）、脐、龟尾，摩腹、推下七节合用，以加强清理肠腑积热，导滞通便之效；推揉肺俞宣肺以助大肠通便。按肩井关窍，以关闭治疗之门。

❖ 虚秘

【症状】面色㿠白无华，形瘦无力，神疲气怯，大便干燥，努力难下，舌淡苔薄白，脉虚细或指纹淡红。

【治法】益气养血，滋阴润燥。

【操作】常例开窍：开天门、推坎宫、推太阳、按总筋、分阴阳各 24 次。

推五经：补脾经 400 次，清肝经 200 次，先补心经 300 次，再清心经 150 次，补肺经 300 次，补肾经 400 次。

配穴：摩腹 60 次，揉中脘（补中法）、揉脐、丹田各 100 次，揉龟尾 150 次，按揉足三里 80 次，捏脊 5~8 遍。

关窍：按肩井 2~3 次。

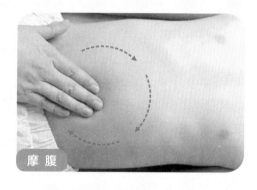
摩 腹

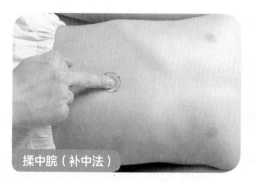
揉中脘（补中法）

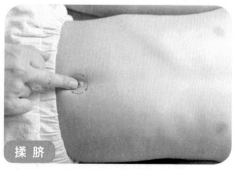
揉 脐

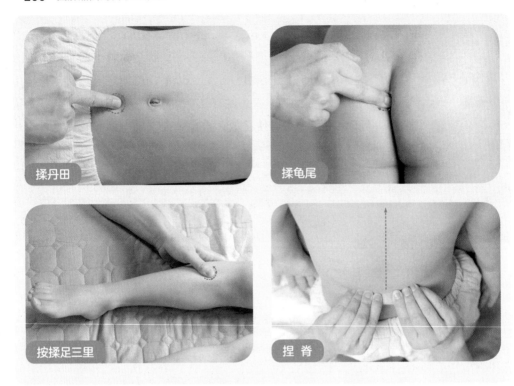

揉丹田

揉龟尾

按揉足三里

捏脊

【解析】常例开窍，打开治疗之门。推五经以补脾为主，达益气养血之效；补肾经以滋阴润燥；肺金为肾水之母，且肺与大肠相表里，故配合补肺经以助益气养血，滋阴润燥；肝木克脾土，清肝经以疏肝理脾；心火为脾土之母，虚则补其母，故补心经温心阳以补脾阳，以助脾运，小儿心常有余，故补后宜清，清心经以防阳旺之火耗伤阴液。配穴摩腹、揉脐、揉龟尾以理肠通便；揉中脘（补中法）、丹田、足三里，捏脊以健脾气，温阳调中，强壮身体。按肩井关窍，以关闭治疗之门。

【注意事项】

1. 培养按时排便的习惯。

2. 宜食富含纤维素的蔬菜及水果，多饮水，少食辛辣香燥的食物。

3. 积极锻炼身体，多运动，每天保持足够运动量。

4. 脾胃虚少食而便少者，应该注意扶养胃气。

5. 及时治疗原发疾病，如先天性巨结肠。

【小结】便秘亦是小儿推拿临床治疗的常见病症之一，刘氏小儿推拿针对功能性便秘疗效较好，便秘主要根结在于脾胃功能不完善，在治疗时急则治其标，缓则治其本。前期以通便为主，后期以健脾益气为主。虚秘治疗疗程相对较长，可配合艾灸中脘、神阙、天枢、足三里等穴位。若由先天性巨结肠、机械性肠梗阻等所致便秘，需及时治疗原发病。

附：小儿便秘医案

张某，男，1岁5月，2017年9月3日初诊。

【主诉】大便干结4月余。

【现病史】患儿脾胃功能较差，自添加辅食起排便不畅，2~5日一次，便干，偶成羊屎状颗粒，每次大便需用力才可解出，偶借助开塞露等排便。患儿不喜素食，偏好肉食，平素母乳、牛奶、辅食混合喂养，食欲可，夜寐欠安，小便调。

【查体及专科检查】精神可，面色欠润泽，腹胀，腹肌紧张，肛门红。舌红苔黄腻，指纹紫滞。

【辅助检查】腹部彩超（2017年9月3日）：正常。

【西医诊断】功能性便秘。

【中医诊断】便秘 – 虚秘。

【治法】益气养血通便。

【处方】常例开窍：开天门、推坎宫、推太阳、掐按总筋、分手阴阳各24次。

推五经：补脾经400次，清肝经200次，补心经300次，后清心经150次，补肺经300次，补肾经350次。

配穴：揉板门100次，清大肠150次，摩腹60次，揉中脘（补中法），揉脐、丹田各100次，揉龟尾150次，按揉足三里80次，捏脊5~8遍。

关窍：按肩井2~3次。

每日推1次，嘱规律均衡饮食。

【二诊】2017年9月4日：患儿经推拿1次后，回家当晚即解大便1次，质干难解，腹部较前柔软，继用此方。

【三诊】2017年9月5日：患儿今日未解大便，腹部稍硬，纳食可，睡眠较前改善。嘱合理、均衡饮食。

【四诊】2017年9月7日：患儿每日推拿后晚上均解少量大便，质偏干，小便可。

【**五诊**】2017 年 9 月 9 日：患儿每日可解 1 次大便，质软，小便正常。嘱家长规律均衡饮食，增加营养，可每日行顺时针摩腹。

【**按语**】刘氏小儿推拿法能有效防治小儿便秘，可避免某些药物的不良反应或毒性反应。便秘主要根结在于大肠传导功能失常，脾胃升降功能不完善，在治疗时急则治其标，缓则治其本。前期以通便导下为主，后期以健脾益气为主。刘氏小儿推拿注重调脏腑，注重整体观，通调五脏以固本。本医案患儿以大便干结为主症，辨病属便秘范畴，结合其主要临床表现，辨证属虚秘，治以益气养血通便为主，重在补脾经，健脾益气，助运通便。

夜啼

夜啼，是小儿常见病症之一，以白天能安静入睡，入夜则啼哭不安，时哭时止，或每夜定时啼哭，甚则通宵达旦为主要临床特征。本节主要论述婴儿夜间不明原因的反复啼哭。由于发热、口疮、腹痛或其他疾病引起的啼哭，不属于本病范畴。

夜啼病位主要在心、脾；主要病因为寒、热、惊。脾寒，寒则痛而啼；心热，热则烦而啼；惊恐，惊则神不安而啼。《诸病源候论·小儿杂病诸候·夜啼候》："小儿夜啼者，脏冷故也。夜阴气盛，与冷相搏则冷动，冷动与脏气相并，或烦或痛，故令小儿夜啼也。"《保婴撮要·夜啼》："夜啼有二：曰脾寒，曰心热。"《医学心语·不得卧》："有胃不和卧不安者。"

诊断要点

- 有腹部受寒、护养过温、暴受惊恐等病史。
- 多见新生儿或婴儿，入夜则啼哭不安，时哭时止，或每夜定时啼哭，甚则通宵达旦。全身一般情况良好，排除因外感发热、口疮、肠套叠、寒疝等疾病引起的啼哭。
- 各项检查无异常发现。

治疗

（一）治疗原则

调整脏腑的虚实寒热，使脏腑安和，是夜啼的治疗原则。因脾寒气滞者，治以温中散寒、安神宁志；因心经积热者，治以清心导赤、安神宁志；因惊吓者，治以疏肝宁心、镇惊安神。

（二）辨证施治

❖ **脾寒**

【症状】 神怯困倦，四肢不温，喜手按摩其腹，遇温则止，舌淡红，苔薄白，脉浮紧或指纹浮红。

【治法】温中散寒，安神宁志。

【操作】常例开窍：开天门、推坎宫、推太阳、按总筋、分阴阳各 24 次。

推五经：补脾经 300 次，清肝经 200 次，补心经 200 次，清心经 100 次，补肺经 100 次，补肾经 150 次。

配穴：揉外劳 100 次，按揉小天心 100 次，摩腹、揉中脘、肚脐各 100 次，揉足三里 100 次，捏脊 5~8 遍。

关窍：按肩井 2~3 次。

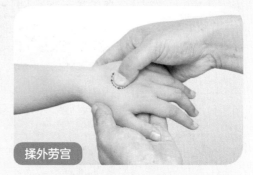

揉外劳宫

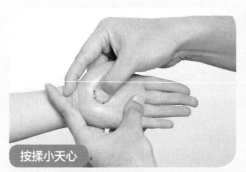

按揉小天心

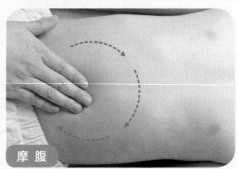

摩 腹

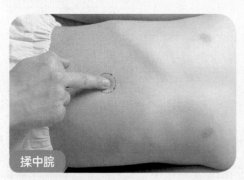

揉中脘

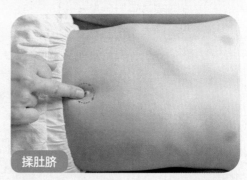

揉肚脐

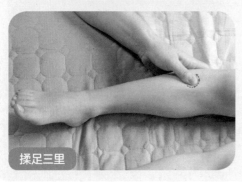

揉足三里

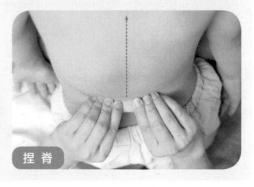

捏 脊

【解析】常例开窍，以打开治疗之门。推五经以补脾经为主，达温中散寒之功；心火为脾土之母，故补心经温心阳以加强温中散寒之效，小儿心常有余，故心经补后宜清，清心经以镇静安神；补肺、肾两经益气温脾；肝木克脾土，清肝经以安神宁志，同时抑木扶土。配穴：揉外劳、中脘、肚脐及摩腹加强温中散寒，健脾助运之功；揉足三里、捏脊健脾助运；揉小天心加强安神宁志之功；按肩井关窍，以关闭治疗之门。

❖ 心热

【症状】面红目赤，烦躁不宁，手腹较热，舌尖红，苔薄黄，脉数或指纹紫。

【治法】清心导赤，安神宁志。

【操作】常例开窍：开天门、推坎宫、推太阳、按总筋、分阴阳各 24 次。

推五经：清脾经 300 次，后补脾经 150 次，清肝经 250 次，清心经 350 次，清肺经 200 次，补肾经 150 次。

配穴：清后溪 200 次，水底捞明月、按揉小天心各 100 次。

关窍：按肩井 2~3 次。

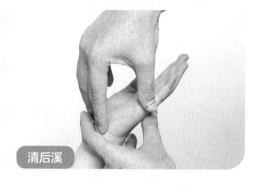

清后溪

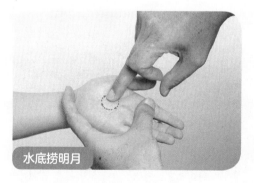

水底捞明月

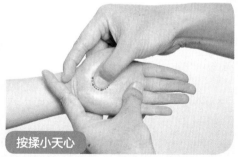

按揉小天心

【解析】常例开窍，以打开治疗之门。推五经以清心经为主，达清心导赤，安神宁志之功；脾土为心火之子，实则泻其子，故清脾经以加强泻心脾伏热之效，小儿脾常不足，故脾经清后宜补，以防伤正；清肝经以安神宁志；清肺经以助清心热；补肾经以补阴液，防阳旺之火，以助清心热。配穴按揉小天心以安神宁志；配合清后溪以降阳旺之火；水底捞明月以助清心热。按肩井关窍，以关闭治疗之门。

❖ 惊吓

【症状】面色乍白乍青，梦中啼哭，呈恐惧状，脉弦或指纹滞。

【治法】疏肝宁心，镇惊安神。

【操作】常例开窍：开天门、推坎宫、推太阳、按总筋、分阴阳各24次。

推五经：补脾经150次，清肝经250次，清心经300次，补肺经80次，补肾经150次。

配穴：推大肠80次，揉外劳宫50次，推三关120次，退六腑60次，揉中脘100次，揉肺俞、小天心各100次。

关窍：按肩井2~3次。

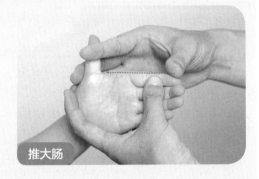
推大肠

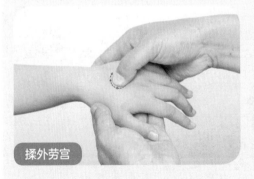
揉外劳宫

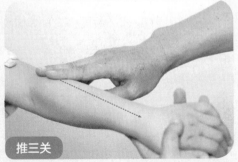
推三关

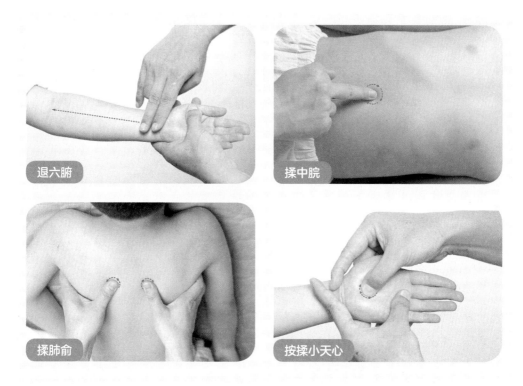

退六腑　揉中脘
揉肺俞　按揉小天心

【解析】常例开窍，以打开治疗之门。推五经以清心经为主，镇惊安神；配合清肝经以疏肝宁心，加强镇惊安神之功；补脾、肺、肾三经，防心火肝风妄动耗阴伤气，以治未病。配穴揉肺俞、小天心加强镇静安神之效；揉中脘、推大肠健脾益气补阴，以助防心火肝风妄动耗阴伤气，以治未病。按肩井关窍，以关闭治疗之门。

【注意事项】

1. 婴儿无故啼哭不止，要注意寻找原因，如因饥饿、过饱、闷热、寒冷、虫咬、尿布浸渍、衣被刺激等，除去引起啼哭的原因。

2. 要注意防寒保暖，但也勿衣被过暖。孕妇及乳母不可过食寒凉及辛辣热性食物，勿受惊吓。

3. 不可将婴儿抱在怀中睡眠，不通宵开启灯具，养成良好的睡眠习惯。

4. 小儿推拿治疗脾寒型夜啼可配合艾灸神阙；心热型夜啼可配合贴敷，将黄连、吴茱萸（2:1），以醋调和贴敷于婴幼儿涌泉穴；惊吓型夜啼可将茯神、远志比例为1:1，研极细粉混合睡前醋调敷涌泉；食积型夜啼可配合陈皮5g与适量小米煮粥喝，效果更明显。

【小结】排除生理性和新生儿中枢神经系统感染、颅内出血或急腹症等所致的病理性啼哭，刘氏小儿推拿对夜啼的治疗具有较好的临床疗效，民间以手法善治"夜哭郎"而闻名。西医学认为，夜啼是婴儿时期常见的一种睡眠障碍，它可能与小儿中枢神经系统发育不完善或肠道功能不成熟有关。中医学认为，脾寒则痛而啼，心热则烦而啼，惊恐则神不安而啼，食积则胃不和而啼。婴幼儿夜啼不仅影响其睡眠质量和认知发育，还会导致某些神经内分泌疾病。

附：小儿夜啼医案

徐某，男，40天，2018年10月10日初诊。

【主诉】夜间啼哭半月余。

【现病史】患儿系第一胎，且为剖宫产娩出，产后一般情况可，出生30天亲朋好友于家中聚会，随后患儿即出现夜间啼哭不休，哭声无力，声音低弱，双手紧握，哄抱无用，每晚吵闹1~2次，持续约1小时，面色发红，吮乳较少，大便日4~5次，色黄质稀，小便正常。

【查体】精神一般，面色微红，囟门稍凹陷，山根青，哭声低弱。心肺听诊正常，腹胀，咽可。舌质红，苔薄白，指纹淡紫至风关。

【辅助检查】大小便常规正常。

【辨证辨病】该患儿因目触生人且室内吵闹而引起突然惊恐，至夜啼哭不休，诊断为夜啼；哭声无力，声音低弱，双手紧握，面色发红，纳食较少，二便正常，舌质红，苔薄白，指纹青至风关，辨证属惊吓证。

【中医诊断】夜啼－惊吓。

【治法】疏肝宁心，镇静安神。

【处方】常例：开天门、推坎宫、推太阳、掐按总筋、分手阴阳各24次。

推五经：补脾经80次，清肝经100次，清心经150次，补肺经50次，补肾经80次。

配穴：推大肠50次，揉外劳宫30次，推三关60次，退六腑20次，揉中脘60次，推揉肺俞，捣小天心各100次。

关窍：按肩井2~3次。

连续治疗3次，每次治疗时间10分钟。

【复诊】2018年10月12日诊：患儿啼哭已止，诸症消失，吮乳好，夜寐安，1周后随访，患儿一切正常，昼夜安睡香甜。

　　【按语】本流派对夜啼的治疗具有较好的临床疗效，20世纪60年代初，刘开运教授刚到长沙坐诊，以善治"夜哭郎"而闻名。本医案患儿以夜间啼哭为主症，辨病属"夜啼"范畴，结合患儿有目触生人且室内吵闹而引起突然惊恐，惊则伤神，恐则伤志，至夜啼哭不休，哭声无力，声音嘶哑，双手发抖，面色发红，纳食较少，舌质红，苔薄白，指纹青至风关，表现为惊吓所致夜啼。治以疏肝宁心，镇静安神为法，重在清心、肝二经，以疏肝宁心，镇静安神。

　　婴幼儿夜啼不仅影响其睡眠质量和认知发育，还会导致某些神经内分泌疾病。本流派从调脏腑入手，重视五经应用，并配合镇静安神的手法如捣小天心、揉大天心（印堂）、揉五脏背俞穴等，具有较好效果。

汗证

汗证是指小儿由于阴阳失调、腠理不固，而致汗液外泄异常的一种病证。多发生于 5 岁以内的小儿。由于小儿形气未充、腠理疏薄，加之生机旺盛、清阳发越，在日常生活中，比成人容易出汗。多属西医学甲状腺功能亢进、自主神经功能紊乱、反复呼吸道感染等。若是维生素 D 缺乏性佝偻病、结核病、风湿病等患儿有多汗症状者，应以原发病治疗为主。

本病的病因主要是由于阴阳失衡所致，《素问·阴阳别论》云："阳加于阴谓之汗。"小儿汗证有自汗、盗汗之分。自汗多为气虚或阳虚所致。小儿素体表虚，感受风邪，以致营卫不和，腠理开泄而汗出；或久病体虚，伤及肺气，卫失外护，则津液因气虚腠理不密而外泄，故汗出多于常人。盗汗多为阴虚所致，久病阴血亏损、虚火内炽、阳热亢盛、蒸津外泄而致。

❧ 诊断要点 ❧

- 先天禀赋不足，后天调护失宜，患儿素体虚弱；或在热性病后，或有久病病史，或长期使用易致汗的药物。
- 小儿在正常环境和安静状态下，以全身或局部汗出异常为主要表现。寐则汗出，醒时汗止者为盗汗；不分寐寤而时时汗出者为自汗。多汗常湿衣或湿枕。
- 排除护理不当、气候变化等客观因素及其他疾病因素所引起的出汗。
- 应进行血常规、血沉、抗链 "O"、血清钙磷测定、结核菌素试验、X 线胸片及腕骨片等，以除外其他疾病。

❧ 治疗 ❧

（一）治疗原则

小儿汗证从虚实论治，虚则补之，实则泻之。补法用于虚证，应视气血阴阳虚损的不同而补之；实证当予疏利。小儿汗证表虚不固者，治宜益气固表；气阴两虚者，治宜益气养阴；营卫不和者，治宜调和营卫；阴虚火旺者，治宜滋阴降火；在补益的同时，结合收敛止汗。脾胃积热者，治宜疏利脏腑，清利湿热，使邪去正安，注意不可见汗止汗，或过早收敛，或一味收敛，以免邪滞留恋。

（二）辨证施治

❖ 表虚不固

【症状】以自汗为主，或伴盗汗，头部、肩背汗出明显，动则益甚，神疲乏力，面色少华，平素易患伤风感冒，舌质淡，苔薄白，脉虚无力，指纹淡。

【治法】益气固表敛汗。

【操作】常例开窍：开天门、推坎宫、推太阳、按总筋、分阴阳各 24 次。

推五经：补脾经 250 次，补心经 200 次，再清心经 150 次，补肺经 300 次，补肾经 200 次。

配穴：揉太阳、膻中各 100 次，揉中脘（补中法）150 次，推三关 30 次，揉丹田 200 次，揉风池 50 次，揉肺俞 100 次，拿合谷 10 次，按揉足三里 100 次。

关窍：按肩井 2~3 次。

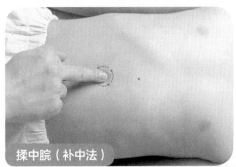
揉太阳

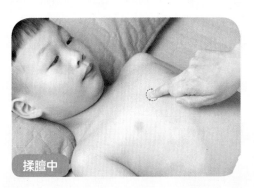
揉膻中

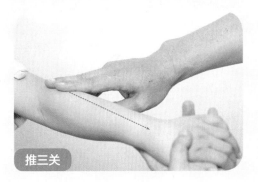
揉中脘（补中法）

推三关

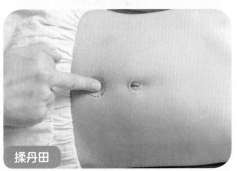
揉丹田

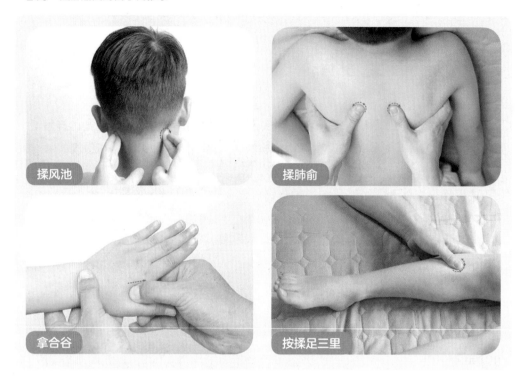

【临症加减】兼气短乏力、便溏，加掐百会50次、揉脾俞100次；兼食欲不振，加捏脊6次，掐捻四横纹6次。

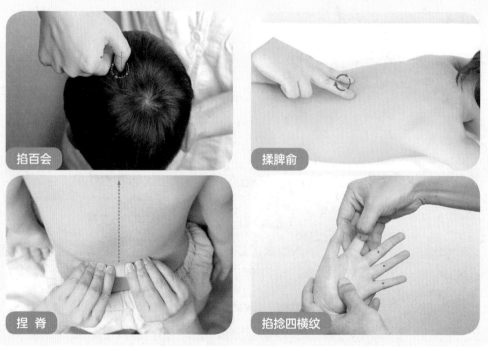

【解析】常例开窍，以打开治疗之门。推五经以调理脏腑，重补脾经、肺经以补脾益肺、益气固表；补心经补血，再清心经以防火旺伤阴；补肾经以固肾补气；揉运太阳、风池，固表敛汗；揉肺俞、膻中宣发卫气，以固卫表；推三关、揉丹田温阳固表；揉中脘、足三里健脾益气；按揉百会、脾俞以益气升提；捏脊、掐捻四横纹以健脾助运化；按肩井关窍。

❖ 气阴亏虚

【症状】以盗汗为主，也常伴自汗，汗出遍身，汗出较多，神疲乏力，手足心热，舌质淡红，苔少或见剥苔，脉细弱或细数。

【治法】益气养阴。

【操作】常例开窍：开天门、推坎宫、推太阳、按总筋、分阴阳各24次。

推五经：补脾经250次，补心经300次，再清心经150次，补肺经250次，补肾经350次。

配穴：揉太阳、膻中各100次，揉中脘150次，揉风池50次，水底捞明月、掐运小天心100次，按揉涌泉50次，揉肺俞100次。

关窍：按肩井2~3次。

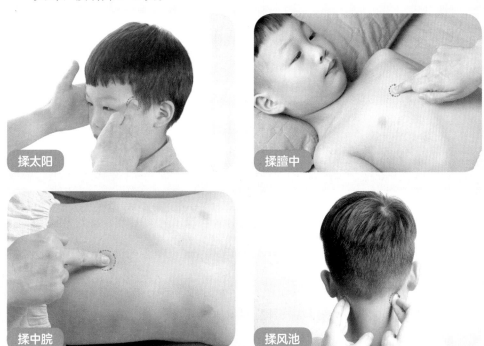

揉太阳

揉膻中

揉中脘

揉风池

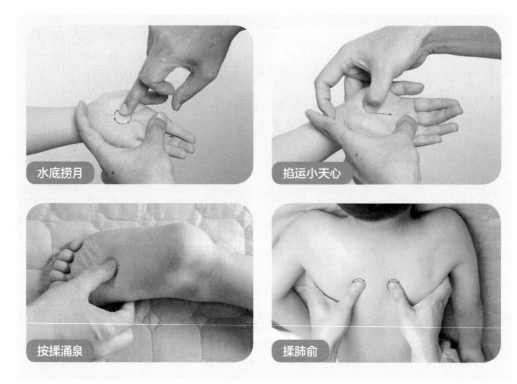

【解析】常例开窍。推五经以调理脏腑，重补肾经壮水制火；补脾、肺经揉运太阳，益气固表以止汗；补心经补血，再清心经以防火旺伤阴；揉肺俞、膻中宣发卫气，以固卫表；水底捞明月、掐小天心清心降火，按揉涌泉滋阴清热；补脾经、揉中脘健脾益气；按肩井关窍。

【注意事项】

1. 进行适当的户外活动，加强体格锻炼，增强小儿体质。

2. 积极治疗各种急、慢性疾病，注意病后调护。

3. 注意个人卫生，勤换衣被，保持皮肤清洁和干燥，拭汗用柔软干毛巾或纱布擦干，勿用湿冷毛巾，以免受凉。

4. 汗出过多致津伤气耗者，应补充水分及容易消化而营养丰富的食物。勿食辛辣、煎炒、炙烤、肥甘厚味类食物。

【小结】小儿形气未充、腠理疏薄，加之生机旺盛、清阳发越，在日常生活中，比成人容易出汗。每因天气炎热，衣被过厚，喂奶过急，剧烈运动后出汗，并无疾苦，不属病态。全身或局部汗出过多则为汗证，平素体质虚弱者，更易发生汗证。刘氏小儿推拿治疗汗证有一定的疗效。

附：小儿汗证医案

龚某，男，7 岁，2019 年 10 月 8 日初诊。

【主诉】夜间喜汗出半年余。

【现病史】患儿半年前因饮食不节导致呕吐，予以输液治疗后病情好转。此后开始出现夜间汗多，汗出遍身，手足心热，神疲乏力，食纳一般，夜寐差，大便偏干，小便正常。先后予以西药、中成药口服，症状未见明显改善。

【查体及专科检查】手足心热，舌淡红，苔少，脉细数。全身未触及肿大淋巴结。

【辅助检查】微量元素未见异常。血钙在正常范围内。

【辨证辨病】患儿以夜间汗出为主，辨病属盗汗。患儿生病之后，气阴两伤，气虚不能敛阴，阴虚而生内热，迫津外泄，故盗汗；汗为心液，汗出则心血暗耗，故心烦少寐，神疲乏力；结合手足心热，舌质淡红，苔少，脉细数，辨证为气阴亏虚。

【西医诊断】原发性多汗症。

【中医诊断】盗汗 – 气阴亏虚证。

【治法】益气养阴。

【处方】常例开窍：开天门、推坎宫、推太阳、掐按总筋、分手阴阳各 24 次。

推五经：补脾经 250 次，补心经 300 次，再清心经 150 次，补肺经 250 次，补肾经 350 次。

配穴：揉太阳、膻中各 100 次，揉中脘 150 次，揉风池 50 次，水底捞明月、掐小天心 100 次，按揉涌泉 50 次，推肺俞 100 次。

关窍：按肩井 2~3 次。

每日 1 次，每周 5 次，持续治疗 1 个月。患儿盗汗明显好转，嘱增强小儿体质。

【按语】小儿形气未充、腠理疏薄，加之生机旺盛、清阳发越，在日常生活中，比成人容易出汗。全身或局部汗出过多则为汗证，平素体质虚弱者，更易发生汗证。汗证应辨明虚实，虚则补之，实则泻之。该患儿因生病之后出现夜间汗多，汗出遍身，伴手足心热、夜寐差、大便偏干，辨证为气阴亏虚，治以益气养阴为法，重在补肾经，以壮水制火，兼以补脾补肺益气固表。本流派治疗汗证具有一定疗效，其特色手法有"运太阳"；操作时男女有别；男：右太阳用补法止汗；女：左太阳用补法止汗。

遗尿

遗尿是指 5 周岁以上的小孩睡中小便自遗，醒后方觉的一种病症。长期遗尿可影响小儿身心健康和生长发育。类似于西医学儿童单症状性夜尿症。本病多见于 10 岁以下的儿童，男孩多于女孩，部分有家族遗传倾向。长期遗尿，可影响小儿身心健康发育。

遗尿的病位主要是膀胱，与肾、脾、肺密切相关；病机为三焦气化失司，膀胱约束不利。《灵枢·九针》："膀胱不约为遗溺。"明确指出遗尿是由于膀胱不能约束所致。《诸病源候论·小儿杂病诸候》亦云："遗尿者，此由膀胱虚冷，不能约于水故也。"《幼幼集成·小便不利证治》："小便自出而不禁者，谓之遗尿；睡中自出者，谓之尿床。此皆肾与膀胱虚寒也。"

诊断要点

- 可有不良排尿习惯及过度疲劳、精神紧张等病史。
- 发病年龄在 5 周岁以上，寐中小便自出，醒后方觉。每周至少 2 次出现症状，持续 3 个月以上。或自幼遗尿，没有连续 6 个月以上的不尿床期。
- 尿常规、尿细菌培养均无异常，泌尿系统 B 超或可见膀胱容量小。
- 部分患儿腰骶部 X 线或 MRI 可见隐性脊柱裂。

治疗

（一）治疗原则

根据归经施治治则，遗尿归属肾经，治疗从肾入手，其基本原则为温补下元、固摄膀胱为基本治则。肾气不足型以培元（补脾、肺、肾）固涩为主。

（二）辨证施治

❖ 肾气不足型

【症状】睡中遗尿，一夜可发生 1~2 次或更多，醒后方觉。小便清长，神疲乏力，面色少白，舌质淡，脉沉细或指纹淡红或不显。

【治法】培元（补脾、肺、肾）固涩为主。

【操作】常例开窍：开天门、推坎宫、推太阳、按总筋、分阴阳各 24 次。

推五经：补脾经 350 次，清肝经 250 次，清心经 200 次，补肺经 300 次，补肾经 400 次。

配穴：推大肠 120 次，推后溪 100 次，揉外劳宫 150 次，揉中脘 200 次（补中法），推揉丹田（先揉丹田穴 400 次，再从丹田穴起向上直推至脐 200 次），揉肺俞。

关窍：按肩井 2~3 次。

每日推 1 次，连推 3~5 次，如病情好转，亦须连推 2~3 次，以巩固疗效。

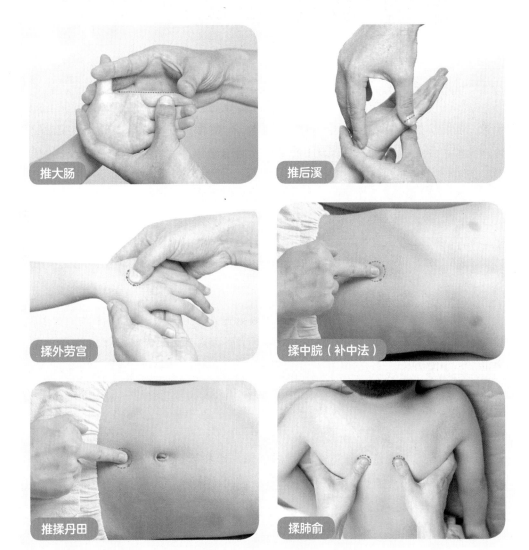

推大肠　推后溪

揉外劳宫　揉中脘（补中法）

推揉丹田　揉肺俞

【解析】常例开窍，打开治疗之门。推五经以补肾经为主，达培元固涩之功；肾为先天之本，脾为后天之本，故次补脾经，补后天以资先天，加强培元固涩之功；肺金为肾水之母，虚则补其母，故补肺经以助益气温肾；肝木克脾土，清肝经抑木以防伤脾。配穴推肺俞益气培元固涩；揉外劳宫、推揉丹田、推大肠、清后溪温阳化气以固涩小便。按肩井关窍，以关闭治疗之门。

【注意事项】

1. 对于遗尿患儿要耐心教育引导，切忌打骂、责罚，鼓励患儿消除怕羞和紧张情绪，建立起战胜疾病的信心。

2. 每日晚饭后注意控制饮水量。

3. 临睡前提醒患儿起床排尿，睡后按时唤醒排尿 1~2 次，从而逐渐养成能自行排尿的习惯。白天不宜过度游玩，以免疲劳贪睡。

4. 小儿推拿对于治疗伴有隐性脊柱裂的顽固性遗尿患儿效果欠佳，可配合心理暗示疗法进行治疗。

【小结】小儿遗尿是刘氏小儿推拿优势病种之一，治疗时从肾入手，但不拘于肾，五脏整体调理；培元气，而根在固本。年龄偏大且病程较长者，临床常配合针灸和中药共同治疗；对于顽固性遗尿须明确诊断，积极寻找病因，必要时予以心理治疗。

附：小儿遗尿医案

谢某，男，6 岁，2018 年 4 月 2 日初诊。

【主诉】寐中小便自遗半年余。

【现病史】患儿半年前无明显诱因出现寐中小便自遗，每晚 1~2 次，量多，梦中小便自遗而不自知，形体偏瘦，神疲乏力，夜寐多梦，纳差，平素挑食，大便正常，小便清长。

【查体及专科检查】面色少华，咽未见充血，心肺听诊正常。舌淡苔白，脉细。

【辅助检查】腹部平片示正常。

【辨证辨病】该患儿夜间遗尿而不自知，诊断为遗尿。瘦弱多梦，神疲乏力，纳差挑食，小便清长，面色欠华，舌淡苔白，脉细，证属肾气不足。

【西医诊断】原发性遗尿。

【中医诊断】遗尿 – 肾气不足证。

【治法】培元固涩。

【处方】常例开窍：开天门、推坎宫、推太阳、掐按总筋、分手阴阳各24次。

推五经：补脾经500次，清肝经300次，清心经250次，补肺经400次，补肾经600次。

配穴：推后溪100次，揉外劳宫150次，揉中脘（补中法）200次，推揉丹田（先揉丹田穴400次，再从丹田穴起向上直推至脐200次），推揉肺俞穴至发红为度，横擦腰骶部至透热，捏脊10遍。

关窍：按肩井2~3次。

1周治疗3次，隔日一次，每次治疗20分钟左右。艾灸中极、关元10分钟。

嘱患儿加强锻炼，但应避免过度劳累，营养均衡全面，可少食多餐，忌挑食，晚饭后控制饮水，同时嘱家长加强心理疏导，避免增加患儿心理负担，临睡前可按时唤醒排尿，培养自行排尿的习惯。

【复诊】2018年10月10日诊：患儿遗尿明显减少，偶有1次，基本能自醒如厕，纳寐可，精力较前充沛。舌淡红苔薄白，脉细。

【按语】小儿遗尿是本流派优势病种之一，对于年龄偏大且病程较长者，临床常配合针灸和中药共同治疗；对于顽固性遗尿须明确诊断，积极寻找病因，必要时予以心理治疗。本医案患儿以寐中小便自遗半年余为主症，辨病属遗尿范畴，辨证为肾气不足证，治以培元固涩为法，重在补肾经，以补肾固涩，佐以补肺、脾二经加强益气培元的功效。

小儿有肾常虚、脾常不足的生理特点，小儿遗尿的主要证型以"脾肾两虚"为主。肾乃阳气之根，为先天之本，主水，主藏精，司二便，与膀胱相表里，肾气盛则温煦全身，气化水液，升清降浊。正如《婴童类萃》中云："小儿遗尿者，乃膀胱虚冷不能禁约，故尿自出也。夫肾主水，下通于阴，小便者津液之余也。"《素问》中也有论述："肾者藏水，主津液。"目前西医治疗遗尿往往疗效欠佳。中医治疗遗尿方法多样，多以补肾为主，疗效显著，但尚无统一方案，但对于隐形脊柱裂等原因引起的顽固性小儿遗尿，治疗疗效尚不确切。

胎黄

胎黄属于新生儿特发疾病，其临床表现主要为机体皮肤和黏膜、巩膜出现黄染，新生儿在出生后短期内发生的可自行消退的黄疸属于生理性黄疸，若黄疸无法自行消退，且有更为严重的趋势，则属于病理性黄疸。相当于西医学的新生儿黄疸。

隋代巢元方的《诸病源候论》："小儿在胎，其母气有热，熏蒸于胎，至生下小儿，体皆黄，谓之胎疸也。"首次提出"胎疸候"。《证治准绳》之"小儿生下遍体面目皆黄，如金色……此胎黄，皆因乳母受湿热而传于胎也。"《金匮要略》："黄家所得，从湿得之。"《张氏医通》："诸黄虽多湿热……不无瘀血阻滞。"说明由于患儿先天不足，经络阻滞，或者湿热之邪长期蕴结，气血瘀滞，致瘀积发黄。

本病病位在肝胆与脾胃，病机关键为胎禀湿蕴，即脾胃湿热或寒湿内蕴，肝失疏泄，胆汁外溢而致发黄，日久则气滞血瘀。

故临床上分为湿热黄疸、寒湿黄疸、瘀积黄疸、胎黄动风、胎黄虚脱。

诊断要点

● 黄疸出现早（生后 24 小时内），发展较快，黄色明显，也可以消退后再次出现；或黄疸出现迟，持续不退，日渐加重。可伴肝脾大，伴不欲吮乳，精神倦怠，大便呈灰白色。

● 实验室检查：血清胆红素、黄疸指数显著升高。尿胆红素阳性，尿胆原试验阳性或阴性。母子血型检测，可检测因 ABO 或 Rh 血型不合引起的溶血性黄疸，肝功能可正常。肝炎综合征应做肝炎相关抗原、抗体检查。

治疗

（一）治疗原则

《金匮要略》中记载了黄疸的病因及治疗原则，"黄家所得，从湿得之""诸病黄家，但利其小便"，并提到"黄疸之病，当以十八日为期，治之十日以上瘥，反剧为难治"，提示黄疸需早期诊治、缩短病程，改善预后。中医治疗胎黄多以清热利湿退黄为主。

（二）辨证施治

❖ 湿热郁蒸

【症状】面部、巩膜、肌肤色泽鲜黄如橘皮，患儿声音响亮，食欲降低，不愿喝奶，口干渴，或见发热，便秘，尿液色深黄，舌红苔黄腻，指纹滞。

【治法】清热、利湿、退黄。

【操作】常例开窍：开天门、推坎宫、推太阳、按总筋、分手阴阳各24次。

推五经：清脾经300次，后补脾经100次，清肝经150次，清心经100次，补肾经200次。

配穴：分推腹阴阳20次，清大肠100次，清后溪60次，退六腑90次，推三关30次，揉中脘（消导法）80次，掐四横纹4~5遍，揉按足三里30次，揉脐60次，揉龟尾30次，推下七节30次，捏脊5~8遍。

关窍：按肩井2~3次。

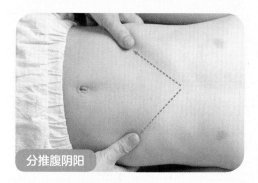
分推腹阴阳

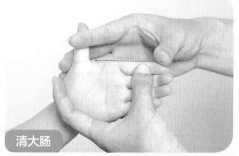
清大肠

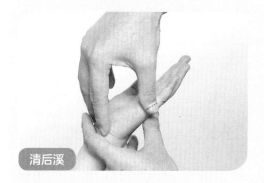
清后溪

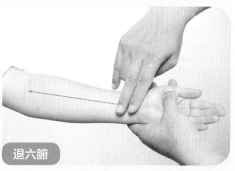
退六腑

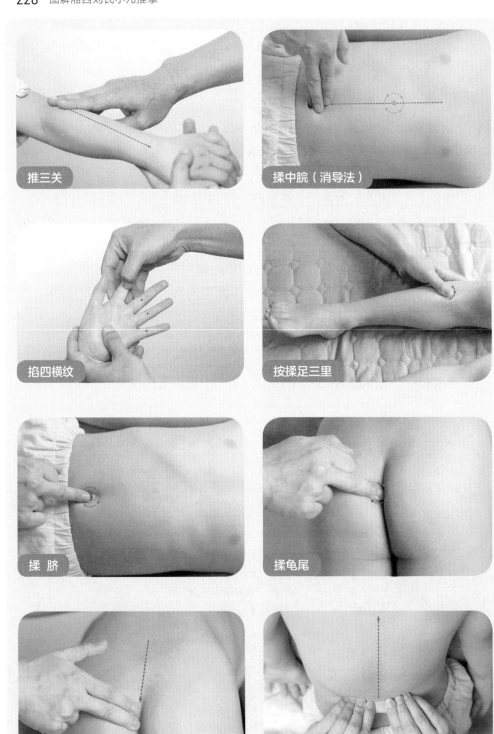

推三关

揉中脘（消导法）

掐四横纹

按揉足三里

揉脐

揉龟尾

推下七节

捏脊

【解析】常例开窍，打开治疗之门。推五经调理脏腑，根据归经施治治则，黄疸归属脾经，湿热黄疸属实证，用五经配伍推治法调理脏腑，其中以清脾经为主，清热祛湿退黄之功；脾为后天之本，宜补不宜清，为防止清后伤脾，故清加补脾经；小儿五脏特点为心常有余，肝常有余，宜清不宜补，在病理情况下，心肝对脾经的制约为损伤性制约，心易动火，肝易动风，故次清心经、肝经；肾为先天之本，宜补不宜清，故补肾经。配穴分推腹阴阳可行滞消食，调和气血，平衡阴阳；清大肠、退六腑可以健脾祛湿；揉中脘（消导法）、掐四横纹助脾运化；揉龟尾、推下七节，可清利湿热；揉按足三里、揉脐、捏脊补中益脾；按肩井关窍，以关闭治疗之门。

❖ **寒湿阻滞**

【症状】患儿面部、巩膜、肌肤，颜色暗黄，持续黄染不退，四肢欠温，精神不振，食欲降低，大便不成形，颜色是灰白色，小便短、尿量少，舌淡苔白腻，指纹淡红。

【治法】温暖中焦，化湿退黄。

【操作】常例开窍：开天门、推坎宫、推太阳、按总筋、分阴阳各 24 次。

推五经：补脾经 250 次，清肝经 150 次，清补心经 100 次，补肺经 100 次，补肾经 100 次。

配穴：清大肠 100 次，揉外劳宫 80 次，推三关 90 次，退六腑 30 次，揉中脘（补中法）100 次，掐四横纹 3~5 遍，揉按足三里 30 次，揉脐 60 次，捏脊5~8 遍。

关窍：按肩井 2~3 次。

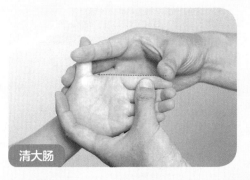

清大肠

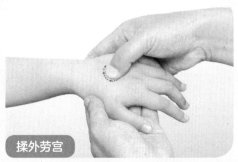

揉外劳宫

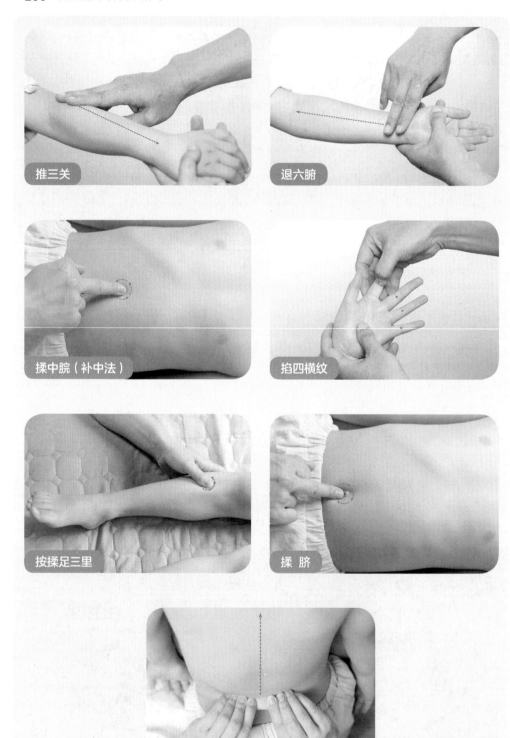

推三关

退六腑

揉中脘（补中法）

掐四横纹

按揉足三里

揉脐

捏脊

【解析】常例开窍，打开治疗之门。推五经调理脏腑，根据归经施治治则，黄疸归属脾经，寒湿黄疸属实证，用五经配伍推治法调理脏腑，其中以清脾经为主，暖中祛湿退黄之功；脾为后天之本，宜补不宜清，为防止清后伤脾，故清后加补脾经；小儿五脏特点为心常有余，肝常有余，宜清不宜补，在病理情况下，心肝对脾经的制约为损伤性制约，心易动火，肝易动风，故次清心经、肝经；肾为先天之本，宜补不宜清，故补肾经。配穴清大肠疏导腑气，清热利湿，使邪有出路，以达到祛邪退黄目的。推三关、揉外劳宫温阳散寒，祛湿退黄，揉中脘（补中法）温中健脾，掐四横纹、揉按足三里、揉脐、捏脊补脾健运，按肩井关窍，关上治疗之门。

❖ 气滞血瘀

【症状】患儿面部、巩膜、肌肤颜色泛黄逐渐加深，面色晦暗无华，可在右胁下见痞块且质地硬，腹胀、青筋暴露，可见瘀斑瘀点。患儿口唇暗红，舌头可见瘀点，苔黄，指纹紫滞。

【治法】理气、化瘀、消积。

【操作】常例开窍：开天门、推坎宫、推太阳、按总筋、分阴阳各24次。

推五经：先清脾经200次，后补脾经100次，清肝经250次，清心经150次，补肺经100次，补肾经200次。

配穴：清大肠100次，按弦走搓摩30次，腹部分阴阳30次，摩腹100次，揉中脘（消导法）100次，掐四横纹3~5遍，揉按足三里30次，捏脊5~8遍。

关窍：按肩井2~3次。

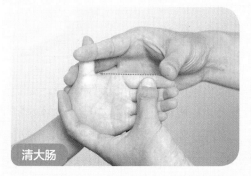

清大肠

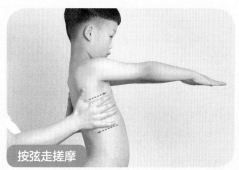

按弦走搓摩

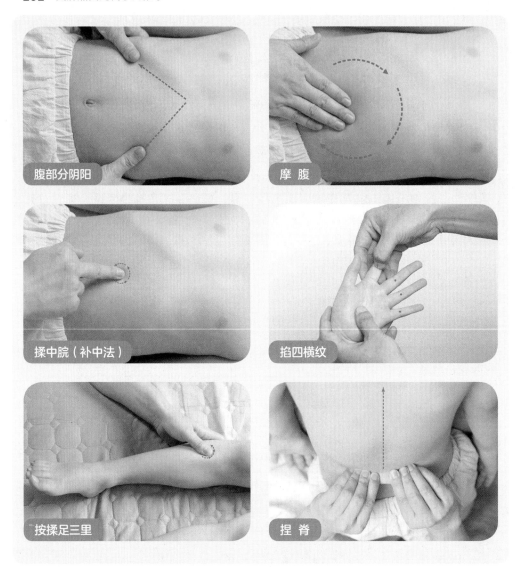

腹部分阴阳

摩腹

揉中脘（补中法）

掐四横纹

按揉足三里

捏脊

【解析】常例开窍，打开治疗之门。推五经调理脏腑，根据归经施治治则，黄疸归属脾经，气滞血瘀黄疸属实证，用五经配伍推治法调理脏腑，其中以清脾经为主，脾为后天之本，宜补不宜清，为防止清后伤脾，故清后加补脾经；小儿五脏特点为心常有余，肝常有余，宜清不宜补，在病理情况下，心肝对脾经的制约为损伤性制约，心易动火，肝易动风，故次清心经、肝经；共奏健脾助运，消积化瘀，疏肝利胆，活血行气。肾为先天之本，宜补不宜清，故补肾经。配穴清大肠通畅肠腑，按弦走搓摩可行气疏肝；腹部分阴阳、摩腹、揉中脘（消导法）

可消食行滞利湿，调达中焦气机，通畅肠腑；掐四横纹、揉按足三里、捏脊可调理脏腑，疏通经络。按肩井关窍，关上治疗之门。

【注意事项】

1. 注意观察新生儿精神反应、奶量、活动情况及大小便情况。

2. 鼓励尽早开奶，加强喂养，患儿排尿、排便次数增加可促进胆红素通过尿液和粪便排出。

3. 不滥用药物。

【小结】新生儿黄疸属于新生儿特发疾病，推拿对生理性黄疸疗效较好，主要是通过调理脾胃，促进粪便排泄，以利于胆红素的排出，降低胆红素浓度，属于临床首选方法，同时也可以起到补脾益气、增强抵抗力的效果。

附：胎黄医案

黄某某，男，1 个月，2018 年 3 月 18 日初诊。

【主诉】皮肤黏膜黄染 27 天。

【现病史】患儿产后第 3 天出现黄疸，冲服茵栀黄颗粒 15 天有好转，但复查血清胆红素仍高于正常值，皮肤黏膜黄染未退。停母乳喂养 3 天，复查经皮测胆红素 231.66μmol/L，精神发育尚可，腹胀，大便干结，粪色淡白，4~5 日一解，小便黄。刻下见：颜面、手、足心皮肤黄染，巩膜黄染。

【查体及专科检查】颜面、手、足心皮肤黄染，巩膜黄染。舌淡，苔薄黄，指纹淡紫隐于风关。

【辨证辨病】该患儿皮肤黏膜黄染，诊断为新生儿黄疸，精神发育尚可，腹胀，大便干结，粪色淡白，4~5 日一解，小便黄，舌淡，苔薄黄，指纹淡，指纹淡紫隐于风关，证属湿热型黄疸。

【西医诊断】新生儿黄疸。

【中医诊断】胎黄 – 湿热证。

【治法】清热、利湿、退黄。

【处方】常例开窍：开天门、推坎宫、推太阳、掐按总筋、分手阴阳各 24 次。

推五经：清脾经 300 次，后补脾经 100 次，清肝经 150 次，清心经 100 次，补肾经 200 次。

配穴：分推腹阴阳 20 次，清大肠 100 次，清后溪 60 次，退六腑 90 次，推三关 30 次，揉中脘（消导法）80 次，掐四横纹 4~5 遍，揉按足三里 30 次，揉脐 60 次，揉龟尾 30 次，推下七节 30 次，捏脊 5~8 遍。

关窍：按肩井 2~3 次。

【复诊】2018 年 3 月 21 日诊：推拿治疗 3 天后，每日解褐色大便 1 次，颜面部皮肤黄染消退，腹部软，胃纳和，舌苔薄润。复查经皮测胆红素 51.48μmol/L。

【按语】中医认为新生儿黄疸发病原因主要是羊水湿热所侵，导致胎儿出生后虽然外之湿热已去，但内之湿热仍然内蕴脏腑。新生儿脏腑娇嫩，形气未充，内外湿热相感，又有"脾常不足，肝常有余"的生理特性，脾虚湿阻、肝失疏泄时，热邪胶着，燔灼湿气和胆汁，从而诱发黄疸之态。故推拿时以清补脾经和肝经为主，清脾经清利湿热，清后补脾经，以防止伤脾；清肝经以清肝木，平肝解郁又退黄疸。

黄疸推拿治疗时，应注意区分生理性黄疸和病理黄疸，若患儿是病理性黄疸，必须专科就诊，以免耽误病情。

抽动症

抽动症是一种慢性神经精神障碍性疾病。疾病初始为频繁的眨眼、挤眉、吸鼻、噘嘴、张口、伸舌、点头等，随着病情进展抽动逐渐多样化，轮替出现如耸肩、扭颈、摇头、踢腿、甩手、口中怪叫或四肢抽动等。此病可伴有行为障碍、情绪异常，如注意力不集中、静坐不能、多动等。本病好发于5~10岁儿童，男孩多于女孩，男女比例为（3~5）：1。患儿至青春期可以缓解，有的可延续至成人。

抽动症病位在肝，亦可涉及心、脾、肺、肾，病机关键为风痰胶结，肝亢风动。在历代著作中有提到相关病名的论述，清代张璐在《张氏医通·瘛疭》中云："瘛者……疭者……俗谓之抽。"《小儿药证直诀》记载："凡病或新或久，皆引肝风……风入于目，上下左右如风吹……儿不能任。"《幼科证治准绳》曰："其瘛疭辨证要点……名曰慢惊。"皆说明肝风内动是主要病机，肝为风木之脏，主疏泄，若情志不畅，疏泄失职，导致筋脉失养，气郁日久，则化火生风，风阳则化火生风，风阳鼓动，循经上行，则出现眨眼、举眉、努鼻、点头、鼓腹等辨证要点。这也是多数专家一致认可的病机特点，其常见的病理因素是风和痰，风为六淫之首，常兼挟他邪（寒、湿、燥、热等）经口鼻侵入肺卫，外风引动内风；脾失健运化生痰湿，肝木横逆化火生风，土虚木亢，风痰合而为邪，上犯清窍，流窜经络而致抽动。亦是形成本病的病因病机之一。

诊断要点

- 出现不自主的眼、面、口、颈、肩、腹部及四肢肌肉的快速收缩，以固定方式重复出现，抽动时咽部可发出异常怪声或粗言秽语。
- 抽动呈慢性反复过程，有明显波动性。
- 可伴有性格障碍，性情急躁，冲动任性，胆小，注意力不集中，学习成绩不稳定。
- 病程至少持续1年。
- 实验室检查无特殊异常。

❧ 治疗 ❧

（一）治疗原则

《小儿药证直诀·脉证治法·肝有风甚》记载："身反折强直不搐，心不受热也，当补肾治肝。补肾，地黄丸，治肝，泻青丸主之。"本病当以平肝息风、补益肝肾为基本治法。

（二）辨证施治

❖ 痰火内扰证

【症状】起病急骤，头面、躯干、四肢、不同部位的肌肉抽动，呼叫、秽语不止，喉间痰声辘辘，烦躁口渴，睡卧不安，舌红，苔黄或腻，脉弦滑数。

【治法】清火涤痰，息风镇惊。

【操作】常例开窍：开天门 24 次，推坎宫 24 次，推太阳 24 次，按总筋 24 次，分阴阳 24 次。

推五经：清脾经 300 次，后补脾经 150 次，清肝经 400 次，清心经 350 次，清肺经 200 次，补肾经 150 次。

配穴：清后溪 200 次，揉内劳、小天心各 100 次，退六腑 90 次，揉板门 80 次，揉按丰隆穴 100 次，揉按肝俞、胆俞、脾俞各 60 次，捏脊 2~3 遍。

关窍：按肩井 2~3 次。

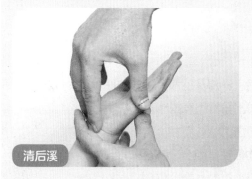

清后溪

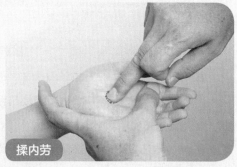

揉内劳

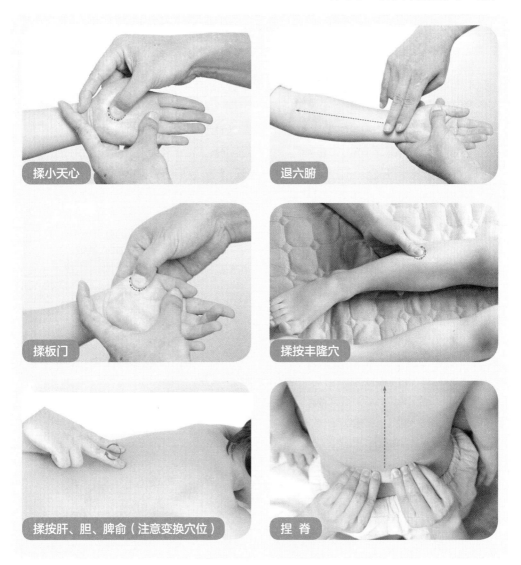

揉小天心

退六腑

揉板门

揉按丰隆穴

揉按肝、胆、脾俞（注意变换穴位）

捏 脊

【解析】常例开窍，打开治疗之门。推五经调理脏腑，根据归经施治治则，抽动症归属肝经，痰火内扰属实证，用五经配伍推治法调理脏腑，其中以清肝经为主以舒筋缓急，共奏清火涤痰，息风镇惊之功；脾为后天之本，宜补不宜清；小儿五脏特点为心常有余，肝常有余，宜清不宜补。肾为先天之本，宜补不宜清，故补肾经。配穴清后溪，退六腑清脏腑之热，揉内劳、小天心镇静安神，清心除烦，揉按板门、丰隆穴健脾祛痰，揉按肝俞、胆俞、脾俞调理肝脾，捏脊调理脏腑，诸穴合用，共奏清热祛痰、平肝息风之效。按肩井关窍，关上治疗之大门。

❖ 肝风内动证

【症状】不自主动作主要有耸肩、踢腿、摇头、眨眼、皱眉、噘嘴、喊叫等，并伴有烦躁易怒，咽喉不利，头痛头晕，红赤作痒，或面目红赤，舌红苔黄，胁下胀痛，大便干结，小便短赤，脉弦数有力。

【治法】平肝息风，泻火止抽。

【操作】常例开窍：开天门 24 次，推坎宫 24 次，推太阳 24 次，按总筋 24 次，分阴阳 24 次。

推五经：清脾经 250 次，补脾经 100 次，清肝经 350 次，清心经 300 次，清肺经 80 次，补肾经 150 次。

配穴：推后溪 100 次，揉内劳、二马各 60 次，揉按小天心 100 次，揉涌泉 60 次，揉中脘 100 次，揉按肝俞、肾俞各 60 次。

关窍：按肩井 2~3 次。

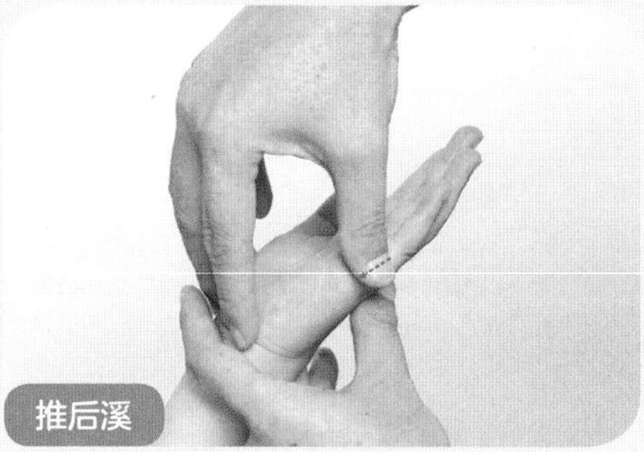
推后溪

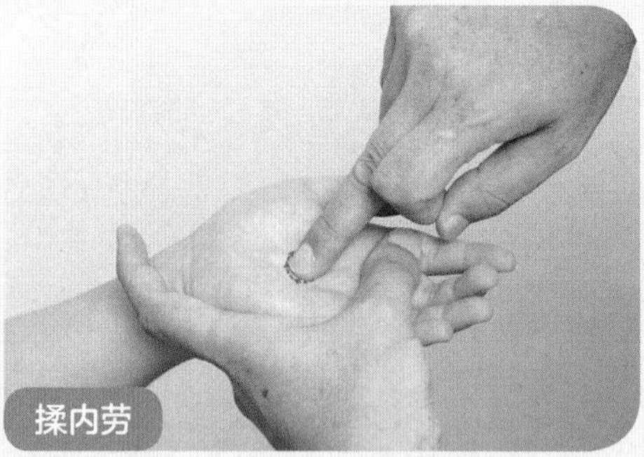
揉内劳

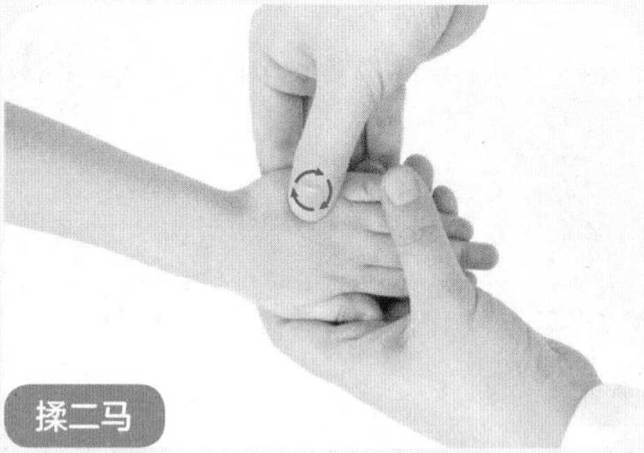
揉二马

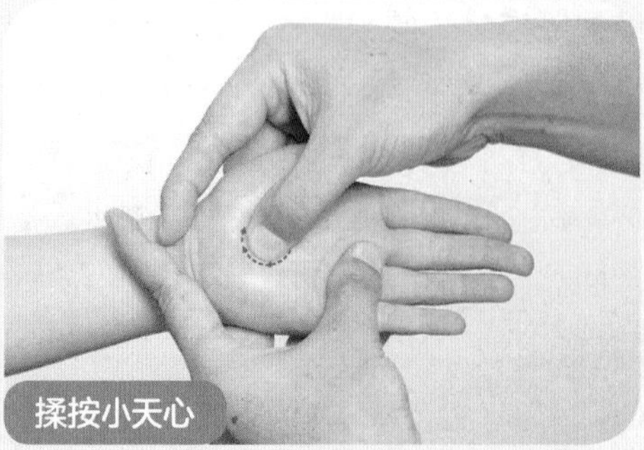
揉按小天心

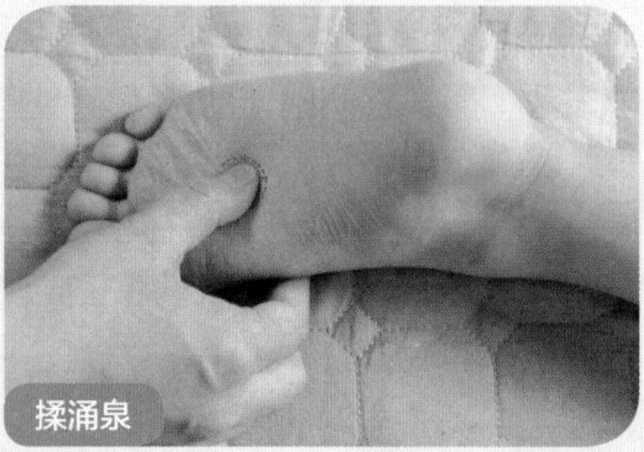
揉涌泉

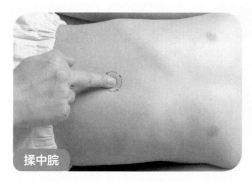

揉中脘

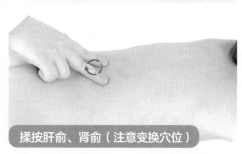

揉按肝俞、肾俞（注意变换穴位）

【解析】常例开窍，打开治疗之门。推五经调理脏腑，根据归经施治治则，抽动症归属肝经，肝风内动证属虚实夹杂，用五经配伍推治法调理脏腑，其中以清肝经为主，以舒筋缓急，共凑平肝息风，泻火止抽之功；脾为后天之本，宜补不宜清。此处脾经清后加补，用以扶土抑木；小儿五脏特点为心常有余，肝常有余，宜清不宜补。肾为先天之本，宜补不宜清，故补肾经，水生肝木，滋阴息风解痉，补肾水。配穴推后溪以清热，揉内劳，小天心清泻心火，揉按涌泉、内劳滋阴降火，推揉肝俞、肾俞、三阴交，调理肝肾，平肝息风；按肩井关窍，关上治疗之门。

❖ 脾虚肝亢证

【症状】面黄体瘦，精神不振，胸闷胁胀，喉中吭吭作响，皱眉眨眼，嘴角抽动，肢体摇动，夜卧不安，纳少厌食，舌质淡，苔白或腻，脉沉滑或沉缓。

【治法】健脾化痰，平肝息风。

【操作】常例开窍：开天门 24 次，推坎宫 24 次，推太阳 24 次，按总筋 24 次，分阴阳 24 次。

推五经：补脾经 400 次，清肝经 350 次，清心经 250 次，清肺经 200 次，补肾经 150 次。

配穴：运水入土 100 次，揉按板门，揉按小天心 100 次，摩腹 120 次，揉中脘（补中法）80 次，按弦走搓摩

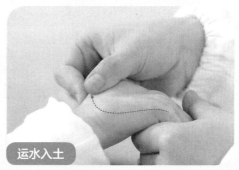

运水入土

60 次，揉按足三里，揉按肝俞、脾俞 100 次，捏脊 2~3 遍。

关窍：按肩井 2~3 次。

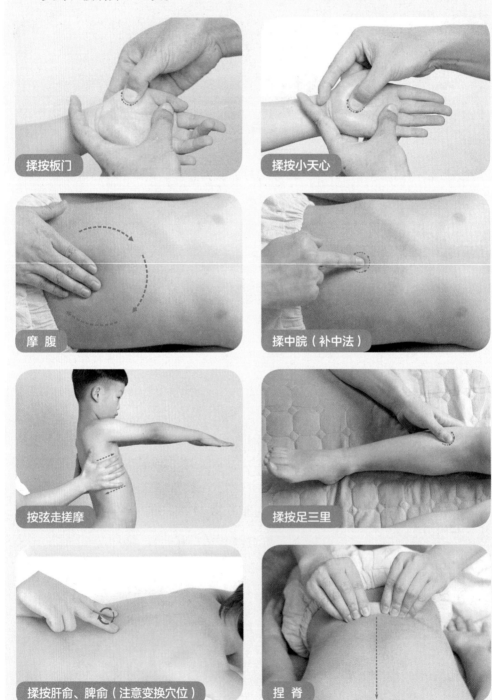

揉按板门

揉按小天心

摩 腹

揉中脘（补中法）

按弦走搓摩

揉按足三里

揉按肝俞、脾俞（注意变换穴位）

捏 脊

【解析】常例开窍，打开治疗之门。推五经调理脏腑，根据归经施治治则，抽动症归属肝经，脾虚肝亢证属虚实夹杂，用五经配伍推治法调理脏腑，其中以清脾经为主，用以扶土抑木。以舒筋缓急，共奏健脾化痰，平肝息风之功；次清肝经以平肝泻火，息风镇惊，解郁除烦。小儿五脏特点为心常有余，肝常有余，宜清不宜补。肾为先天之本，宜补不宜清，故补肾经，水生肝木，滋阴息风解痉，补肾水。配运水入土、揉按板门、揉按足三里，健脾益气，揉按小天心清心宁神，摩腹、揉中脘（补中法）健运中焦，按弦走搓摩疏肝理气，揉按肝俞、脾俞调理肝脾，捏脊调理脏腑。按肩井关窍，关上治疗之门。

【注意事项】

1. 坚持合理治疗治疗方可见效。

2. 家长要调整好情绪，切记不要在孩子出现抽动症状时，用语言甚至体罚的方式进行纠正或表示过分担心的样子。

3. 要注意调整生活方式，保持居住环境安静、合理安排作息时间，避免长时间看电视、电脑、手机等电子类产品。

4. 有规律饮食，宜清淡，富有营养的新鲜食物。

【小结】小儿抽动症与心、肝、脾、肾关系较密切，与风火和痰浊有关。刘氏小儿推拿重点以调理脏腑平衡为主，主要调理心、肝两经，积累了一定的治疗经验，治疗小儿抽动症有一定疗效。但除推拿外还需根据情况配合中西药治疗及针灸疗法如头针疗法和体针疗法等，并辅以营造良好的生活空间，同时也需在家长的配合下进行适当的心理疏导，缓解小儿精神压力。如治疗无效，则需寻找引起抽动真正原因，对因治疗。

附：小儿抽动症医案

尹某，8岁，2014年9月13日初诊

【主诉】左侧面部抽动，挤眉弄眼，耸肩，摇头半年余。

【现病史】症见频发左侧面部抽动，挤眉弄眼，耸肩，摇头，已逾半年，夜间睡眠较差，纳差，颈后部僵痛，性情易怒，并因此影响学习，已休学，西医治疗半年，疗效欠佳，遂转求中医治疗。

【查体及专科检查】颈部两侧肌肉僵硬，四肢肌力、肌张力正常，舌淡红、苔白有齿痕，脉弦细。

【辅助检查】无。

【**辨证辨病**】该患儿左侧面部抽动，挤眉弄眼，耸肩，摇头，诊断为抽动症，颈部两侧肌肉僵硬，四肢肌力、肌张力正常，舌淡红、苔白有齿痕，脉弦细。辨证属脾虚肝亢证。

【**西医诊断**】多发性抽动症。

【**中医诊断**】抽动症属脾虚肝亢证。

【**治法**】健脾化痰，平肝息风。

【**处方**】常例开窍：开天门、推坎宫、推太阳、掐总筋、分阴阳各 24 次。

推五经：补脾经 500 次，清肝经 350 次，补肾经 300 次，补肺经 200 次，清心经 200 次。

配穴：清大肠经 100 次，揉按板门 100 次，掐四缝 5 次，揉按中脘（补中法）200 次，揉按神阙、天枢与摩腹各 80 次；揉按风池、颈夹脊、足三里、丰隆、脾俞、肝俞、肾俞、太冲、行间各 100 次；捏脊 5 遍。

关窍：拿按肩井 2~3 次。

【**按语**】本流派对该病的治疗积累了部分经验，重点以调理脏腑平衡为主，主要涉及心、肝两经。本医案病位主要在肝，辨证属脾虚肝旺，推拿五经以补脾、清肝为主，兼补肾、清心；补肾水滋水涵木、补髓填精；补肾水合清心经，清泻心火，并取实则泻子之义以清肝息风；按揉足三里、丰隆、脾俞以健脾和胃。诸穴合用，共奏清热健脾、平肝息风之效。有耸鼻动作者揉迎香以宣通鼻窍，颈部僵硬不适，局部揉按风池、颈夹脊。如有清咽动作者可清肺经以宣肺利咽，四肢抽动明显者清肝经加倍以舒筋缓急。

惊风

惊风是小儿时期常见的一种急重病证，以临床出现抽搐、昏迷为主要特征。又称"惊厥"，俗名"抽风"。任何季节均可发生，一般以1~5岁的小儿为多见，年龄越小，发病率越高。其症情往往比较凶险，变化迅速，威胁小儿生命。所以，古代医家认为惊风是一种恶候。如《东医宝鉴·小儿》说："小儿疾之最危者，无越惊风之证。"《幼科释谜·惊风》也说："小儿之病，最重惟惊。"

西医学称惊风为小儿惊厥。它往往发生于许多疾病的过程中。一般说来，急惊风指高热惊厥、急性中毒性脑病、各种颅内感染等引起的抽风；慢惊风则为代谢疾病与水电解质紊乱，颅脑发育不全与损伤、出血、缺氧，以及各种脑炎、脑膜炎、中毒性脑病恢复期出现的惊厥等。

诊断要点

● 突然发病，出现高热、神昏、惊厥、喉间痰鸣、两眼上翻、凝视，或斜视，可持续几秒至数分钟，严重者可反复发作甚至呈持续状态而危及生命；或起病缓慢，病程较长，面色苍白，嗜睡无神，抽搐无力，时作时止，两手颤动，筋惕肉瞤。

● 可有接触传染病患者或饮食不洁的病史。

● 中枢神经系统感染患儿，脑脊液检查有异常改变，神经系统检查出现病理性反射。

● 细菌感染性疾病，血常规检查白细胞及中性粒细胞常增高。必要时可作大便常规及大便细菌培养、血培养、胸片、脑脊液等有关检查。

治疗

（一）治疗原则

惊风病变主要累及心、肝两脏。肝主风，心主火，肝风心火相互交争发为惊风。临床上一般分为急惊风和慢惊风。治疗以急则治其标、缓则治其本为原则，急惊风以开窍止抽治其标，平肝清心治其本为治则；慢惊风以培本固元，柔肝息风，疏通经络为治则。

（二）辨证施治

❖ 急惊风

【**症状**】突然发病，出现高热、神昏、惊厥、喉间痰鸣、两眼上翻、凝视，或斜视，可持续几秒至数分钟，或伴意识不清甚至昏迷。

【**治法**】开窍止搐治其标，平肝清心治其本。

【**操作**】治标：掐小天心、人中、老龙，拿肩井、昆仑、委中、承山，掐大敦、仆参等穴部。如严重抽搐昏迷不醒者，可采用"五炷灯火"（穴取百会、双侧内劳宫、双侧涌泉）或"十五炷灯火"（百会、印堂、人中、承浆、合谷、仆参、脐中、脐轮）。

治本：常例开窍：开天门、推坎宫、推太阳、按总筋、分阴阳各 24 次。

推五经：清脾经 300 次，后补脾经 150 次，清肝经 450 次，清心经 400 次，清肺经 350 次，补肾经 300 次。

配穴：推大肠 120 次，清后溪 150 次，退六腑 150 次，推三关 50 次，揉外劳 120 次，揉按涌泉 120 次，水底捞明月、推天河水各 150 次，揉肺俞至皮肤发红。

关窍：按肩井 2~3 次。

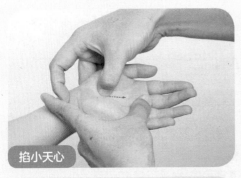
掐小天心

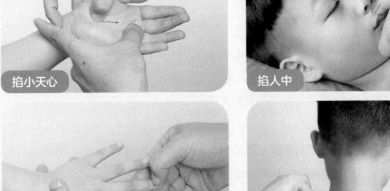
掐人中

掐老龙

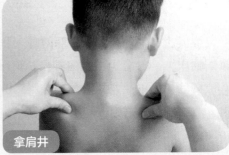
拿肩井

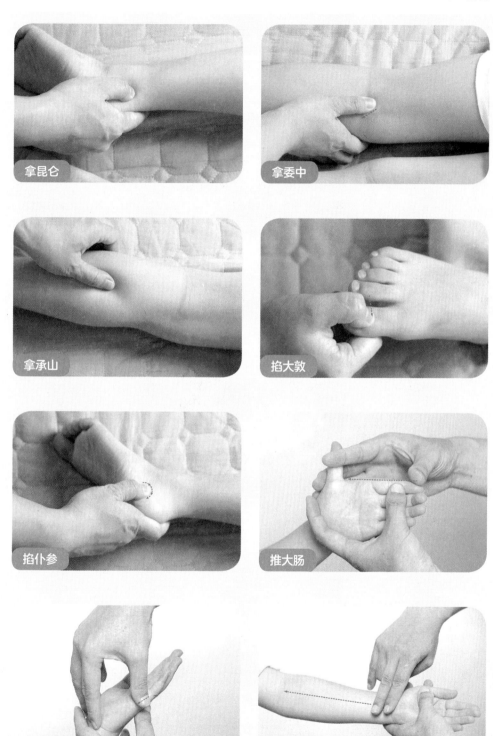

拿昆仑

拿委中

拿承山

掐大敦

掐仆参

推大肠

清后溪

退六腑

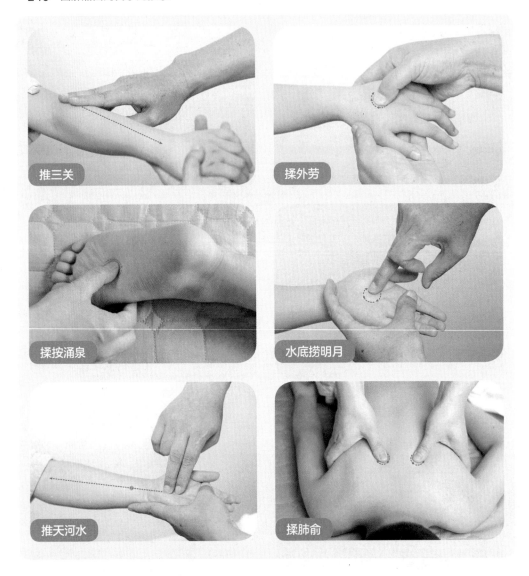

推三关　　揉外劳

揉按涌泉　　水底捞明月

推天河水　　揉肺俞

【解析】急性突发疾病，急则治其标，选穴掐小天心、人中、老龙，拿肩井、昆仑、大敦、委中、承山、仆参等开窍止搐，严重抽搐昏迷不醒者，可采用"五炷灯火"或"十五炷灯火"开窍促醒；待开窍止搐后方可以治本之方，常例开窍，以打开治疗之门。推五经以清心肝二经为主，达清热平肝息风之效；配合清肺、脾二经以清热化痰湿之邪，小儿脾常不足，脾经宜清后加补以补脾健中，以防清太过伤正而调之；补肾经以滋阴益液。配穴推大肠、清后溪通利二便以清热；配合退六腑、水底捞明月、推天河水加强清热之功，辅以推三关以防寒凉太过，平调之；揉按涌泉加强清热滋阴之效；推肺俞至发红以宣肺化痰。按肩井关窍，关闭治疗之门。

❖ 慢惊风

【症状】起病缓慢，病程较长，面色苍白，嗜睡无神，抽搐无力，时作时止，两于颤动，筋惕肉瞤。

【治法】培本固元，柔肝息风，疏通经络。

【操作】常例开窍：开天门、推坎宫、推太阳、按总筋、分阴阳各 24 次。

推五经：补脾经 300 次，补肝经 200 次，再清肝 100 次，补心经 120 次，再清心经 60 次，清肺经 160 次，再补肺经 80 次，补肾经 200 次。

配穴：揉外劳 80 次，推三关 150 次，退六腑 50 次，揉中脘 100 次（补中法），推脊 50 次，捏脊 5~8 遍。

关窍：按肩井 2~3 次。

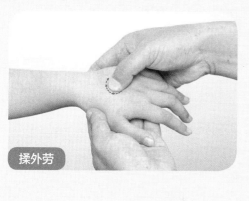

揉外劳

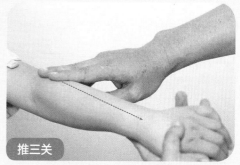

推三关

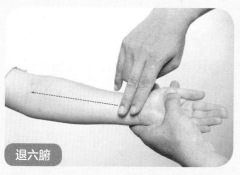

退六腑

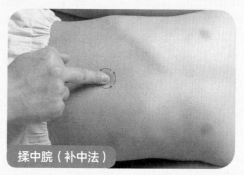

揉中脘（补中法）

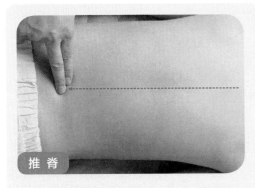

推脊

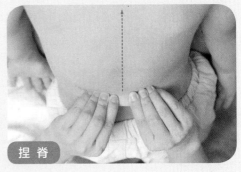

捏脊

【解析】常例开窍，以打开治疗之门。推五经以补脾、肾二经为主，配合补肺经以培本固元；补肝旨在柔肝息风，小儿易肝风内动，肝经补后加清，以防补肝太过，扰动肝风；补心以宁神，小儿心常有余，心经补后加清，以防补心太过，煽动心火。配穴：揉外劳、推三关以温阳祛寒，退六腑与三关反佐；揉中脘、推脊、捏脊以健脾补中；按肩井关窍，关闭治疗之门。

【注意事项】

1. 抽搐发作时，切勿强行牵拉，以防伤及筋骨；并保持呼吸道通畅。痰涎壅盛者，随时吸痰，同时注意给氧。

2. 抽搐时要禁食；搐止后以流质素食为主，不会吞咽者，给予鼻饲；病情好转后，给予高营养、易消化食物。

3. 采用中西医结合方法积极治疗原发病，尤其要防止急惊风反复发作。

4. 急惊风中以高热惊厥预后较良好，其他原因所致抽搐非单独推拿疗法所能治疗，预后较差。

5. 加强体育锻炼，增强体质，提高抗病能力。

【小结】惊风是小儿常见的一种急重症，其来势急骤，变化迅速，病情凶险，列为中医儿科四大证之一。西医以退热、镇静等对症治疗为主。急惊风作为小儿常见危重症之一，我们不仅要治疗疾病，预防复发同样重要。刘氏小儿推拿采取急则治其标，缓则治其本的治疗原则，急性期开窍止搐，病情缓解后培本固元，平肝清心，柔肝息风，以防复发。

附：小儿惊风医案

陈某，男，2 岁，2019 年 10 月 11 日初诊。

【主诉】高热伴抽搐 2 天。

【现病史】患儿昨日凌晨不慎着凉后出现发热，流清涕，中午出现高热不退伴抽搐，于当地门诊予退热镇静治疗。现症见：高热，抽搐，目睛上视，牙关紧闭，躁动不安，流清涕，无呕吐，食纳欠佳，夜寐欠安，大便未解，小便黄，舌红，苔黄，指纹紫显于气关。

【查体及专科检查】体温 39.6℃，精神欠佳，咽部充血红肿，扁桃体Ⅱ度肿大，双肺呼吸音粗，未闻及干湿啰音。

【辅助检查】血常规（2019 年 10 月 11 日本院门诊）：白细胞 13.19×10⁹/L，中性粒细胞 78%，淋巴细胞 20%，血红蛋白 110g/L，血小板 261×10⁹/L，C 反应蛋白 14.1mg/L。

【辨证辨病】该患儿高热伴抽搐 2 天，属于急性起病，诊断为急性惊风，结合大便未解，小便黄，舌红，苔黄，指纹红紫显于气关及咽部充血红肿，扁桃体Ⅱ度肿大，辨证为风热动风证。

【西医诊断】高热惊厥。

【中医诊断】急惊风 – 风热动风证。

【治法】开窍止搐治其标，平肝清心治其本。

【处方】治标：先掐小天心、人中、老龙，再拿肩井、昆仑、大敦、委中、承山、仆参等穴 2 次后神清抽止，热未明显下降，继用下法。

治本：常例开窍：开天门、推坎宫、推太阳、按总筋、分阴阳各 24 次。

推五经：清脾经 300 次，后补脾经 150 次，清肝经 450 次，清心经 400 次，清肺经 350 次，补肾经 300 次。

配穴：推大肠 120 次，清后溪 150 次，退六腑 150 次，推三关 50 次，揉外劳 120 次，揉按涌泉 120 次，水底捞明月、推天河水各 150 次，推肺俞至发红。

关窍：按肩井 2~3 次。

【复诊】2019 年 10 月 12 日病愈。

【按语】本例患儿急性起病，故首先采取急则治其标的方法，掐小天心、人中、老龙以开窍醒神，拿肩井、昆仑、大敦、委中、承山、仆参等舒缓经筋以止抽搐，待患儿神清搐止后高热仍在，故继用后法以平肝清心以清其火热。标本同治，效如桴鼓。

急惊风中以高热惊厥预后较良好，其他原因所致抽搐非单独推拿疗法所能治疗，预后较差。小儿推拿对于体质调理等具有很好的疗效，在预防惊风复发的同时可以减少或减轻其导致的后遗症。

小儿脑性瘫痪

脑性瘫痪，简称脑瘫，主要表现为运动障碍及姿势异常。随着新生儿急救医学的发展，早产儿、低出生体重儿存活率越来越高，加之社会、环境等因素的变化，世界范围内脑瘫的发病率上升的趋势，有研究资料显示国外脑瘫患病率为2‰~3‰，我国脑瘫发病率为0.2%~0.28%，国内外报道小儿脑性瘫痪并发智力障碍的发病率为60%~75%。

本病的病因主要是小儿先天不足及后天失养，脾肾亏虚，肢体及脑失于濡养，故见五迟、五软、五硬等表现；脾虚肝旺，肾虚水不涵木，或者外感温热毒邪，肝脏易于亢进，故见肢体抽搐、挛缩、僵硬等；病程较久，脏腑亏虚，痰瘀互结，阻滞于肢体经络，导致病情虚实夹杂，迁延难愈。

❧ 诊断要点 ❧

- 脑损伤为非进行性。
- 运动障碍的病变部位在脑部。
- 辨证要点在婴儿期出现。
- 合并智力障碍、感知觉障碍、癫痫及其他异常。
- 除外进行性疾病所致的中枢性运动障碍及正常小儿暂时性的运动发育迟缓。

❧ 治疗 ❧

（一）治疗原则

疏通经络、补益肝肾、调和阴阳、醒脑益智。

（二）辨证施治

❖肝肾亏虚

【症状】关节活动不利，伴筋脉拘急，手足心热，潮热盗汗，舌淡红，苔白，脉微细，指纹淡。

【治法】补益肝肾。

【操作】常例开窍：开天门、推坎宫、推太阳、按总筋、分阴阳各24次。

推五经：补脾经200次，清肝经50次，清心经100次，补肺经100次，补肾经400次。

配穴：揉按肝俞、肾俞、关元各100次，揉按涌泉100次，捏脊10次。

关窍：按肩井2~3次。

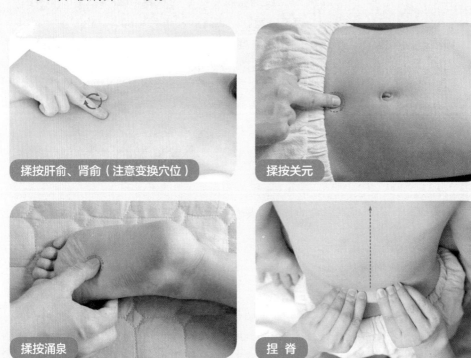

揉按肝俞、肾俞（注意变换穴位）

揉按关元

揉按涌泉

捏 脊

【解析】常例开窍，打开治疗之门。推五经调理脏腑，肝肾亏虚以补益肝、肾为主，肝不宜直接补，以补肾代之，推揉肝俞、肾俞、关元，搓擦涌泉以调理肝肾。捏脊能调理脏腑，增强抵抗力。按肩井关窍，关上治疗之门。

❖ 心脾两虚

【症状】发稀萎黄，四肢痿软，肌肉松弛，面色苍白无华，喜流涎，舌淡胖，苔少，脉细弱，指纹淡。

【治法】补益心脾。

【操作】常例开窍：开天门、推坎宫、推太阳、按总筋、分阴阳各24次。

推五经：补脾经400次，清肝经150次，补心经100次，后清心经50次，补肺经150次，补肾经200次。

配穴：推三关90次，退六腑30次，揉脾俞、心俞100次。

关窍：按肩井2~3次。

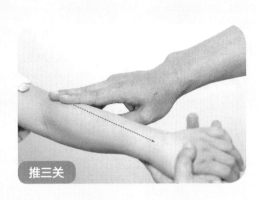

推三关

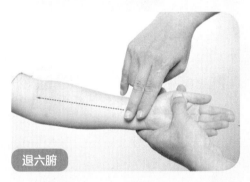

退六腑

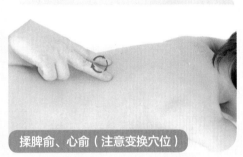

揉脾俞、心俞（注意变换穴位）

【解析】常例开窍，打开治疗之门，推五经调理脏腑，心脾两经，以补脾益气助运为主，小儿心常有余，宜补后加清；肺常不足，加补肺经以固肺益气。肾为后天之本，补肾经以补肾益精。配穴推三关以温养气血，配退六腑以防温燥太过。推揉脾俞、心俞补益心脾。按肩井关窍，关上治疗之门。

❖ 痰瘀阻滞

【症状】关节强硬，屈伸不利，喉间痰鸣，舌质紫暗或舌体胖，苔腻，脉沉涩或滑，指纹暗滞。

【治法】化痰通络。

【操作】常例开窍：开天门、推坎宫、推太阳、按总筋、分阴阳各24次。

推五经：补脾经300次，清肝经150次，补肺经250次，补肾经300次。

配穴：掐精灵 5 次，揉板门 100
次，揉按足三里 60 次，揉中脘 90 次，
捏脊 10 遍。

关窍：按肩井 2~3 次。

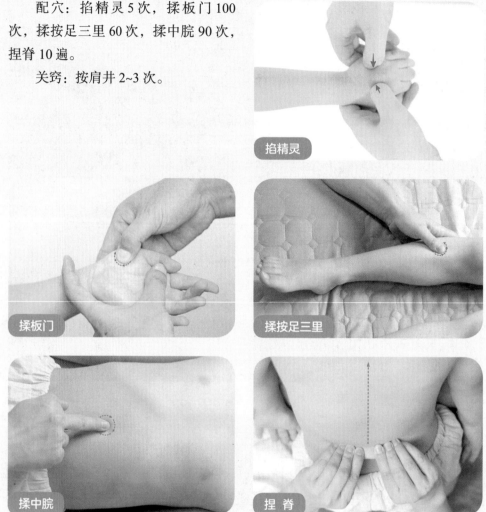

掐精灵

揉板门

揉按足三里

揉中脘

捏脊

【解析】常例开窍，打开治疗之门。五经配伍调理脏腑，痰瘀阻络型小儿脑
瘫重补脾经、肾经。配穴揉精灵镇静安神，揉板门、运外八卦健脾行气化痰，揉
按足三里、揉中脘、捏脊以补益后天，调理脾胃，祛湿化痰。按肩井关窍，关上
治疗之门。

【随症加减】

（1）**舒筋活络推拿**：上肢用拿揉法和擦法施术于上臂及前臂，然后点揉肩髃、肩髎、肩贞、曲池、手三里、内关及合谷等穴位，最后搓捻、拔伸手指。有肌肉痉挛或关节强直者，可牵拉肩关节及屈伸肘关节。

背腰部：捏脊 3~4 遍。

下肢：用拿揉法或擦法施术于大腿前后侧及小腿后侧，点按环跳、秩边、承扶、殷门、委中、昆仑、太溪等穴位。

对于"剪刀步态""马蹄足"等关节畸形者，配合做"分髋""屈髋屈膝""压足弓"等被动运动以松解关节强直及肌肉痉挛。

（2）**智力障碍推拿**：掐揉百会 100 次、四神聪 100 次、印堂 100 次，掐精灵 5 次，掐老龙 5 次。

【注意事项】

（1）脑瘫患儿均要配合舒筋活络推拿，有智力障碍者要进行智力障碍推拿。

（2）脑瘫患儿体质偏虚，要注意避风寒，防止外感。

（3）饮食宜清淡，富有营养，不宜进食难消化食物。

【小结】推拿对脑瘫治疗有一定的疗效，尤其适用于 6 岁以下的患儿。脑瘫患儿病位在脑，且普遍较正常儿童体质差。湘西刘氏小儿推拿通过五经配伍，调理五脏，重点从心肾入手，心脑相关，肾精填髓，脑为髓海，故推五经重点调心、肾二经。通过整体调节，在增强脑瘫患儿体质、增进食欲、降低肌张力等方面疗效突出。小儿脑瘫治疗年龄越小，效果越好，推拿治疗同时需配合功能训练、针灸及心理疗法等。

附：小儿脑性瘫痪医案

邵某，男，2 岁 9 个月。住院病历。初次查房记录：2019 年 6 月 17 日。

【主诉】2 岁 9 个月竖头不稳、不能独坐。

【现病史】患儿系弃婴，出生情况不详。患儿由 2017 年 9 月 5 日由福利院收养，运动发育一直落后于同龄儿，未予以任何康复治疗，现患儿至今 2 岁 9 个月竖头不稳，不能独坐，反应一般，追视、追听稍迟，双手无主动抓物，不会翻身，不会爬，坐位全前倾，不能独站，拉起头后仰，会逗笑，对带养者依恋，无发音，无吞咽呛咳、无恶寒发热，无咳嗽咳痰，无喘息气促，无恶心、呕吐等不适，精神可，纳食可，夜寐安，大小便尚可。舌淡红，苔白，指纹淡。

【查体及专科检查】有尖足，双足内翻、内旋。四肢肌力正常，双上肢肌张力1级，左下肢肌张力1级，右下肢肌张力1⁺级。关节活动度：内收肌角70度，左侧腘窝角170度，右侧腘窝角150度，足背屈角80度。神经反射：手握持反射消失，拥抱反射消失，足握持反射消失，掌颌反射消失，ATNR反射消失，STNR反射消失，TLR反射消失，降落伞反射可引出；霍夫曼征（－），巴氏征（－），布氏征（－），克氏征（－），踝阵挛（＋）；腱反射可引出。

【辨证辨病】患儿2岁9个月，以至今2岁9个月竖头不稳、不能独坐为主症，辨病属"五硬"范畴，患儿先天禀赋不足，肾精亏虚，肾主骨生髓，肾精不足则生长发育落后，坐、立、行迟，肾水不足，则肝木失养，肝失疏泄，肝主筋，筋失濡养，故筋脉拘挛，活动不利，小儿脾常不足，肝旺乘脾，舌淡红，苔白，指纹淡，止于风关，辨证为肝旺脾虚证。

【西医诊断】小儿脑性瘫痪－痉挛型－四肢瘫。

【中医诊断】五硬－肝旺脾虚证。

【治法】补脾柔肝，舒筋活络。

【处方】常例开窍：开天门24次，推坎宫24次，推太阳24次，按总筋24次，分阴阳24次；推五经：补脾经400次，清肝经300次，清心经200次，补肺经150次，补肾经200次。配穴：推三关90次，退六腑30次，补中法50次，按揉足三里50次，捏脊10遍。用拿揉法和捻法施术于上臂和前臂，大腿前后侧及小腿后侧，点揉肩髎、曲池、合谷、环跳、委中、昆仑等穴位。关窍：拿肩井2~3次。每周治疗6次，每次治疗时间30分钟，配合针刺、康复治疗。

二诊：2019年7月28日。患者精神可，有发音，含糊不清，无吞咽呛咳，咀嚼不充分。追视仍稍迟，追听可追寻声源，注意力较迟钝。仰卧位姿势对称，俯卧位抬头70度，控头不稳，偶会翻身，不会支撑，不会爬，四肢肌力及肌张力同前。舌淡，苔白腻，指纹淡红，止于风关。

【按语】小儿脑瘫目前主要以中西医结合康复治疗为主，推拿亦是中医康复的重要方法，近年来在第五代传承人邵湘宁教授带领下，刘氏小儿推拿开始探索小儿脑瘫等疑难疾病的干预，邵教授认为该病病位在脑，推拿应从心肾入手，心脑相关，肾精填髓，脑为髓海，故推五经重点调心、肾二经。

本医案患儿属痉挛型四肢瘫，中医辨证属五硬范畴，患儿先天禀赋不足，肾精亏虚，肾主骨髓，肾精不足则生长发育落后。坐、立、行迟，肾水不足，则导致肝木失其所养，肝失疏泄，肝主筋，则致筋脉拘挛，四肢活动不利，且小儿脾常不足，肝旺乘脾，治疗以补脾柔肝为核心，辅以拿揉法和捻法施术于四肢以疏通经络，缓解肌紧张。补脾经以改善脾胃虚弱，气血不足所致的肌肉消瘦，和四肢运动功能。患儿坚持治疗一段时间后，体质明显改善，肢体痉挛状态较前缓解。

　　脑瘫患儿普遍较正常儿童体质差，湘西刘氏小儿推拿通过五经配伍，调理五脏，整体调节，在增强脑瘫患儿体质、增进食欲、降低肌张力等方面疗效突出。小儿脑瘫治疗年龄越小，效果越好。同时需配合功能训练、针灸及心理疗法等。

第八章　小儿保健推拿

第一节　五脏辨体保健

小儿保健推拿是在小儿无病的情况下，根据小儿的生理特点，以提高小儿体质、增强机体免疫力为目的的一种小儿推拿方法。它有助于小儿的生长发育、体质调节和身心的全面协调发展。

我国历代医家在诊疗实践中充分认识了预防、保健对减少疾病发生的重要性，而预防和保健是传统中医的基本思想和根本原则。《内经》提出"善治者治皮毛""上工治未病""未病先防"等主要思想。明代医家张景岳在《景岳全书·小儿则》中指出人"一生盛衰之基，全在幼时培养之得失……药饵尤其慎耳"。《备急千金要方》中有"小儿虽无病，早起常以膏摩囟上及手足心，甚避风寒"，开创了小儿按摩保健的先河。因此，小儿推拿作为一种绿色医疗对小儿的保育和疾病的防治发挥着重要作用。

中医学认为，小儿处于生长发育时期，其机体脏腑的形态未曾成熟、各种生理功能未曾健全。小儿的脏腑娇嫩，其中又以肺、脾、肾三脏不足更为突出，表现出肺脏娇嫩、脾常不足、肾常虚的特点。小儿之体为"稚阴稚阳"，脏腑柔弱，御邪能力较弱，对病邪侵袭、药物攻伐的抵抗和耐受能力都较低。同时，小儿又为"纯阳"之体，生机蓬勃，发育迅速，代谢快，生长快；小儿宿疾较少，病因相对单纯，对各种治疗反应灵敏；正如张景岳在《景岳全书·小儿则》中所说："小儿之病……其脏气清灵，随拨随应，但能确得其本而撮取之，则一药可愈，非若男妇损伤、积痼痴顽者之比。"近年来随着人们对健康的需求日益增加，保健推拿以其经济简便、疗效好、没有不良反应、儿童及家长乐于接受等特点，备受重视。刘氏小儿五脏辨体保健推拿正是顺应这种趋势，辨证取穴，通过特有手法和操作，调整机体气血阴阳平衡，以改善小儿的脏腑功能，从而达到增强体质、预防疾病的目的。

近代几大小儿推拿流派在保健推拿运用方面均有其自身特色，刘开运教授创立了以五行学说相生相克理论和藏象学说为基础，结合小儿五脏生理病理特点，以"推五经"为核心内容的刘氏小儿推拿疗法，根据脏腑相关、五行生克制化理论，详辨五脏病候寒热虚实，巧选五经穴配伍组合，施以特定补泻手法、适度治疗次数与疗程，可对五脏系统进行调控，即推五经而愈疾病，已成为防治疾病的取穴和手法的依据。通过近些年对刘氏小儿推拿在预防疾病方面的临床与实验研究，提出"五脏辨体保健推拿"，总结出"保健五法"，倡导"小儿辨体保健推拿"的运用，强调"治病重在预防"，用之于临床，往往效果显著，防治之功显而易见。"保健五法"由补肾益智法、健脾益胃法、宣肺固表法、宁心安神法及强身健体法组成，先开窍，再根据五脏寒热虚实辨证行"五经推治"，自上而下，由头项部起，继而上肢部、腹背部、下肢部，最后关窍，一气呵成，使虚弱的身体得以恢复，健康的身体更加强健，达到阴平阳秘，精神乃治的状态。

　　刘氏小儿推拿流派的"五脏辨体保健推拿"是刘氏小儿推拿疗法的重要组成部分，它源于刘氏"推五经"为核心的理论基础，从推经治脏理论，延伸至推经调脏，即推五经调理五脏功能；同时立足于小儿五脏"三不足，两有余"，即肺、脾、肾不足，心、肝有余的生理特点；借助手法刺激相关穴位，调节偏颇之脏腑，以趋达到动态平衡，协调各脏腑功能，从而促进小儿生长发育及健康成长。

第二节　常用保健法

一、补肾益智法

　　肾气的生发是推动小儿生长发育、脏腑功能成熟完善的根本动力。小儿"肾常虚"，是针对小儿"气血未充，肾气未固"而言。肾藏精，主水主骨，为先天之本。小儿肾常虚，它直接关系到小儿骨、脑、发、耳、齿的功能及形态，关系到生长发育和性功能成熟，尤其是大脑的发育；肾精不足，髓海不充则脑失精明而不聪。小儿智商的高低，与先天肾精是否充盛具有密切的关系，需补肾填精，健脑益智。

　　【基本操作】常例开窍：开天门 24 次，推坎宫 24 次，推太阳 24 次，按总筋 24 次，分阴阳 24 次。

　　推五经：主补肾经 200 次，次补肺经 150 次，略补脾经 100 次。

　　配穴：揉二马、掐百会各 100 次，揉丹田 2 分钟，揉关元 3 分钟，揉按涌泉穴至发热为度，揉肾俞 100 次，捏脊 3~5 遍。

　　关窍：按肩井 2~3 次。

　　【操作频次】一周 2 次。

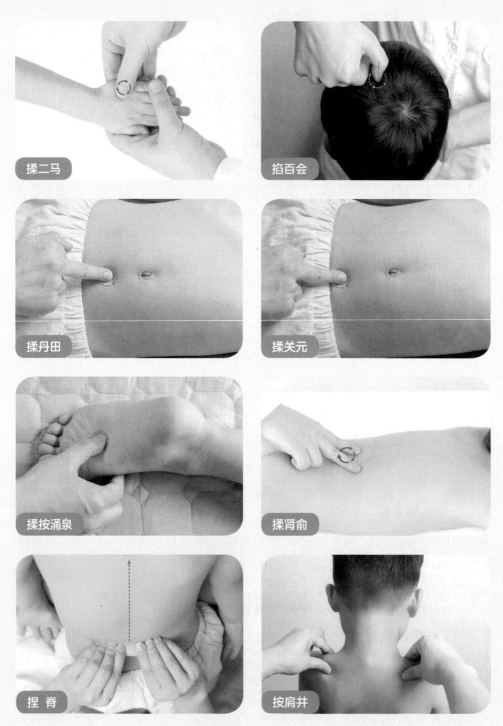

揉二马　掐百会

揉丹田　揉关元

揉按涌泉　揉肾俞

捏脊　按肩井

【功效主治】补肾益智。主要适用于先天禀赋不足、素体虚弱、肾气不足的小儿；并对小儿五迟、五软、五硬等病症有一定的辅助治疗作用。

【操作解析】常例开窍，打开治疗之门。推五经调理脏腑，小儿五脏特点为肾常虚，用五经配伍推治法调理脏腑，其中以补肾经为主；根据五行相生理论，肺为肾之母，故次补肺经，以达到补母实子的效果；小儿脾常不足，且脾乃后天之本，气血生化之源，小儿以脾为之根本，故略补脾经。配穴揉百会开窍益智；揉二马补肾滋阴；揉丹田温阳固本；摩关元、搓擦涌泉穴、揉肾俞联用补肾培元；捏脊培育元气。按肩井关窍，关上治疗之门。

【按语】

1. 对五迟、五软、五硬等脑瘫疾病，需要长期坚持操作。

2. 可配合适当的补肾养肝的方药治疗。

二、健脾益胃法

小儿之体处于快速的生长发育阶段，脾为后天之本，气血生化之源，需为小儿迅速生长提供物质基础。小儿"脾常不足"，其脾胃之体成而未全、脾胃之气全而未壮，表现为运化力弱；小儿脾胃的功能状态与小儿快速生长发育的需求常常不相适应，小儿脾胃运化水谷精微的负荷相对较大，易出现脾胃功能失调。因此，脾的功能不足，就难以濡养全身，进而影响肺、肾等其他脏腑功能，影响小儿正常生长与发育，脾胃的正常运转是小儿健康成长的基本保证，所以，健脾益胃，调理气血可促进小儿消化吸收功能，从而促进小儿生长发育，增强抵御疾病能力。

【基本操作】常例开窍：开天门24次，推坎宫24次，推太阳24次，按总筋24次，分阴阳24次。

推五经：主补脾经200次，兼补心经150次，补后要加清心经50次；更补肺经100次，稍清肝经50次。

配穴：揉板门100次，揉中脘2分钟，顺时针摩腹、揉脐各2~3分钟，揉足三里、揉脾俞、揉胃俞各100次。捏脊3~5遍。

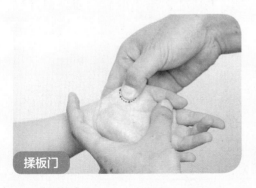

揉板门

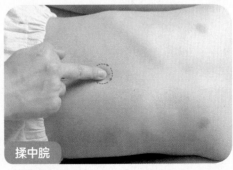

揉中脘

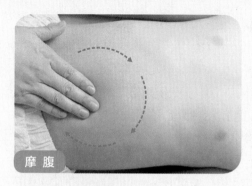

摩腹

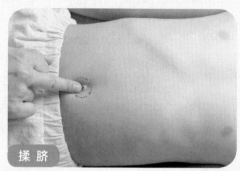

揉脐

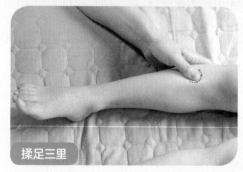

揉足三里

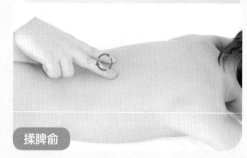

揉脾俞

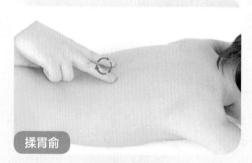

揉胃俞

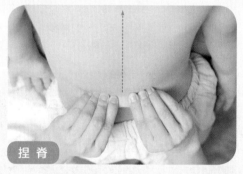

捏脊

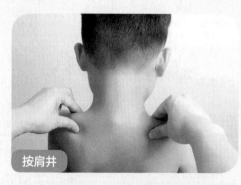

按肩井

关窍：按肩井 2~3 次。

【操作频次】一周 2 次。

【功效主治】健脾益胃，调理气血。主要适用于脾气亏虚，脾虚健运失调的小儿；并对早产、难产、低体重患儿，脾胃素体不足及久病迁延不愈，造成脾胃虚弱等患儿体质有一定的改善作用。

【操作解析】常例开窍，打开治疗之门。推五经调理脏腑，小儿五脏特点为脾常不足，用五经配伍推治法调理脏腑，其中以补脾经为主；因心（火）脾

（土）为母子关系，根据"虚则补其母"的治则，心经必补，但心为火脏，为防补之失度而致心火亢盛，故用补法后再用清法轻抑之；肝经不用补法稍用清法，以防木（肝）乘（脾）土；再补肺，是为避免子盗母气而致脾气、脾阳更虚。配穴揉板门健脾胃；揉中脘、摩腹、揉脐消食理气导滞；揉足三里调理脾胃、通络导滞、强壮身体；揉脾俞、胃俞健脾和胃；捏脊可提高机体免疫力。按肩井关窍，关上治疗之门。

【注意事项】

1. 一般在空腹时推拿操作。

2. 每次操作时间相对较长，应长期坚持，效果较佳。

三、宣肺固表法

小儿之体稚阴稚阳，脏腑娇嫩，"皮薄肉弱"，腠理不密，卫外不固，抵御外邪能力差。肺为清虚之体，不耐寒热，易于受邪，中医总结为"肺脏尤娇"的生理特点。肺主气、司呼吸，调节着气的升降出入运动，从而保证了人体新陈代谢的正常运动。肺居于胸中，开窍于鼻，外合皮毛，无论外邪从口鼻吸入，还是由皮毛侵袭人体，均会影响肺的功能。小儿肺脏娇嫩，表现为呼吸不匀、息数较促，易发感冒等，需宣肺益气，固护卫表。

【基本操作】常例开窍：开天门 24 次，推坎宫 24 次，推太阳 24 次，按总筋 24 次，分阴阳 24 次。

推五经：主补肺经 150 次，次补脾经 100 次，再补肾经 100 次，稍清心经 50 次。

配穴：揉耳后高骨 50 次，揉迎香至有温热感为度，推胸法，揉创新 100 次，推背法。

关窍：按肩井 2~3 次。

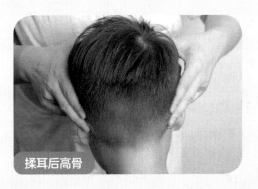

揉耳后高骨

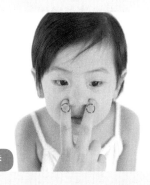

揉迎香

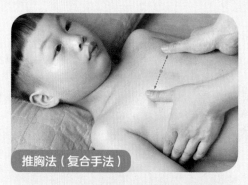

推胸法（复合手法）

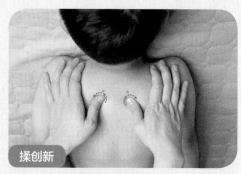

揉创新

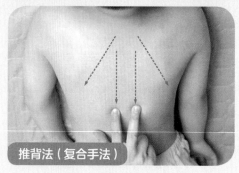

推背法（复合手法）

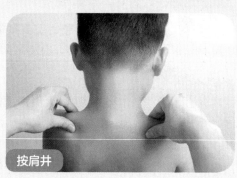

按肩井

【操作频次】一周 2 次。

【功效主治】宣肺益气，固护卫表。主要适用于肺气不足、卫表不固的小儿；并对预防小儿感冒有一定的作用。

【操作解析】常例开窍，打开治疗之门。推五经调理脏腑，用五经配伍推治法调理脏腑，补肺经，即补肺气滋肺阴；次补脾经，此为补母（脾）实子（肺）；再补肾经，以助正气；稍清心经，防火乘金。配穴揉耳后高骨祛风散寒、安神除烦；擦迎香宣肺气、通鼻窍；揉创新止咳平喘；推胸法和推背法配伍宽胸理气。按肩井关窍，关上治疗之门。

【注意事项】

1.一般多在清晨操作，注意防寒保暖。

2.引导小儿适当参加体育锻炼、户外运动或游戏等。

四、宁心安神法

心主血脉、主神明，主管精神意识思维活动的功能；而精神调摄在中医保健中极为重要。小儿心气未充、心神怯弱未定，神经系统发育未全，对外界刺激反应性强，适应能力差，表现为易受惊吓，思维及行为的约束能力较差。即便是健康小儿，在睡眠中或游戏时，惊触异物，突闻异声，则易受惊恐，甚至惊厥，因此小儿的精神调摄极为重要，需要养心安神，宁心定志。

【基本操作】常例开窍：开天门 24 次，推坎宫 24 次，推太阳 24 次，按总筋 24 次，分阴阳 24 次。

推五经：主清心经 200 次，次清肝经 150 次，再清肺经 100 次，稍清脾经 50 次，略补肾经 50 次。

配穴：揉按小天心 50 次，揉内劳 150 次，揉心俞 100 次，推脊 20~30 次，捏脊 3~5 遍。

关窍：按肩井 2~3 次。

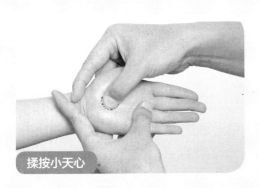

揉按小天心

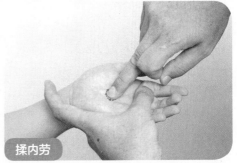

揉内劳

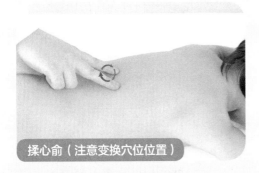

揉心俞（注意变换穴位位置）

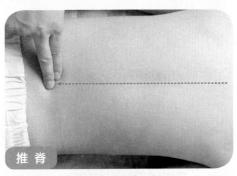

推脊

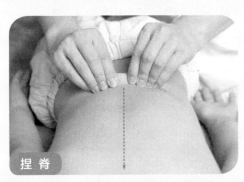

捏脊

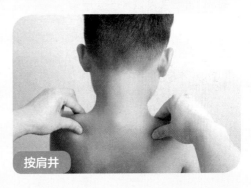

按肩井

【操作频次】一周 2 次。

【功效主治】养心安神，宁心定志。主要适用于心气有余，易受惊吓的小儿；并对小儿夜啼及烦躁有一定的改善作用。

【操作解析】常例开窍，打开治疗之门。推五经调理脏腑，小儿五脏特点为心常有余，当清心经；次清肝经，以防肝火及心；稍清脾经，防脾气壅塞化火，致心火亢盛；略清肺经，以防肺气郁闭生火而致金侮火；补肾经，滋肾水而降心火。捣并揉按小天心清心除烦；揉内劳清热除烦；揉心俞清心；推脊清热镇惊；捏脊调理气血，提高机体免疫力。按肩井关窍，关上治疗之门。

【按语】

1. 一般睡前或下午操作为宜。

2. 睡眠时间可作为主要有效观察指标。

五、强身健体法

以保健推拿作为小儿日常护理手段，根据小儿五脏"脾常不足、肾常虚、肺脏尤娇、心肝有余"的生理特点，制定以下推拿方案，为强身健体法。

【基本操作】常例开窍：开天门 24 次，推坎宫 24 次，推太阳 24 次，按总筋 24 次，分阴阳 24 次。

推五经：主补脾经 200 次，次补肾经 150 次，略补肺经 100 次，稍清心经 50 次，再清肝经 50 次。

配穴：顺时针摩腹、揉脐各 2~3 分钟，揉足三里 100 次，揉按背俞穴（肺俞、心俞、肝俞、脾俞、肾俞）各 50 次，捏脊 3~5 遍。

关窍：按肩井 2~3 次。

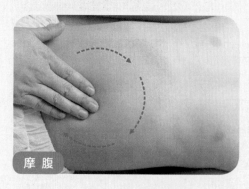

摩腹

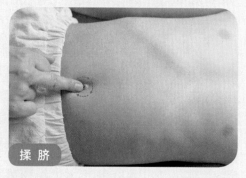

揉脐

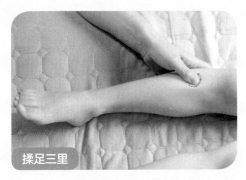

揉足三里

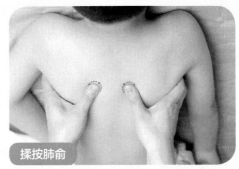

揉按肺俞

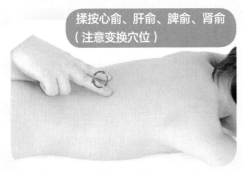

揉按心俞、肝俞、脾俞、肾俞
（注意变换穴位）

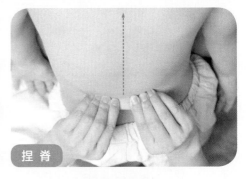

捏　脊

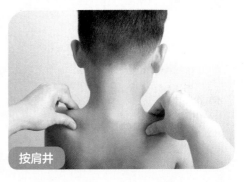

按肩井

【操作频次】一周 2 次。

【功效主治】强身健体。主要适用于 3 岁以内先天禀赋良好，正常体质的小儿。

【操作解析】常例开窍，打开治疗之门。推五经调理脏腑，小儿五脏特点为脾常不足、肾常虚、肺脏尤娇、心肝有余，用五经配伍推治法调理脏腑，则以补脾经为主，次补肾经，略补肺经，稍清心经、肝经。配穴摩腹、揉脐消食理气导滞；揉足三里调理脾胃、强壮身体；揉按背俞穴可补肺、清心、清肝、健脾、补肾；捏脊可调节五脏之经气，调和气血，为临床小儿保健的重要手法，可提高机体免疫力。按肩井关窍，关上治疗之门。

【按语】

1. 操作时小儿务必放松，手法轻柔。

2. 需要长期坚持推拿操作。

附　录

视频目录